바이오 의약

-기초부터 개발까지-

오승호 역

신일서적(주)

バイオ医薬

―基礎から開発まで―

石井明子・川西 徹・長野哲雄 編

東京化学同人

머리말

최근 의약품 개발에 있어서 주로 화학합성에 의해 제조되는 저분자 의약품 이외에 바이오 의약품이라고 불리는 제품이 많이 시판되고 있다. 그러나 일본에서는 저분자 의약품에 관한 교과서는 많이 출판되고 있지만 바이오 의약품의 기초부터 개발까지를 커버하는 평이한 교과서는 거의 찾아볼 수 없는 상황에 있다. 이 점에서 본서는 바이오 의약품의 초학자도 통독할 수 있는 일본 최초의 바이오 의약품 교과서를 목표로 기획되었다. 학부 3~4학년 학생이나 대학원 전기 과정의 원생들을 대상으로 집필하고 있지만 이 분야에 관심이 있어도 생소한 연구자들에게도 입문서로도 유용할 것으로 보인다.

이 책에서는 바이오 의약품을 "유전자 변형 기술이나 세포 배양 기술 등의 바이오 테크놀로지를 응용하여 제조되는 의약품이며, 펩타이드, 단백질, 혹은 그것들에 화학 수식을 한 유도체를 포함한다"고 정의했다. 대표적인 바이오 의약품으로서 항체의약을 중심으로 다루고 있으며, 핵산의약, 세포가공 제품 또는 유전자 치료용 제품은 이 책에는 포함되어 있지 않다. 이 책에는 두 가지 특징이 있다. 첫 번째는 집필자의 대부분이 제약회사에서 바이오 의약품 개발에 실제로 종사하고 있는 연구자이며, 두 번째는 그것을 정리하여 편집하고 있는 사람은 대학 혹은 국립연구기관(국연)의 연구자라는 점을 들 수 있다.

바이오 의약품의 개발에는 기존의 저분자 의약품 개발과 크게 다른 점이 많이 있는데, 이 차이점에 대해서도 본서에서는 현장감 있게 기술되어 있다. 예를 들어 항체의약의 분자 디자인, 제조 공정, 품질 평가, 관리 등의 바이오 의약품 개발의 실제에 대해 개발 현장의 연구자가 기술함으로써 비로소 현장감 있고 박력 있는 내용이 된다.

그러나, 한편 현장의 연구자는 때로는 자신의 고집이 강하게 나와, 상세하고 난해한 내용에 치우칠 우려도 있다. 이 점에 관해서 본서를 이해하기 쉽게 하는 것을 목적으로, 대학이나 국연의 연구자가 편자로서 내용을 학부생, 원생 그리고 초학자의 시선에서 정중하게 사독해, 바이오 의약품 개발에 있어서 기본적이고 중요한 사항으로 엄선했다.

이 책은 집필자와 편자가 각각의 입장에서 서술된 내용을 진지하게 논의하고 만들어 낸 것이다. 이 두 가지 특징으로 이 책은 바이오 의약품 개발에서 실제로 시행되고 있는 과정을 읽기 쉽게 제공할 수 있었다고 생각한다.

또한 본서에서 특필해야 할 내용으로서, "제12장 일본에서 창출된 대표적 바이오 의약품과 그 개발의 경위"는 각각이 개발에 관여한 연구자 자신의 집필에 의한 것으로, 일본발 바이오 의약품의 대부분을 망라하고 있어 향후 바이오 의약품 개발 연구에 참고가 될 것이다.

본서가 일본의 바이오 의약품 개발 연구 발전에 일조하여 일본의 제약 산업이 더욱 더 발전함과 동시에 국민의 건강 수명 연장에 도움이 된다면, 편자 모두가 큰 기쁨이다.

또, 이 책의 완성까지 출판 전문가의 입장에서 용어, 체재, 그리고 이 책의 내용까지 논의해 주신 도쿄화학 동인의 히라타 유미코 씨, 다카기 치오리 씨, 이노 미오코 씨에게는 심심한 사의를 표하고 싶다.

2020년 3월
편자 일동

편집

石井明子 国立医薬品食品衛生研究所 生物薬品部長, 博士(薬学)

川西 徹 食品安全委員会委員, 国立医薬品食品衛生研究所名誉所長, 薬学博士

長野哲雄 東京大学創薬機構 客員教授, 東京大学名誉教授, 薬学博士

집필

井川智之 Chugai Pharmabody Research Pte. Ltd., CEO and Research Head, Ph. D.

石井明子 国立医薬品食品衛生研究所 生物薬品部長, 博士(薬学)

内田和久 神戸大学大学院科学技術イノベーション研究科 特命教授, 修士(理学)

内山 進 大阪大学大学院工学研究科 教授, 博士(薬学)

加藤弘之 エーザイ株式会社 常務執行役, チーフクリニカルクオリティオフィサー, チーフプロダクトクオリティオフィサー, 博士(創薬科学)

川西 徹 食品安全委員会委員, 国立医薬品食品衛生研究所名誉所長, 薬学博士

河部秀男 特許業務法人平木国際特許事務所 弁理士, 次世代バイオ医薬品製造技術研究組合 知財等調査担当部長, 薬学博士

栗原美樹子 科研製薬株式会社研開企画部, 修士(薬学)

小池正道 協和キリン株式会社 フェロー, 研究開発本部 研究機能ユニット長, 博士(医学)

齋藤俊太郎 第一三共株式会社製薬技術本部分析評価研究所 主任研究員, 博士(工学)

設楽研也 協和キリン株式会社 常務執行役員, 法務·知的財産部長, 薬学博士

柴山史朗	小野薬品工業株式会社研究本部理事, イムノロジー研究センター長, 博士(医科学)
白井宏樹	アステラス製薬株式会社モダリティ研究所 専任理事, 博士(薬学)
土屋政幸	株式会社Epsilon Molecular Engineering 取締役, 博士(医学)
鶴田一壽	旭化成ファーマ株式会社 理事, 臨床開発センター長, 博士(薬学)
寺尾公男	中外製薬株式会社 臨床薬理部長, 修士(理学)
鳥巣哲生	大阪大学大学院工学研究科 助教, 博士(薬学)
中澤隆弘	オープンサークルパートナーズ合同会社 代表, 薬学博士
中田 隆	第一三共株式会社オンコロジー第一研究所 主任研究員, 修士(理学)
丹羽倫平	協和キリン株式会社抗体バイオロジクス研究所 グループ長, 博士(農学)
橋井則貴	国立医薬品食品衛生研究所生物薬品部 第一室長, 博士(薬学)
本田二葉	独立行政法人医薬品医療機器総合機構 再生医療製品等審査部長, 博士(薬学)
三島雅之	中外製薬株式会社トランスレーショナルリサーチ本部 プリンシパルサイエンティスト, 博士(獣医学)
南竹義春	第一三共株式会社 顧問, 博士(薬学)

역자소개

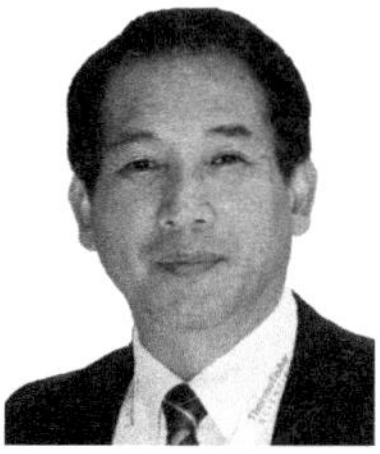

오승호
吳承鎬

- 성균관대학교 화학공학과 졸업
- 화공기술사
- 기술지도사(화공분야)
- 현대자동차㈜ 기술연구소 근무(1986~1990)
- 현대정공㈜ 중앙실험실 근무(1990~1993)
- 한국 다이오넥스㈜ 학술부 이사
- 써모사이언티픽 코리아㈜ 학술지원부 상무(2011~2017.10)
- 연세대학교 약학대학원 제약산업학 협동과정 기기분석학 강사 (2021년-현재)
- 현재 기기분석, 시료전처리, 연구실 안전 전문강사로 활동 중
- 연락처- 이메일: shoh2121@hanmail.net 전화: 010-8937-7860

■ 저서

- 기기분석을 위한 시료전처리 기초와 실무(기기분석 전문가 커뮤니티) - 2003년
- 이온 크로마토그래프, 국가연구시설장비진흥센터 - 2014년

■ 역서

- 분석시료 전처리 핸드북 (아카데미 서적/2008년)
- 현장에서 도움되는 화학분석의 기초 (신일북스/2010년)
- ICP 발광분석 · ICP 질량분석의 기초와 실제 (신일북스/2010년)
- 조금 상세한 액체 크로마토그래피 (신일북스/2011년)
  [I 아무도 가르쳐 주지 않는 노하우, II 검출편, III 전처리편, IV 분리편]
  - 2012년 대한민국 문화체육관광부 우수학술도서 선정 -
- 가스 크로마토그래피 자유자재 Q&A [준비, 시료도입편/분리, 검출편]
- (신일북스/2011년)
- 도움되는 이온크로마토그래피 (신일북스/2012년)
- 도움되는 기체 크로마토그래피 (신일북스/2012년)
- 분석화학 실기 시리즈 원자흡광 분석 (신일북스/2012년)
- 기기분석 실기 시리즈 ICP 발광분석법 (신일북스/2013년)
- 유도결합 플라즈마 질량분석법 (신일북스/2013년)
  - 2014년 대한민국 학술원 우수학술도서 선정 -
- 화학실험에 있어서 사고예와 안전 (신일서적㈜/2013년)
- 크로마토그래피에 의한 이온성 화학종의 분리분석 (신일서적㈜/2015년)
- 분석화학 실기 시리즈 ICP 발광분석법(개정판) (신일서적㈜/2015년)
- 분석화학 실기 시리즈 ICP 열분석 (신일서적㈜/2015년)

- 현장에서 도움되는 화학분석의 기초(제2판) (신일서적㈜/2016년)
- 이공계를 위한 화학 (신일서적㈜/2017년)
- LC/MS, LC/MS/MS의 메인테넌스와 트러블 해결 (신일서적㈜/2017년)
- LC/MS, LC/MS/MS Q & A (I) (신일서적㈜/2017년)
- 현대 질량분석학 (신일서적㈜/2017년)
- 도움되는 화학시리즈 분석화학 (신일서적㈜/2018년)
- 기초부터 배우는 분석화학 (신일서적㈜/2018년)
- 화학 시작의 첫걸음 분석화학 (신일서적㈜/2018년)
- 질량분석의 원류 [기초부터 배우는 매스 스펙트로메트리] (신일서적㈜/2018년)
- 질량분석학 [기초편] (신일서적㈜/2018년)
- 바이오 의약품의 품질관리 전략 [Qulity by Design을 도입한 제조 품질관리] (신일북스/2018년 12월)
  – 2019년 세종도서 우술학술도서 선정 –
- 매스 스펙트로메트란 무엇인가 (신일북스/2018년 12월)
- 화학 안전 노트 (신일북스/2019년)
- 이온 크로마토그래피 (신일북스/2019년)
- 화학 실험 현장의 안전 공학 (성안당/2019년)
- 안전한 화학실험을 위한 수칙 (성안당/2019년)
- 화학실험실의 안전 (성안당/2019년)
- 입문 기기 분석 화학 (신일북스/2019년)
- LC/MS, LC/MS/MS Q & A [II–중급] (신일서적㈜/2020년)
- 분석화학 실기 시리즈 [응용분석편 4 고분자 분석] (2020년)
- 플라스틱 분석 입문 (신일서적㈜/2021년)
  – 2021년 세종도서 우술학술도서 선정 –
- 고분자 첨가제 분석 가이드북 (신일서적㈜/2021년)
- 이것이라면 알 수 있다. [Mass Spectrometry] (신일서적㈜/2021년)
- LC/MS, LC/MS/MS 기초와 응용 (성안당/2021년)
- 현장에서 도움이 되는 환경분석의 기초 (성안당/2021년)
- 현장에서 도움이 되는 수질분석의 기초 (성안당/2021년)
- 현장에서 도움이 되는 대기 분석의 기초 (성안당/2021년)
- 현장에서 도움이 되는 화학 분석의 기초기술과 안전 (성안당/2021년)
- 가스 크로마토그래피 (신일서적㈜/2021년)
- 전기화학분석 (신일서적㈜/2021년)
- 형광 X선 분석 (신일서적㈜/2021년)
- 고상 추출 (SPE) 가이드북 (신일서적㈜/2022년)
- LC/MS, LC/MS/MS에 있어서의 스펙트럼 해석 (신일서적㈜/2022년)
- LC/MS, LC/MS/MS Q & A [III–고급] (신일서적㈜/2022년)
- 흡광 · 형광분석 (신일서적㈜/2022년)
- 유도결합 플라즈마 질량분석 (신일서적㈜/2022년)

목차

제 1 장 바이오 의약품의 개요

1·1 바이오 의약품이란

바이오 의약품이란 **유전자 재조합 기술**이나 **세포 배양 기술** 등의 바이오테크놀로지를 응용하여 제조되는 의약품으로 펩타이드, 단백질, 혹은 그것들에 화학 수식을 한 유도체가 포함된다. 화학합성으로 제조되는 이른바 저분자 의약품의 분자량이 수백 정도인데 반해 바이오 의약품은 분자량이 3,000~300,000 정도 고분자이다(그림 1·1).

대표적인 바이오 의약품으로서 **호르몬류**, **사이토카인류**, **효소류**, **혈액응고선용 관련 인자류**(효소활성을 가진 것을 포함한다), **항체 의약품**, **Fc 융합 단백질**을 들 수 있다(그림 1·2). 호르몬, 사이토카인, 효소, 혈액응고선용 관련 인자류 등은 사람 생리활성 단백질을 복사·개변하여 의약품으로 만든 것이라고 생각할 수 있으며, 주로 생체 내 단백질의 기능을 보충함으로써 유효성을 발휘한다. 항체 의약품류는 질환에 관련된 분자와 결합하여 주로 그 기능을 저해함으로써 유효성을 나타낸다.

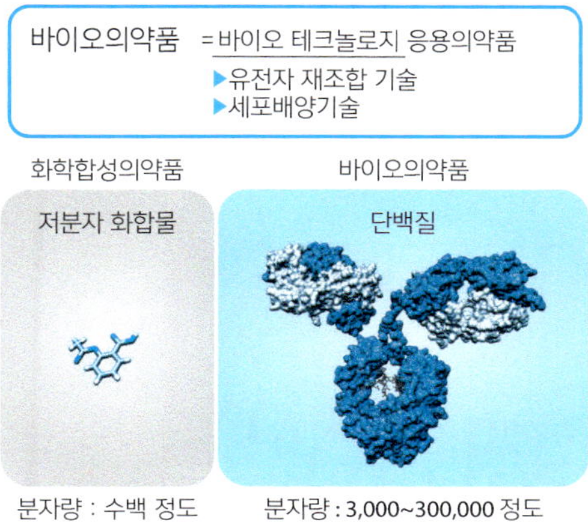

그림 1.1 바이오 의약품이란

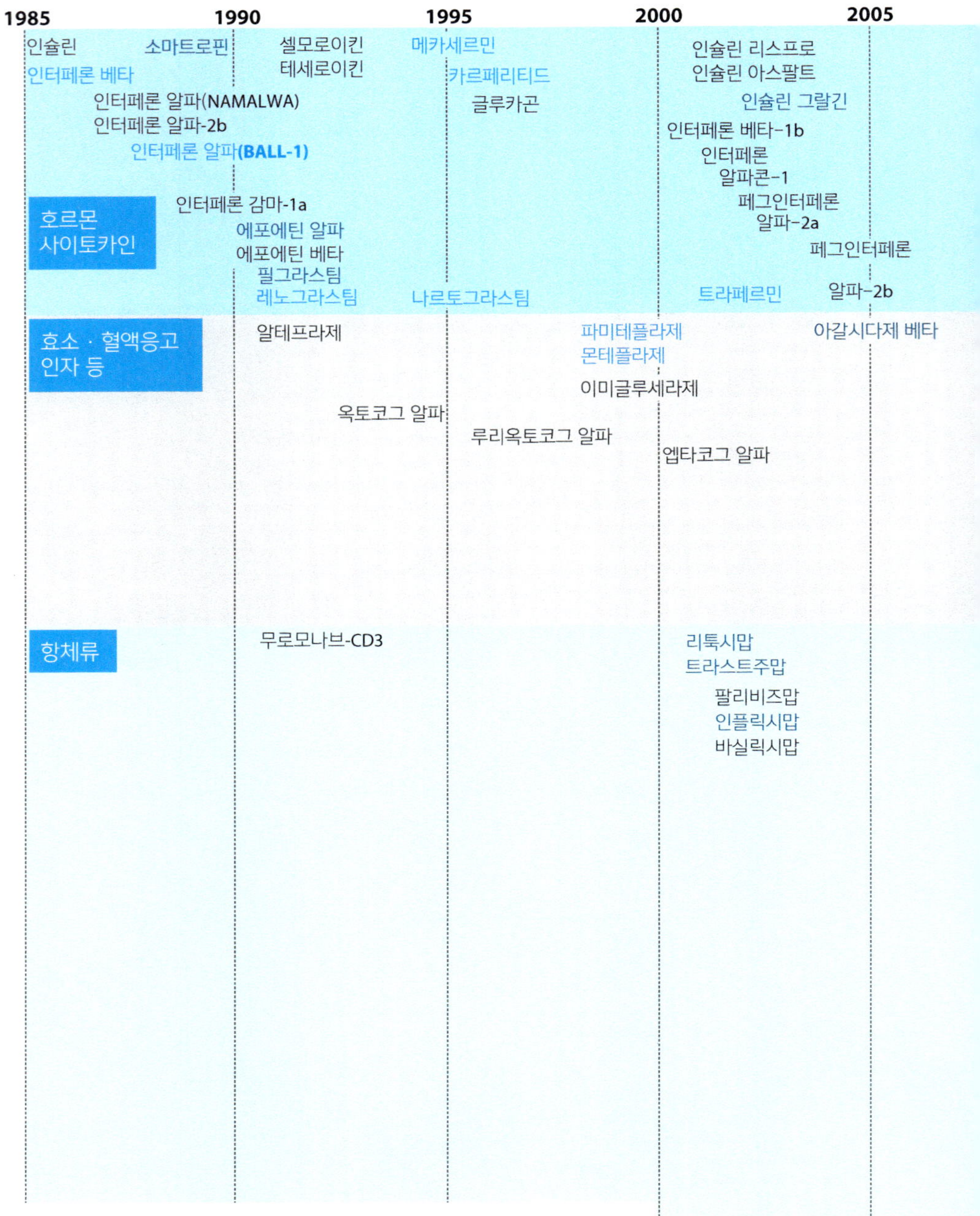

그림 1.1 일본에서 승인된 바이오 의약품

푸른 글자는 일본발 바이오 의약품, 곤색 글자는 이미 바이오 시밀러가 승인된 바이오 의약품(2019년 12월 현재 제조 판매가 종료된 제품을 포함). 또한 본서에서는 바이오 의약품의 일반적 명칭 중 유전자 조작을 생략하여 표기한다(§11-1 참조)

2005 2010 2015 2020 (승인연도)

인슐린 글루리신
듀라글루타이드
인슐린 데테밀
페그비소만트
인슐린 데글루덱
코리오고나도트로핀 알파
세마글루타이드
테리파라타이드
리라글루티드
메트렐렙틴
인터페론 베타-1a
달베포에틴 알파
폴리트로핀 베타
폴리트로핀 알파
에포에틴 베타 페골
페그필그라스팀

라스부리카제
라로니다아제
노나코그 알파
아갈시다아제 알파
도르나제 알파
아스포타아제 알파
콜라게나아제
카드리데카코그
안티트롬빈 감마
베라글루세라제 알파
세베리파아제 알파
옥토코그 베타
알글루코시다제 알파
이두설파제
루리옥토코그 알파 페골
엘로설파제 알파
알부트레페노나코그 알파
갈설파제
트록토코그 알파
로녹토코그 알파
트롬보모듈린 알파
에프랄톡토코그 알파
콘드리아제
다목토코그 알파 페골
노나코그 감마
노나코그 베타 페골
에프트레노나코그 알파
엘라페가데마제

토실리즈맙
젬투주맙 오조가마이신
베바시즈맙
이브리투모마브
튜세탄
아다림맙
세툭시맙
오말리주맙
라니비주맙
우스테키누맙
고리무맙
카나키누맙
데노스맙
모가무리주맙
서톨리주맙 페골
오파투무맙
퍼투주맙
트라스투주맙
엠탄신
에클리주맙
파니투무맙
브렌툭시맙
베토틴
나타리주맙
알렘투주맙
니볼맙
세쿠키누맙
라무시루맙
이피림맙
에보로쿠맙
메포리주맙
아리로쿠맙
익세키주맙
브로달루맙
이다루시주맙
엘로투주맙
펨브로리주맙
사릴맙
베즐로톡즈맙
벨리무맙
다라투무맙
아벨맙
아플리베르셉트 베타
두필루맙
아테졸리즈맙
벤라리주맙
이노투주맙 오조가마이신
에미시주맙
구셀쿠맙
더발루맙
오비누트주맙
베돌리주맙
브리나투모맙
로모소주맙
리산키주맙
네시투무맙
라불리주맙
부로수맙
에타넬셉트
아바타셉트
로미프로스팀
아플리베르셉트
이피림맙
라무시루맙
에보로쿠맘

호르몬, 사이토카인, 효소, 혈액응고선용 관련 인자류 등은 저분자 의약품으로는 대체할 수 없는 고도의 생리기능을 가지며 생체 내의 항상성 회복에 기여할 수 있는 것이 특징이다. 항체 의약품 등의 경우에는 저분자 의약품과 달리 넓은 면에서 표적분자에 결합할 수도 있고, 표적 특이성이 높고, 저분자 의약품으로는 곤란한 단백질-단백질 상호작용을 저해할 수 있다. 표적 특이성이 높다는 것은 저분자 의약품에서 문제가 되는 오프타깃 작용에 근거한 유해 반응이 적을 수도 있다. 또한 하나의 단백질 분자 내에 복수의 기능 도메인을 갖게 할 수 있기 때문에 분자 설계의 자유도가 높은 것도 이점이다(제2장 참조).

한편 바이오 의약품의 결점으로는 친수성 고분자이기 때문에 세포막을 투과하지 않고 세포 내의 분자를 표적으로 하는 것이 곤란하다는 점, 소화관 내의 단택질 분해 효소에 의해 소화되어 소화관으로부터의 흡수를 기대할 수 없기 때문에 경구 투여가 곤란하다는 점, 상온에서 불안정하기 때문에 제제는 냉소 보존이 필요하다는 점 등이 있다. 제조에 특수한 설비를 사용하기 때문에 개발 및 제조 비용이 많이 들고 약값이 비싸다.

1·2 바이오 의약품 개발의 역사

생리 활성 단백질을 질병 치료에 이용하는 시도는 옛날부터 있었으며, 돼지나 소의 췌장에서 추출한 인슐린은 20세기 전반부터, 인간 혈장에서 면역 글로불린 등의 유용 단백질을 정제해서 이용되는 혈장 분화 제제는 20세기 중반부터 임상 응용되었다. 이들 의약품에는 다른 곳에서는 대체할 수 없는 유용성이 있었던 반면, 동물 유래 단백질은 인간에게는 이물질로 인식된다는 점과 당시의 정제 기술에서는 순도가 충분하지 않다는 문제가 있었다. 또, 생체 시료 중에 유용할 것으로 생각되는 생리 활성 단백질이 포함된 경우에도 대부분의 경우 추출·정제하여 의약품으로 만들기에는 양이 충분하지 않아 생체 시료로부터의 의약품 제조에는 한계가 있었다.

단백질의 구조 해석 기술, 유전자 재조합 기술, 세포 배양에 의한 변형 단백질의 대량 생산 기술 등이 개발됨으로써 목적으로 하는 구조와 기능을 가진 단백질을 인공적으로 제조할 수 있게 되어 바이오 의약품을 개발할 수 있게 되

칼럼 1

인슐린과 노벨상

동물의 췌장에서 추출한 인슐린이 당뇨병 치료에 이용되기 시작했을 당시에는 단백질의 구조를 결정하는 기술이 개발되지 않았으며, 유효 성분의 구조는 불분명했다. 그 후 단백질의 구조 해석 기술 개발로 단백질을 구성하는 아미노산 배열의 해석이 가능해졌고, 나아가 유전자 재조합 기술이나 세포 배양 기술의 진전으로 목적하는 단백질을 인공적으로 얻는 것이 가능해졌다. 최초로 실용화된 바이오 의약품인 인슐린은 구조가 밝혀진 최초의 단백질이기도 하나. 인슐린을 둘러싼 기초 연구 과정에서 노벨상으로 이어지는 여러 기술개발도 있는데 이는 첨단 기술이 바이오 의약품의 기초를 마련했음을 보여주는 좋은 예이다.

1923년	**노벨 생리·의학상** 인슐린 발견 Frederick G.B 밴딩 anting, John M 맥라우드 acleod
1958년	**노벨 화학상** 아미노산 배열 결정법의 개발, 인슐린의 1차 구조 해명. Frederick S 생거 anger
1964년	**노벨 화학상** X선 회절법에 의한 분자구조 결정법의 개발, 인슐린의 고차 구조 해명 Dorothy C.H 호지킨 odgkin
1977년	**노벨 생리의학상** 라디오 이무노에세이법 개발, 인슐린의 정량분석 Rosalyn Yalow

었다.

세계 최초의 바이오 의약품은 유전자 재조합 인간 인슐린으로 1982년 미국에서 승인되었다. 일본에서 최초의 바이오 의약품도 유전자 재조합 인간 인슐린이며, 1985년에 승인되었다. 그림 1·2에 나타낸 바와 같이 바이오 의약품의 개발 초기에는 인슐린, 인터페론, 에리스로포에틴과 같은 호르몬·사이트카인류의 개발이 진행되었고, 다음으로 보다 구조가 복잡한 혈액계 인자와 응고 인자류나 리소좀 효소류 등의 개발이 진행되었다. 2000년 이후 항체 의약품 개발 품목 수의 증가가 현저해졌으며, 2019년 현재 일본에서 시판되고 있는 바이오 의약품 중 절반 가까이를 항체 의약품이 차지하고 있다(그림 1·3).

바이오 의약품이 개발되기 시작한 당초에는 인슐린이나 소마트로핀과 같이 천연의 인간 단백질과 동일한 아미노산 배열을 가진 단백질을 유전자 재조합

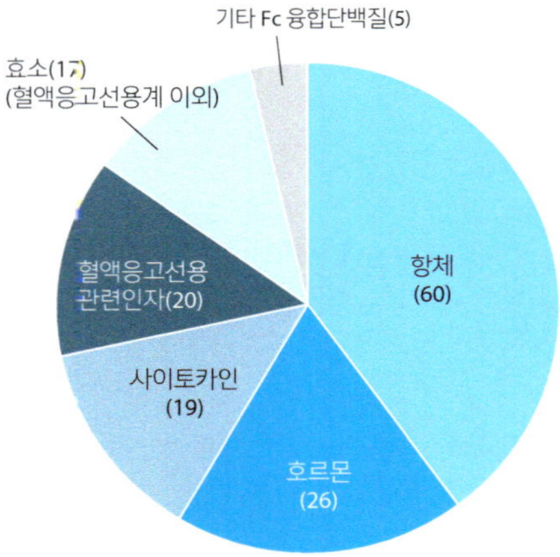

그림 1.3 **일본에서 승인되어 사용되고 있는 신 유효 성분 바이오 의약품 (2019년 12월 현재)**

으로 제조한 제품이 많이 개발되었으나, 그 후 아미노산 배열이나 당사슬 구조의 개편, 폴리에틸렌글리콜(PEG)이나 저분자 화합물에 의한 화학 수식, 인간 IgG 유래 Fc나 알부민과의 융합 단백질화 등 다양한 단백질 개편 기술이 개발되었다. 오늘날에는 구조나 작용 메커니즘의 점에서 다양화된 다양한 바이오 의약품이 실용화되고 있다(§2~2~3 참조).

1·3 대표적인 바이오 의약품

a. 인슐린류　인슐린을 보충할 필요가 있는 당뇨병의 치료에 이용된다.

인간 인슐린의 구조를 바탕으로 피하 투여 후의 혈중으로의 이행성이나 혈중 반감기가 다른 다양한 인슐린 유연체가 개발되고 있다(§2·3 참조).

b. 어리스로포에틴(EPO*)류　주로 신장성 빈혈의 치료에 이용된다. 인간 EPO와 같은 아미노산 배열을 가진 에포에틴 알파, 에포에틴 베타 외에 당사슬 부가 부위를 증가시켜 혈중 반감기의 연장을 도모한 달베포에틴 알파나, PEG 수식을 한 에포에틴 베타 페골이 있다.

* EPO : erythropoietin의 약칭

칼럼 2

EPO 구조 결정에 대한 일본의 공헌

EPO는 신장에서 생성되는 당단백질 호르몬이며 유전자 재조합 EPO는 신장성 빈혈에 이용되는 대표적인 바이오 의약품이다. 생체 내 EPO는 미량이기 때문에 생체 시료에서 추출에 의한 의약품 제조는 현실적이지 않았고 의약품으로서의 응용에는 정제와 1차 구조의 결정에 근거한 유전자 재조합 단백질의 제조가 필수적이었다.

EPO의 의약품으로서의 유용성을 고려하여 정제법 개발에 정력적으로 임하고 있던 구마모토 대학의 미야케 류지는 1977년, 재생 불량성 빈혈 환자의 소변 2.5t에서 약 10mg의 EPO 정제에 성공했음을 논문 발표하였다. 미야케가 정제한 시료를 기초로 미국의 바이오 기업 두 회사에 의해 인간 EPO의 부분 아미노산 배열이 결정되어 EPO의 부분 아미노산 배열이 결정되고 1985년에 EPO의 유전자 복제 성공이 논문 발표되어 유전자 재조합 EPO 개발이 가능해졌다.

현재는 게놈 배열로부터 단백질 구조 정보를 취득하여 실험실에서 자유자재로 변형 단백질을 발현할 수 있기 때문에 이러한 상황에는 문자 그대로 격세지감이 있다고 할 수 있을 것이다. 그러나 바이오 의약품의 개발에 그 시대의 최첨단의 연구 성과와 기술이 활용되고 있다는 것은 지금도 변하지 않고 있다. 이 책을 통해 바이오 의약품을 배우고, 차세대의 바이오 의약품 개발에 대한 기여와 함께 새로운 연구 페이지와 도전자가 되고, 새로운 연구 페이지로 활용되고 있다는 것은 이 책을 통해 바이오 의약품을 개발하고자 한다.

c. 과립구 콜로니 자극인자(G-CSF*) 류 주로 암화학 요법 시의 호중구 감소증 치료에 이용된다. G-CSF의 N 말단이 메티오닐화된 구조의 필글라스팀과, PEG 수식을 한 페그필글라스팀이 대표적인 제품이다.

d. 혈액 응고인자류 혈우병 치료에 이용된다. 혈액응고 제Ⅷ인자, 제Ⅷ인자, 제Ⅸ인자와 그러한 유연체가 개발되고 있으며 혈중반감기 연장을 위해 PEG화, Fc융합, 알부민융합 등의 개편을 실시한 제품이 개발되고 있다.

e. 리소좀 효소류 리소좀 효소결손증의 치료에 이용된다. 만노스 수용체나 만노스-6인산 수용체를 통해 세포 내의 리소좀에 흡수되어 작용하므로, 고만노스형의 당사슬을 포함하는 것이 특징이다.

f. 항체 의약품 질환과 관련된 분자에 특이하게 결합하는 항체를 의약품

* G-CSF : granulocyte colony stimulating factor의 약칭

으로 한 것으로, 표적분자와의 결합성 외에 목적 질환에 따라 Fcγ수용체[*]나 FcRn[†]와의 결합성 등을 조절하기 위한 여러 가지 구조 개편이 이루어진다. 주로 류머티스 등의 면역계 질환이나 암에 이용된다.

g. Fc 융합 단백질 IgG의 Fc 부분과 다른 단백질을 융합시킨 인공적인 단백질이다. 대표적인 것은 사이토카인 수용체 등의 세포 외 도메인과 인간 IgG 유래 Fc를 융합한 수용체 Fc 융합 단백질로서 항체 의약품과 마찬가지로 수용체 부분에서 표적 분자에 결합하여 그 작용을 중화시킴으로써 유효성을 나타낸다. 수용체 이외에 펩타이드, 혈액응고인자, 효소 등과 Fc의 융합단백질로 개발되는 예도 있다(§2·3c 참조).

또, 일본에서 승인된 바이오 의약품 일람은 국립의약품 식품위생연구소 생물약품부의 HP ①에 정리되어 있으며, 각 제품의 정보는 일본의약품 일반적 명칭 데이터베이스 ②, (독)의약품 의료기기 종합기구의 의료용 의약품 첨부문서 정보 ③ 의료용 의약품 정보 ④ 검색 사이트에서 입수할 수 있다.

① http://www.nihs.go.jp/dbcb/approved_biologicals.html

② http://jpdb.nihs.go.jp/jan/

③ http://www.info.pmda.go.jp/psearch/html/menu_tenpu_base.html

④ http://www.pmda.go.jp/PmdaSearch/iyakuSearch/

* Fcγ수용체는 IgG의 Fc부분이 결합하는 수용체로 면역계 세포에서 발현하고 있다(§3·1·3 참조). Fcγ수용체가 활성화되면 항체의존성 세포상해(ADCC)활성 등 면역세포가 관련되는 세포 상해 활성이 유도된다.

† FcRn(neonatal Fc receptor, 신생아형 Fc수용체)은 IgG나 알부민의 수송과 관련한 수용체에서, 혈관내피세포 등에 발현하고 있다. IgG의 경우, Fc부분이 FcRn와 결합한다. FcRn은, 산성 조건하에서 리간드와 결합하여 중성에서는 해리한다. 혈관내피세포 등에서는, 피노사이토시스에 의해서 세포 내에 편입된 리간드가 엔도솜 내에서 FcRn에 결합하여 세포 표면까지 이행한 후, FcRn에서 해리하고 방출함으로써, 세포 내에서 분해를 면하고 리싸이클링된다(그림 3.6참조). 태반이나 유선에서 발현하는 FcRn은, 세포 내 경로를 통한 물질 수송(트랜스사이토시스)을 담당한다. Neonatal라는 명칭은, 당초, 설치류의 신생아 소장에서 고발현하여, 젖에 포함되는 모친 유래 IgG의 흡수에 관여하는 수용체로서 동정되었으므로 유래되었다.

1·4 바이오 의약품과 저분자 의약품의 차이점

1·4·1 유효 성분

바이오 의약품에서는 유효 성분이 수용성의 고분자인 단백질인 것, 또한 불균일성(§5·1 참조)이 갖기 때문에 유효 성분의 구조가 유일하게 정해지지 않는 것이 저분자 의약품과 다르다.* 분자량은 가장 작은 카르페리티드에서 3,080, 가장 큰 혈액응고 제Ⅷ인자류에서 300,000~350,000이다. 당단백질이나 PEG화 단백질(§2·3d 참조) 등의 경우에는 유효 성분의 불균일성이 크고 유효 성분의 분자량에도 폭이 생긴다. 또한 비교적 분자량이 작은 단백질은 펩타이드라고 불리는 경우도 있으나 본서에서는 이후에는 모두 단백질로 표기한다.

1·4·2 제형 및 투여 경로

단백질은 일반적으로 경구투여에서는 소화효소에 의해 분해되어 혈중에 도달하지 않으므로 바이오 의약품의 제형은 주사제가 대부분이다(일부에서는 경구투여 제제가 개발되어 칼럼 3과 같이 실용화된 예도 있다). 그림 1·4에 나

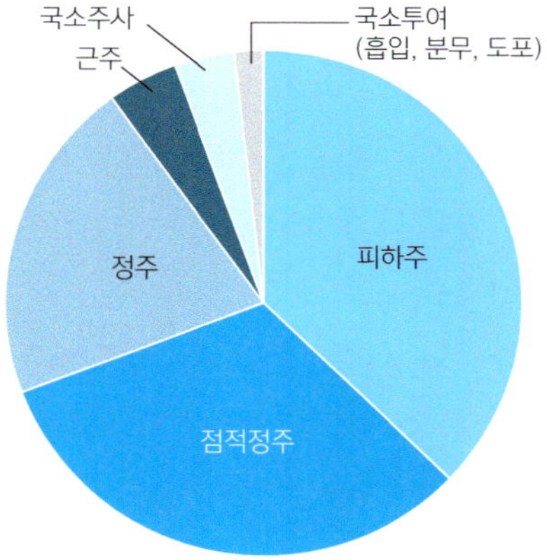

그림 1.4 **바이오 의약품의 투여 경로**

* 바이오 의약품의 유효 성분은 세포에 도입한 유전자의 염기서열에서 기대되는 구조를 갖는 목적물질(번역 후 수식에 의해 생성하는 당단백질 등이나 의도적으로 가공·수식을 한 단백질 등도 포함한다) 및 목적물질의 분자변화체 중 목적물질에 필적하는 특성을 갖는 목적물질 관련물질로 이루어진다.

타나 있듯이 지금까지 승인된 바이오 의약품의 투여 경로는 피하 투여가 가장 많으며 그 밖에 링거 정주, 정주, 근주, 국소 주사 혹은 국소 투여의 제제가 있다. 국소 주사에서는 유리체 내, 종양 내, 추간판 내 등의 작용 부위에 직접 투여된다. 주사 이외의 투여 경로로는 흡입, 분무, 도포로 하는 것이 있으며, 모두 투여 국소에서의 작용을 기대하는 것이다.

1·4·3 체내 동태 및 작용 부위

바이오 의약품의 유효 성분은 수용성 고분자이므로 수동적인 세포막 투과성은 없고 투여 부위에서 순환혈중으로의 흡수와 그 후의 분포는 주로 세포간극 경로를 통한 수동적인 확산에 의한다. 소수성이 높은 저분자 의약품에서는 수동적인 확산에 의해 세포막을 투과하여 세포 내의 표적으로 작용하는 경우가 많으나 바이오 의약품의 작용 부위는 주로 세포 밖이며, 세포 내로의 이행은 항체 약물 복합체나 리소좀 효소류 등에서 보이는 수용체 등을 통한 엔드사이토시스나 비특이적인 피노사이토시스(음작용)에 의한 경우로 한정된다.

투여 부위에서 혈중으로의 이행, 즉 흡수 과정에 관해서는 바이오 의약품 중에서도 분자량이 비교적 작은 것은 모세혈관 내피세포의 간극에서 모세혈관으로 들어가 전신순환으로 이행한다. 분자량이 비교적 큰 것은 모세림프관 내피세포의 간극에서 림프관으로 들어가고, 림프관계가 흉관에 합류하고 나아가 쇄골하정맥과 내경정맥이 만나는 곳에서 정맥에 합류하여 전신순환으로 이행한다. 단백질의 대사는 아미노산으로의 분해이며, 배설은 아미노산으로의 분해 또는 생체 내 단백질 합성에의 재이용이 되므로 대사·배설 과정은 소실(elimination) 과정으로 정리하여 생각할 수 있다.

항체 의약품과 Fc융합 단백질은 IgG의 수송과 관련한 FcRn에 결합하기 때문에, 피노사이토시스에 의해 세포에 흡수된 후 엔드솜 내에서 FcRn에 결합하여 세포 밖으로 재활용된다는 특징이 있다. FcRn은 태반이나 유선에서도 발현되고 세포 내 경로를 통한 물질 수송(트랜스사이토시스)에도 관여하고 있다. 그러므로 FcRn 결합성을 가진 바이오 의약품은 FcRn이 발현되고 있는 시기에는 태반 통과나 유즙 분비가 일어날 가능성이 있다.

칼럼 3

바이오 의약품의 경구 투여 제제를 개발

바이오 의약품이 첫 경구 투여 제제로서, 2019년 9월에, 미국에서 Icaprozate sodium (SNAC)을 흡수 촉진제로 포함 세마글루티드의 경구 고형 제제가 승인되었다.

세마글루티드는 인간 글루카곤 유사 펩타이드-1 (GLP-1)의 7~37번째 아미노산에 상당하는 유전자 재조합 인간 GLP-1 유연체이며, 두 번째 Ala 및 28 번째 Lys이 각각 2-아미노-2-메틸 프로판산 및 Arg로 치환되어 1,18-옥타데칸이산이 1개의 Glu 및 2개의 8-아미노-3,6 -디옥사옥탄산으로 구성된 링커를 통해 20번째 Lys에 결합하고 있다 (측쇄 부분은 알부민과 결합하여 혈중 반감기의 연장에 기여한다).

세마글루티드는 이미 피하 투여 제제로 개발되어 2형 당뇨병 치료제로서 미국·유럽에서 승인되었다. 이 경구 제제에서는 흡수 촉진제의 작용에 의해 세마글루티드가 주로 위점막을 통과하여 흡수되며 흡수 후에는 세마글루티드가 흡수 촉진제로부터 해리되어 GLP-1 수용체에 작용한다고 한다. 세마글루티드의 분자량은 4113.58로 바이오 의약품 중에서는 비교적 작으며 특이적인 프로테아제인 DPP-4 내성이 되는 아미노산 치환 등의 연구도 이루어진 단백질이다. 경구 제제의 개발은 환자의 QOL 개선에 크게 공헌하므로 향후 이러한 기술의 응용 범위가 넓어질 것으로 기대된다.

1·4·4 작용 메커니즘

바이오 의약품의 작용 메커니즘은 주로 다음과 같이 분류할 수 있다.

a. 아고니스트·안타고니스트 호르몬, 사이토카인류와 같이 인간 생리 활성 단백질의 복사·변형체를 의약품으로 한 제품은 인간 단백질과 마찬가지로 생체 내의 표적 분자(수용체 등의 세포 표면 단백질 분자)에 결합하여 신호를 전달한다.

예는 제한적이지만 아미노산 치환에 의해 안타고니스트로서 작용하는 단백질로 변형된 경우도 있다. 이것들은 저분자 의약품과 공통되는 작용 메커니즘이지만 생체 내에 존재하는 생리 활성 단백질과 같은 작용 메커니즘을 갖는 것이 많은 것이 바이오 의약품의 특징이라고 할 수 있다.

b. 효소 혈액 응고선용계의 효소나 리소좀 효소에서는 기질을 변환하는 효소 활성이 작용 메커니즘이 된다. 유효 성분이 단백질인 바이오 의약품에 특유의 작용 메커니즘이다.

c. 항체 의약품류 표적분자와의 결합이 주된 작용이며 생체 내의 단백질 분자간 상호작용을 저해함으로써 유효성을 발휘하는 것이 많다. 저분자 의약품이 생체 내의 표적단백질의 주머니에 들어가 작용하는 경우가 많은 것과 달리 단백질 분자간 상호작용으로 인해 생기는 생체반응을 조절할 수 있다는 점이 고분자인 바이오 의약품의 특징이라고 할 수 있다. 항체 의약품 중에는 Fcγ수용체나 보체*의 활성화를 작용 메커니즘에 포함하는 것이 있다(제3장 참조).

1·4·5 비임상 시험을 통한 유효성·안전성 평가의 한계

바이오 의약품은 표적 분자에 대한 특이성이 높기 때문에 작용의 종 특이성이 높으며, 특히 항체 의약품에서는 개발하는 항체 의약품이 동물의 상동 단백질에 결합하지 않는 경우가 적지 않다. 또한 동물에서 이종 단백질로 인식되어 항약물 항체가 생기는 결과, 장기 투여가 곤란한 경우도 있다. 따라서 비임상 시험에서의 평가에 한계가 있으며, 비임상 시험 결과로부터 인간의 유효성·비임상 시험의 결과로 인식되어 항약물 항체가 발생하여 장기 투여가 어려운 경우도 있다. 그 때문에 비임상 시험에서는 평가에 한계가 있고, 비임상 시험의 결과로부터 인간의 유효성·안전성을 외삽하기 어렵다. 고분자인 바이오 의약품에 특유의 우려인 면역원성에 대해서도, 종차때문에 비임상 시험에서는 평가할 수 없다. 이러한 비임상 시험의 한계는 저분자 의약품과 다른 특징으로 바이오 의약품 개발 시에는 비임상 시험에서 평가할 수 있는 사항과 평가할 수 없는 사항을 인식한 후 예상되는 리스크를 고려하여 리스크 저감책을 강구한 후 임상 시험에 진행할 필요가 있다(제6~7장 참조).

1·5 바이오 의약품의 품질·안전성에 관한 특징

1·5·1 바이오 의약품의 품질

바이오 의약품의 유효 성분인 단백질은 유전자를 도입한 대장균, 효모, 동물

---

* 보체는 병원체를 배제하는 면역계와 관련된 분자이다. 항원에 결합한 항체의 Fc부분에 보체성분 C1q가 결합함으로써 보체 활성화의 캐스케이드 반응이 개시되고, 표적 세포막상에 막침습복합체가 형성됨으로써 보체 의존성 세포 상해(CDC) 활성이 생긴다.

세포 등의 배양에 의하여 세포 내에서 생합성 과정을 이용해서 제조된다(제4장 참조). 당사슬을 비롯한 여러 번역 후 수식이 일어나며 유효 성분의 구조에는 불균일성이 있다(제5장 참조). 고차 구조를 형성하는 것도 특징이며, 의도한 유효 성분이 제조할 수 있음을 과학적인 구조 해석의 결과만으로 판단하기 어렵기 때문에 의도한 생물 활성을 나타내는 것을 확인할 필요가 있다. 불균일성의 정도나 불순물 프로파일 등은 제조 공정, 즉 원자재 특성이나 배양·정제 공정에서의 여러 가지 조건 등의 영향을 받으므로, 품질 관리를 위해서는 제조 공정의 관리도 중요하다. 또, 개발 중이거나 제조 판매 후에 제조법을 변경할 때는 변경 전후에서의 동등성/동질성 평가가 필요하다(§5·5 참조).

1·5·2 바이오 의약품의 안전성

바이오 의약품의 유해 반응은 유효 성분과 관련된 것과 그 이외로 나누어 생각할 수 있다(표 1·1). 유효 성분과 관련된 유해반응에는 유효 성분의 과잉인 약리작용, 유효 성분의 복수의 약리작용, 표적분자의 복수의 생리기능에 기인하는 것이 있다. 이것들에는 유효 성분의 작용이 관련되어 있기 때문에 완전히 회피하기 어렵고 유해반응이 발생할 가능성이 높은 상황을 사전에 파악하고, 리스크가 높은 환자에게 투여를 피하며, 신중하게 관찰하면서 투여하는 유해작용에 대한 대처를 하면서 투여하는 등의 대응을 강구하고, 리스크와 베네핏의 균형을 고려해서 바이오 의약품을 사용하게 된다.

표 1·1 바이오 의약품 유해반응의 주요 특징

분류	유해 반응의 메커니즘	예
유효 성분 작용과 관련된 유해 반응	유효 성분의 과도한 약리작용에 기인	인슐린에 의한 저혈당 t-PA에 의한 출혈 경향
	유효 성분이 복수의 약리작용을 하는 것에 기인함	인터페론에 의한 발열
	표적분자가 여러 생리기능을 가지는 데 기인	항 TNF a 항체에 의한 결핵 재연 항EGFR항체에 의한 피부장애
기타의 유해반응	면역원성(항약물 항체 생산)	에포에틴 제제에 의한 적아구로 알레르기 반응
	불순물에 대한 알레르기 반응	알부민제제
	감염성 인자가 혼입되어 발생한 건강 피해 가능성	(바이러스, 프리온 등의 전파) 실례 없음

유효 성분의 작용 이외가 관련된 유해반응으로서 우려되는 주된 것은 면역원성이다. 항약물 항체가 생기면 유효성 저하나 내재성 단백질의 중화에 의한 심각한 유해작용, 알레르기 반응 등이 일어나는 경우가 있다. 면역원성에는 품질적 요인과 임상적 요인이 관련되어 있다고 알려져 있기 때문에 창약 과정에서는 가능한 한 면역원성이 낮다고 예상되는 구조가 되도록 분자설계를 실시한다(§2·4 참조).

관련 품질 특성을 평가·관리함과 동시에 임상 시험에서의 항약물 항체를 측정하여 리스크가 허용되는 범위인지 확인할 필요가 있다(제7장 참조).

제 2 장 바이오 의약품 창출을 위한 탐색연구

2·1 바이오 의약품 분자설계 개요

바이오 의약품 개발에서는 우선 개발의 목표가 되는 제품 프로파일, 즉 적응 질환, 용법 용량, 제형 등의 설정이 필요하다(그림 2.1). 새로운 의약품을 개발할 때는 미지·미경험 요소가 많아 예상한 작용 메커니즘에 의해 치료 효과를 얻을 수 있을지는 불분명하지만, 목표 설정은 중요하다. 다음으로 분자 설계의 기초가 되는 골격 구조의 선택이 필요하며 주로 두 가지 전략이 있다.

하나는 호르몬, 사이토카인, 효소와 같은 인간 생리 활성 단백질을 골격 구

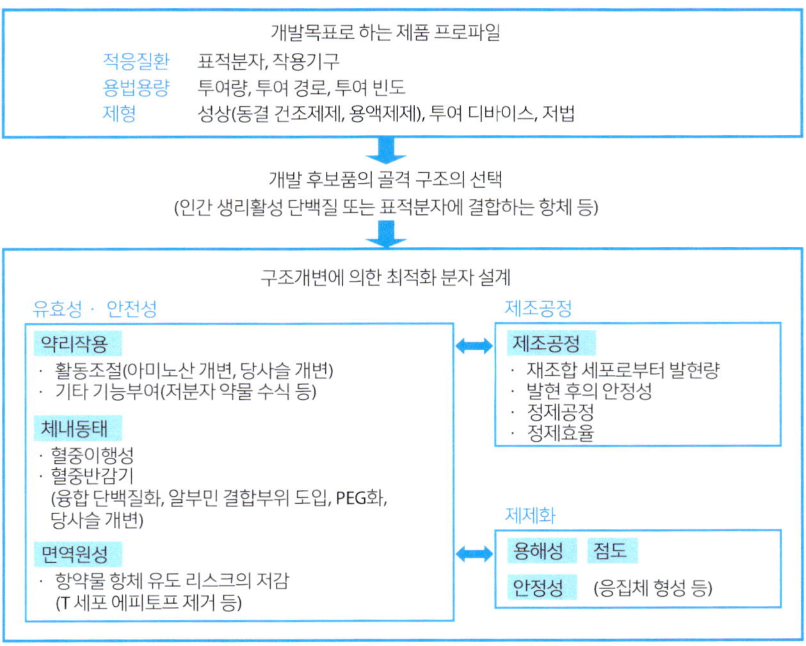

그림 2.1 **바이오 의약품 분자 설계에 있어 고려해야 할 주요 사항**

조로 하는 경우(인간 단백질의 복사나 변형체를 의약품으로 하는 경우)이고, 다른 하나는 항체와 같은 특이적 결합 단백질을 취득하여 그것을 골격 구조로 하는 경우이다.

대체로 보충요법에 의한 치료를 목표로 할 경우에는 인간 단백질을 골격구조로 하고, 단백질 분자간의 상호작용을 저해함으로써 치료효과를 목표로 할 경우에는 항체를 골격구조로 한다. 단, 이들에 한정되지 않고 여러 가지 전략이

칼럼 4

제조 공정을 고려한 분자 설계의 예

바이오 의약품의 정제 공정에서는 액체 크로마토그래피가 주로 이용된다(제4장 참조). 정제 효율은 유효성에 미치는 영향은 별로 없으나 제조비용에 미치는 영향이 크므로 실용화를 고려하는데 중요한 요소가 된다.

§3·4·2에 나타낸 에미시즈마브(§12·3)는 L사슬의 공통화 등에 의해 배양 공정에서 생기는 분자 변화체의 종류를 저감하는 구조상의 연구가 이루어지고 있어 정제 효율 향상을 도모하기 위한 분자 설계가 이루어지고 있는 사례 중 하나이다.

또한 IgG 골격을 가진 항체 의약품의 정제공정에서 흔히 사용되는 단백질A 어피니티 크로마토그래피를 사용할 수 없는 저분자 항체의 경우 태그 배열을 부가하고 있는 예도 있어 유효성·안전성을 확보할 수 있는 범위에서 다양한 전략이 가능할 것으로 생각된다.

칼럼 5

제형·투여 경로 선택과 분자 설계

편리성의 관점에서 바이오 의약품의 제형으로 투여 경로를 고려할 때 용시 조제의 필요가 없고 자기 주사도 가능하다는 점에서, 용액 상태로 제품화된 피하 투여 제제가 사용하기 쉬운 경우가 많다. 그러나 단백질의 안정성이라는 관점에서는 높은 농도의 용액 제제의 조제는 난이도가 높다(§2.5참조). 새로운 의약품을 더 빨리 환자에게 전달하는 것을 우선으로 하여, 우선은 동결 건조 제제와 정맥 내 투여 제제를 개발하고, 출시 후에 같은 유효 성분에 관해서 용액 제제와 피하 투약 제제의 개발이 이뤄지는 경우도 가끔 있다. 제형이나 투여 경로를 추가하는 경우는 신제형 의약품과 새 투여 경로 의약품로서 별도 평가가 필요하지만, 목표로 하는 출시의 시기까지의 시간과 제제 처방 검토에 소요되는 시간을 고려하여 최적이라고 생각되는 방법을 선택하게 된다. 단, 제제 처방의 궁리에서는 용액에서의 안정성이나 고농도 용액의 점도 등을 개선할 수 없는 경우도 있으므로, 나중에 제형이나 투여 경로의 추가를 계획하는 경우에도 분자 설계 단계부터 목표로 하는 제제에 대한 적합성을 고려해 둔다.

가능하며, 이미 개발된 독특한 사례로는 페그비소먼트나 에미시즈마브의 예가 있다. 페그비소먼트는 인간 성장 호르몬의 아미노산 배열을 개편한 예가 있다. 성장 호르몬 보충이 아닌, 성장 호르몬과 그 수용체의 결합을 저해하는 분자(안타고니스트)로 작용하다 또, §3.4에서 소개하는 바이스페시픽(이중특이성) 항체인 에미시즈마브는 혈액 응고 제IXa 인자와 제X인자에 결합함으로써 혈액 응고 제Ⅷ 인자와 같은 작용을 발휘하기 때문에 혈액 응고 제Ⅷ인자의 보충이 필요한 혈우병 치료에 이용된다. 또한 특이적 결합 단백질로서 항체 이외에 안기린 리피트 구조*를 이용하는 방법 등이 이용되기도 한다.

개발의 출발점이 되는 골격구조가 선택된 후 목표로 하는 유효성·안전성이 확보되고 상용생산에 대응하여 실용화될 수 있도록 약리작용(§2·2 참조), 체내 동태(§2·3 참조), 면역원성(§2·4 참조)과 더불어 재조합 단백질의 제조 공정(제4장 참조)이나 제제화(§2·5 참조) 등도 고려하여 검토하여 구조를 최적화한다(그림 2·1 참조).

바이오 의약품 개발 시에는 목적 단백질을 발현하는 세포주를 구축하고 제조에 적합한 셀 뱅크를 제작하여 제조 공정을 개발한다. 아미노산 잔기 하나의 개편도 셀 뱅크 제작부터 재시도되므로 개발이 진행된 후의 구조 변경은 개발의 큰 지연으로 이어진다. 따라서 개발 초기 단계부터 *in vitro*의 활성화는 물론 제조 공정이나 제제화까지도 고려한 구조에 대한 변경은 개발의 중요성이 있다. 당사슬 부가 부위를 갖는 단백질의 경우에는 부가되는 당사슬의 구조가 제조에 이용되는 세포에 의존하기 때문에(제4장, 제5장, §12·3 모가물리주맙, 벤라리주맙 참조), 제조에 이용하는 세포의 선택이나 세포의 개변에 대해서도 분자 설계의 일부라고 생각할 수 있다.

또한 생리활성 단백질을 골격구조로 하는 전략에서 구조 변경을 하지 않고 인간 단백질과 동일한 아미노산 배열을 가진 단백질을 유효 성분으로 하는 경우도 있다. 인슐린 인간, 소마트로핀, 에포에틴 알파, 에포에틴 베타 등이 그 예이다.

---

* 세포막 배접 단백질인 안키린 속에서 발견된 33 아미노산 잔기로 이루어진 배열을 반복한 구조. 표적 분자에 대하여 특이적인 결합성을 갖는 안키린 리피트 함유 단백질을 인공적으로 제작·선택하여 바이오 의약품 개발을 위한 골격 구조로서 이용되는 예가 있다.

표 2·1 약리작용을 개선하기 위한 분자설계의 예

구조 개변	목적	예
아미노산 배열의 변화	표적분자와의 결합특성 최적화	나루토글라스팀 항체 의약품
당사슬 구조 개편	수용체결합성 개편에 의한 약리작용 증강	모가무리즈맙 벤라리즈맙
저분자 약물수식	세포 상해 활성의 증강	트러스츠즈맙 엠탄신 브렌츠키시맙 베도틴

2·2 약리 작용을 높이는 기술

인간 단백질을 복사·변형한 제품의 경우 생체 유래 단백질과 동일한 작용으로 약리 작용을 나타낼 것으로 기대된다. 구체적으로는 호르몬이나 사이토카인과 같이 수용체에 작용하는 단백질의 경우는 수용체 활성화가, 효소의 경우는 효소 활성이, 약리 작용으로 이어진다. 인간 단백질은 목적으로 하는 활성을 담당하는 분자로서 인류 역사 속에서 충분한 분자 진화를 거쳐 존재하고 있는 분자이기 때문에 약리 작용의 관점에서 개선이 필요한 예는 많지 않다. 아미노산 배열의 개편을 통해 비활성의 향상을 도모한 예로는 인간 G-CSF 유연체인 나르토그라스팀이 있으며, 174 아미노산 잔기 중 5곳에서 아미노산 배열이 개편되었다(표 2·1).

한편 항체 의약품의 경우 표적분자와의 결합성(특이성이나 친화성)을 최적화하는 것 외에 목적으로 하는 작용 메커니즘에 따라 Fc영역을 매개로 한 이펙터 세포나 보체의 활성화를 증강 또는 저감할 필요가 생기기 때문에 아미노산 배열이나 당사슬 구조의 최적화가 중요하다.

또한 항종양 효과를 목적으로 하는 항체 의약품에서는 세포 상해 활성을 갖는 저분자 화합물을 항체와 공유 결합시킨 항체 약물 복합체로서 약리작용의 증강을 도모하는 경우가 있다(§3·6 참조).

2·3 체내 동태를 개선하는 기술

인간 단백질의 복사·변형체를 의약품으로 하는 경우에도 체내 동태에 관해서는 여러 가지 연구가 필요하다. 왜냐하면 생체에는 적시에 적소에서 적당량의 생리활성 단백질을 발현·분비하는 구조가 갖추어져 있는데 반해 의약품으로서 투여하는 단백질은 투여 시, 투여 부위에(이소성으로) 인위적으로 정해진 양이 주입되기 때문에, 목적으로 하는 유효성을 발휘하기 위해서는 적절한 체내 동태의 제어(유효 혈중 농도)가 필요하기 때문이다. 저분자 의약품에서는 제제 처방이 체내 동태의 제어을 담당하는 경우가 많지만 바이오 의약품에서는 유효 성분의 구조 안에 체내 동태의 제어를 담당하는 구조가 갖추어져 있는 경우가 대부분이다.

표 2·2 바이오 의약품의 체내 동태 특징과 분자 설계에 의한 제어 가능성

<table>
<tr><th colspan="2">약물동태의 각 과정</th><th colspan="2">각 과정의 특징</th><th>분자설계에 따른 제어의 가능성</th></tr>
<tr><td colspan="2">흡수
(투여 부위에서 혈관 내로)</td><td>세포간극 경로</td><td>투여 부위
→ 모세혈관 / 모세 림프관
→전신순환 혈중</td><td>· 아미노산 배열(전하, 투여 부위에서의 용해성, 다량체 형성)
· 융합단백질화(분자량, 분자 사이즈)
· 화학 수식(알부민 결합성 → 분자 크기)</td></tr>
<tr><td colspan="2" rowspan="2">분포
(혈관내로부터 조직으로)</td><td>세포간극경로</td><td>각 조직의 모세 혈관내피세포의 간극
→조직세포 간극</td><td>· 아미노산배열(전하)
· 융합단백질화(분자량, 분자 사이즈)
· 화학 수식(알부민 결합성 → 분자 크기)</td></tr>
<tr><td>세포내경로</td><td>트랜스사이토시스
→조직세포 간극</td><td>· 아미노산배열(수송담체 결합성)</td></tr>
<tr><td rowspan="5">소실</td><td>표적세포</td><td colspan="2">표적 분자결합에 따른 세포내 도입
→ 분해(target mediated drug disposition, MDD)</td><td>· 아미노산배열(표적분자 결합성)</td></tr>
<tr><td>혈관내피, 혈구 등</td><td colspan="2">음작용에 의한 세포내로의 비특이적 흡입
→ 분해
FcRn 결합에 따른 세포내 분해 억제
→리사이클링</td><td>· 아미노산 배열(전하, FcRn 결합성)</td></tr>
<tr><td>조직액, 혈액</td><td colspan="2">프로테아제에 의한 분해
탐식세포에의 유입→분해</td><td>· 아미노산 배열</td></tr>
<tr><td>신장</td><td colspan="2">사구체 여과
→ 뇨세관 재흡수(뇨세관 상피 세포 내 흡입)
→ 분해</td><td>· 융합단백질화(분자량, 분자 사이즈)
· 아미노산배열(전하)
· 화학 수식(알부민 결합성 → 분자 크기)</td></tr>
<tr><td>간장</td><td colspan="2">클리어런스 관련 수용체에의 결합
→세포 내부 수납
→ 분해</td><td>아미노산배열(전하, 수용체결합성)
당사슬 구조(전하, 수용체 결합성)</td></tr>
</table>

2·3·1 바이오 의약품의 체내 동태 특징

바이오 의약품의 체내 동태의 특징을 표 2·2에 나타낸다. 바이오 의약품의 유효 성분은 수용성의 고분자로, 제형은 대부분이 주사제이다. 따라서 고려해야 할 흡수 과정은 피하 혹은 근육에서 혈중으로의 이행뿐이다. 대사물은 아미노산이기 때문에 천연형 아미노산으로 이루어진 바이오 의약품에서는 대사물에 의한 독성 등은 통상 상정되지 않으며, 약물 동태에 관해서는 흡수·분포·소실을 고려하여(§1·4·3 참조) 분자 설계를 하게 된다. 단, 항체 약물 복합체와 같이 링커나 저분자 화합물을 분자 내에 포함하는 경우에는 저분자 의약품과 마찬가지로 대사·독성 평가도 필요하다.

2·3·2 바이오 의약품의 체내 동태를 제어하는 기술

a. 아미노산 배열의 변형 아미노산 배열의 변화로 유효 성분의 분자간의 회합, 전하, 표적 분자와의 결합성을 조정하여 체내 동태를 제어할 수 있다.

대표 예로서 인슐린류에서는 아미노산 배열의 개편으로 분자간의 회합 상

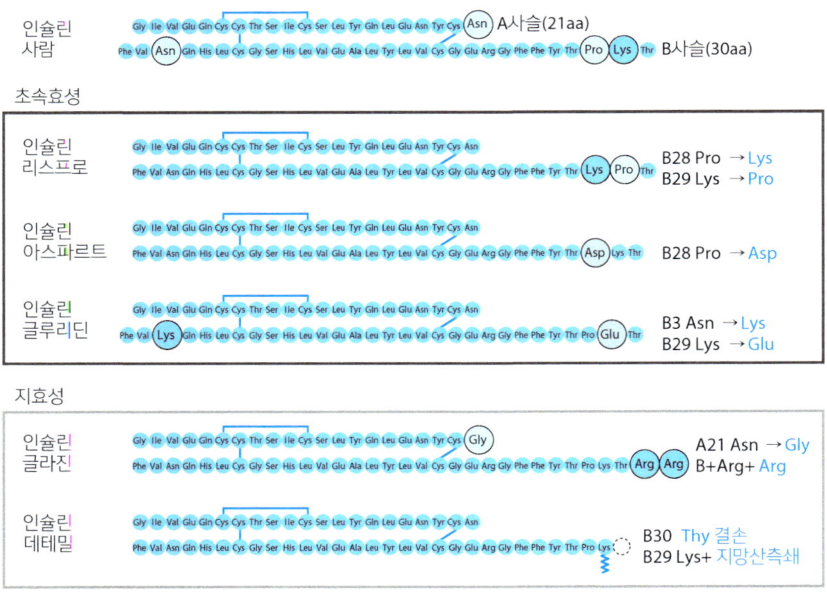

그림 2.2 **인슐린 개변체**

태를 조정하여 투여 부위로부터의 흡수 속도를 제어하고, 초속효형 혹은 지효형으로 한 유연체가 개발되고 있다(그림 2·2, 표 2·3). 인슐린 인간은 제제 속에서 6량체를 형성하는데, 초속효형의 유연체에서는 회합체형 성능이 낮아지고 있어 피하에 투여된 후 신속하게 단량체에 괴리되어 혈중으로 이행한다. 한편, 지효형의 유연체에서는 회합체의 괴리가 느리고 서서히 혈중으로 이행된다.

b. 당사슬 개변 당사슬 구조(§5·2·1c 참조)는 당단백질 전체의 전하나 분자량, 나아가서는 만노스 수용체나 아시아로당 단백질 수용체 등의 당사슬을 리간드로 하는 수용체에 대한 결합성에 영향을 준다. 이러한 성질을 이용하여 당사슬 부가 부위의 수와 당사슬 구조의 개변에 의하여 체내 동태를 조절하는 방법이 있다. 구체적인 예로는 에리트로포에틴 유연체인 달베포에틴 알파에서는 아미노산 배열의 개변으로 N결합형 당사슬 부가 부위를 2개소 늘리고 단백질 분자당 시알산 수가 증가한 결과, 혈중 반감기가 약 3배 연장되었다. 에포에틴 알파 제제의 투여 간격이 1주일에 3회인데 반해, 달베포에틴 알파 제제는 1주일에 1회 투여이다.

표 2·3 체내 동태를 개선하기 위한 분자 설계의 예

구조 개변		목적	예
아미노산 배열의 변화		다량체 형성 조절에 의한 혈중으로의 이행성 제어	· 인슐린 리스프로 · 인슐린 아스팔트 · 인슐린 글루리진 · 인슐린 그랄긴
당사슬 개변	당사슬 수식 부위의 증가	혈중 반감기 연장	· 달베포에틴 알파
	당사슬 구조의 개변	세포내로의 이행	· 이미글루세라제
단백질 도메인의 부여	Fc와의 융합	혈중 반감기 연장	· 에타넬셉트 · 에프락토코그 알파
	알부민과의 융합	혈중 반감기 연장	· 알부트레페노나코그 알파
화학수식	알부민 결합성 측쇄 수식	혈중 반감기 연장	· 인슐린 데테밀 · 인슐린 데굴데크 · 리라글루티드 · 세마글루티드
	폴리에틸렌글리콜 수식 (PEG화)	혈중 반감기 연장	· 페그필그라스팀 · 에포에틴 베타 페골 · 루리옥토코그 알파 페골 · 세르트리즈맙 페골

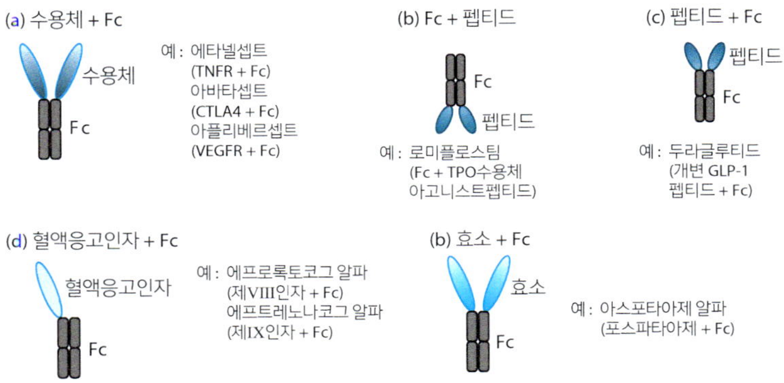

그림 2·3 **Fc융합 단백질의 예**

리소좀 효소류는 만노스 수용체나 만노스-6인산 수용체를 매개로 엔도사이토시스에 의하여 세포 내에 흡수되어 리소좀 내에서 작용한다. 적절한 발현 세포를 선택함으로써 고만노오스형 당사슬을 많이 포함한 당단백질을 제조하는 것도 가능해지는데, 당단백질을 발현시킨 후에 당사슬을 일부 제거하여 만노스를 노출하는 방법이 취해지는 경우도 있으며, 이미글루세라제가 그 예이다. 이미글루세라제는 CHO세포에서 생성된 β-글루코세레브로시다제이며, 시알리다제, β-갈락토시다제 및 헥소사미니다제의 효소 처리로 당사슬 말단을 만노스로 한 당단백질이다.

c. 단백질 도메인의 부여 (융합 단백질화) 분자량의 증가와 FcRn(p.7 각주 참조) 결합성 부여에 의해 혈중 반감기를 연장하는 기술로서 IgG의 Fc 도메인을 융합시키는 방법이나 알부민을 융합시켜 주는 방법이 있다.

모두 개별적으로 발현된 단백질을 융합시키는 것이 아니라 플라스미드 벡터 상에서 Fc 또는 알부민을 코드하는 유전자 배열을 연결하여 융합 단백질로서 발현시킨다. Fc 융합 단백질에는 많은 개발 사례가 있으며, 대표적인 것을 그림 2·3에 나타냈다.

d. 화학 수식

i) 알부민 결합성 측쇄 수식: 그림 2·4와 같이 재조합 단백질을 발현, 정제한 후 알부민 결합성을 갖는 측쇄를 공유 결합시킴으로써 혈중 반감기의 연장을

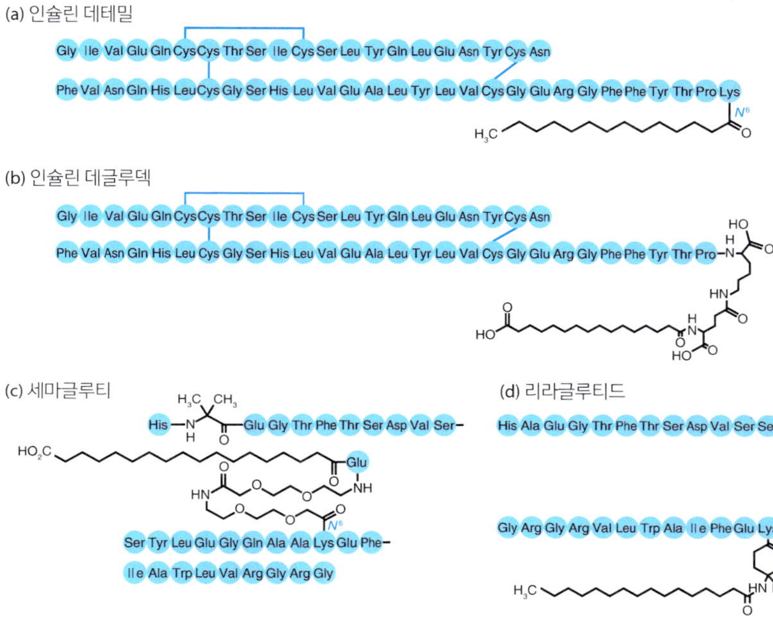

그림 2·4 알부민 결합성 측쇄를 가진 바이오 의약품의 예

(a) 인슐린 데테밀은 인간 인슐린의 B사슬 30위의 Thr를 결손시키고 지방산 사슬을 부가한 인슐린 유연체이다. (b) 인슐린 데글루덱은 인간 인슐린의 B사슬 30위의 Thr을 결손시키고, B사슬 29위의 Lys잔기에 Glu를 스페이서로 하여 헥사데칸2산을 부가한 인슐린 유연체이다. (c) 세마글루티드는 GLP-1[7-37]의 아미노산 배열의 일부를 개변하고 링커를 통해 옥타데칸이산을 부가한 GLP-1 유연체이다. (d) 리라글루티드는 GLP-1[7-37]의 아미노산 배열의 일부를 개변하여 N-팔미토일글루타민산을 부가한 GLP-1 유연체이다.

도모하는 방법이 있다. 알부민과 결합함으로써 복합체로서 분자 크기가 커져 투여 부위에서 혈중으로의 이행이 늦어지는 것 외에 신사구체 여과의 회피, 알부민의 FcRn에 대한 결합을 통한 리사이클링 등으로 투여 후의 혈중 농도 상승 속도를 완화하고 혈중 반감기를 연장할 수 있다.

ii) PEG 수식: PEG(폴리에틸렌글리콜)는 수용성의 고분자로 단백질의 N 말단이나 아미노산 잔기에 포함된 아미노기 혹은 당사슬에 공유 결합시킴으로써 분자 크기의 증대, 프로테아제로부터의 분해 회피 등에 의한 혈중 반감기의 연장이 가능해진다(그림 2·5). 표 2·4에 PEG화 단백질의 예를 나타낸다. 모두

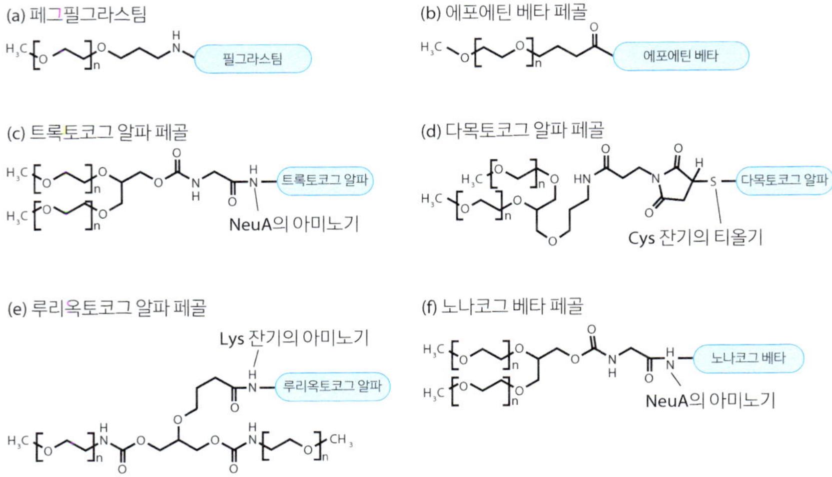

그림 2·5 PEG화 단백질의 예(모식도)

표 2.4 PEG화 단백질의 예

일반명	단백질 부분		PEG		단백질 1분자당 PEG 분자수	PEG화 단백질 분자량
	아미노기 잔기수	분자량	수식부위	분자량		
페그필그라스팀	175	18,796	Met1	약 20,000	1	약 40,000
노나코그 베타 페골	415	약 56,000	평균 하나의 당사슬 비환원 말단	액 20,000×2	2	약 98,000
에포에틴 베타 페골	165	약 30,000	Ala1, Lys	약 30,000	1	약 60,000
세르톨리즈맙 페골	214	약 50,000	Lys	약 20,000	2	약 90,000

PEG화에 의해 분자량이 단백질 단독인 경우의 2배 정도로 증가하며, 대체로 신장에서의 사구체 여과를 피할 수 있는 분자량으로 되어 있다.

e. 제제 처방의 연구 유효 성분의 구조 개변에 의한 체내 동태 제어 외에 인슐린 인간을 유효 성분으로 하는 제제에서는 첨가물의 연구(프로타민 및 아연의 첨가)에 의해 투여 부위에서 혈중으로의 이행성을 제어하는 예가 있다.

2·4 면역원성 저감에 대한 대처

2·4·1 바이오 의약품 알레르기

지금으로부터 약 100년 전에 소의 췌장에서 추출한 인슐린을 당뇨병 환자에게 주사하면 혈당값이 떨어지는 것이 발견되었다. 그러나 당시의 조정제 인슐린을 환자에게 투여하면 높은 비율로 알레르기를 유발하였다. 이는 인슐린 제제의 면역원성 때문이다. 면역원성이란 면역계를 자극하여 항체 생산이나 세포성 면역을 유도하는 성질로서, 결과적으로 국소염증이나 전신성 쇼크와 같은 알레르기 증상을 일으킬 수도 있다. 초기의 인슐린 제제는 주사 부위에 insulin burns라고 불리는 심한 염증을 일으켰지만, 그래도 죽음을 기다리는 당뇨병 환자를 구할 수 있었다.

1926년에 인슐린의 결정화가 성공하자 비교적 순도가 높은 인슐린을 손에 넣을 수 있게 되었지만, 그 후에도 투약된 환자에서는 높은 빈도로 항인슐린 항체가 생성되고 알레르기도 없어지지 않았다. 1970년대가 되자 고도로 정제된 인슐린이 제조되었지만, 그래도 항약물 항체나 알레르기의 문제는 계속되었다. 인간 인슐린은 51개의 아미노산 잔기로 이루어져 있는데, 그 중 소에서는 3개, 돼지에서는 1개의 아미노산 잔기가 사람과 다를 뿐인데, 그 근소한 차이가 면역원성의 원인이었다. 소나 돼지뿐만 아니라 고래나 참치 등에서도 인슐린이 추출되어 사람에게 투여되고 있었기 때문에, 지금 생각하면 아무리 순도를 올려도 인슐린 알레르기는 어쩔 수 없는 일이었다.

인간의 인슐린 유전자 배열이 해명되어 동물 인슐린과 다르다는 것을 알게 되자, 인간 인슐린의 제품화가 강하게 요구되었다. 화학적인 아미노산 치환에 의한 인간 인슐린 합성법이 발명되었으나, 대량 생산으로 이어지지 않았다. 캘리포니아 대학의 연구자와 투자가들이 협력하여 설립한 Genentech사가 1978년에 유전자 재조합된 바이오, 인슐린의 실용 레벨 생산에 성공했다. 이것을 일라이 릴리사가 제품화한 것이 바이오 의약품 제1호 휴마린®이며 동물 인슐린의 알레르기 문제를 크게 개선하여 바이오 벤처의 성공 모델이 되었다. 휴마린®은 현재까지도 임상에서 계속 사용되고 있다.

바이오 의약품의 면역원성에 대해서는 아직 모르는 것이 많다. 아미노산 배열이 인간형 단백질에 대해서는 이론상 인간에서는 면역이 반응하지 않겠지만, 대부분의 인간 단백질 바이오 의약품에서 빈도는 낮지만 항약물 항체나 알레르기의 발현이 있다. 휴마린®의 시판 후 사용 성적 조사에서는 약 10%의 환자에게서 인슐린 알레르기가 확인되었다. 최근에는 인간 단백질의 아미노산을 일부 개변하여 보다 유리한 약물 동태나 뛰어난 약효를 얻으려는 연구가 성과를 올리고 있다. 이러한 연구 성과를 실용화하기 위해서는 인간형이 아닌 단백질이라도 알레르기 등을 일으키지 않도록 하는 기술이 필요하게 된다. 인간 유전자로부터 의약품을 생산할 수 있는 지금도 면역원성에 대한 이해가 여전히 필요하다.

2·4·2 바이오 의약품의 면역원성

생물 의약품은 단백질이기 때문에 인체 면역체계가 이물질로 인식하여 투여된 환자의 체내에서 항약물 항체를 생성하거나 알레르기를 유발할 수 있다. 항약물 항체는 의약품의 생물학적 활성부위에 결합하여 활성을 저해할 수 있는데, 이를 **중화항체**라고 한다. 또한 만일 중화항체가 아니더라도 항약물 항체는 환자의 체 내에서 의약품에 결합하여 면역 체계에 의한 처리를 가속화시켜 약품의 혈중 농도를 저하시키거나 의약품 알레르기의 원인이 되는 등 약효나 안전성 면에서 불리하게 작용한다.

면역을 자극하여 항약물 항체가 생성되기 쉬운 성질을 **면역원성이 높다**고 한다. 면역원성이 높은 분자는 의약품으로 사용하기 어렵기 때문에 가능한 한 항약물 항체가 만들어지기 어려운 분자를 선택하여 의약품으로 만들고 싶지만 동물 실험에서는 사람에게 면역원성이 높은지 낮은지 짐작할 수 없다. 사람 유래 단백질은 사람에 대해서는 자기의 일부이며 면역 관용이 성립되어 있지만 동물에게는 이물질이며 동물의 면역체계가 체내에서 배제되어야 할 공격 대상으로 간주되기 때문이다. 동물 종이나 계통이 다르면 같은 단백질 분자에 대해서도 면역계의 반응은 크게 다르다.

항원(이 경우 바이오 의약품)의 아미노산 배열이 원인이 되어 항약물 항체가 생성되는 메커니즘에 대하여 그림 2·6에 정리하였다. 항체를 생성하는 것은 **B세포**이며, B세포가 항약물 항체를 생성하기에 이르는 과정에는 **T세포**가 관련

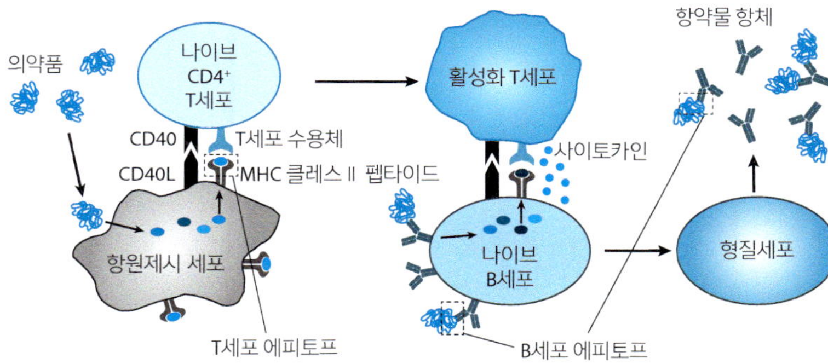

그림 2.6 항약물 항체의 생성

되어 있다. 항원 제시 세포에 도입된 바이오 의약품은 펩타이드 단편으로 분해되어 주요 조직 적합 유전자 복합체(MHC) 클래스Ⅱ와 결합하여 항원 제시 세포 표면에 운반되어 T세포에 제시된다. 이 자극과 CD40 등의 부자극 분자에 의한 보조 시그널에 의해 제시된 펩타이드 MHC 복합체를 인식하는 T세포 수용체를 가진 T세포가 활성화된다. 한편, B세포는 표면의 B세포 수용체를 통해 항원을 흡수하여 펩타이드로 분해하여 MHC클래스Ⅱ분자를 사용하여 세포 표면에 제시한다. 이것을 활성화한 T세포가 이를 인식하면, 사이토카인의 방출과 B세포의 CD40수용체에 대한 자극에 의해 B세포가 형질세포로 분화되어 항체를 생성하게 된다.

B세포 수용체가 결합하는 항원의 부위, 즉 항체가 반응하는 부위를 **B세포 에피토프**라고 한다. B세포 에피토프는 특정 아미노산 배열뿐만 아니라 단백질의 입체구조의 일부나 당사슬, 저분자 물질일 수도 있다. T세포를 활성화하는 항원의 부위를 **T세포 에피토프**라고 하며, 항원 제시 세포인 MHC의 펩타이드 수용홈에 빠진 선상의 펩타이드이다. 생체 내에서 자기 항원에 강하게 반응하는 T세포는 아포토시스로 배제되어 있으므로 T세포가 반응하지 않는 펩타이드가 항원 제시되는 경우도 있고, 이것은 에피토프가 될 수 없다. 이처럼 T세포 에피토프와 B세포 에피토프는 별개의 것이므로 양자를 혼동해서는 안 된다.

현재는 대부분의 바이오 의약품이 사람의 아미노산 배열을 바탕으로 설계되었다. 초기 항체 의약품은 생쥐에 인간 단백질을 투여하여 얻은 생쥐 모노클

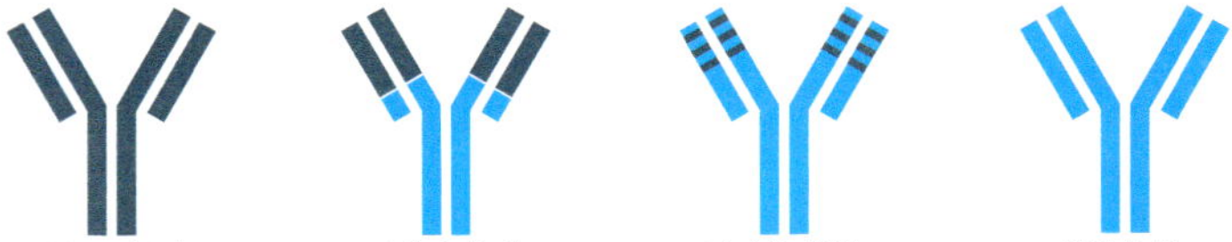
마우스 항체
~omab
예: 이브리투모맙
키메라 항제
~ximab
예: 리툭시맙
인간화 항체
~zumab
예: 토시리즈맙
인간항체
~umab
예: 니콜루맙

그림 2.7 마우스 항체부터 인간 항체까지

로널 항체를 그대로 의약품으로 사용했으나, 그 후 일부를 사람 아미노산 배열로 대체한 키메라 항체, 아미노산 배열의 대부분을 사람으로 대체한 인간화 항체, 그리고 마우스 유래 배열을 포함하지 않은 인간 항체를 제조할 수 있게 되었다(그림 2·7).

이와 같은 일련의 항체 의약품을 열거해 보면, 전반적인 경향으로는 인간 항체에 접근할수록 항약물 항체의 출현률이 떨어진다. 2005년에 발표된 조사에서는 마우스 항체 제제의 80% 이상이 허용할 수 없을 정도의 항약물 항체를 생산하지만, 인간화 항체 제제에서는 절반 가까이에서 항약물 항체가 인정되지만 허용할 수 없는 수준이었던 것은 10% 정도라고 보고되고 있다.

그렇다면 완전 인간 항체 제제로는 항약물 항체의 우려가 없는 것일까. 예를 들어, 아달리무맙은 관절 류머티즘 치료에 사용되는 항TNFα 인간 항체이다. 항아달리무맙 항체가 몇 %의 환자에서 생성되지만, 많은 류머티즘 환자에서는 강력한 면역억제제인 메트렉사트를 병용하고 있으므로 항약물 항체 생성이 억제되고 있다. 아달리무맙 단제를 투여한 경우에는 항약물 항체의 검출률이 44%에 이르는 것으로 보고되었으며, 인간 항체임에도 불구하고 사람에 대해 면역원성이 상당히 높다는 것을 알 수 있다. 또한 고빈도의 항약물 항체가 원인이 되어 개발을 단념하는 바이오 의약품도 끊이지 않으므로 인간형 단백질이라면 면역원성의 우려가 없다고는 단언할 수 없다.

왜 인간형 단백질 제제가 면역원성에 문제가 생기는가? 그 이유의 전부가 밝혀진 것은 아니지만, 불순물과 관계가 있는 경우가 있음은 틀림없다. 바이오 의약품은 어피니티 정제나 분자 크기에 의한 정제가 표준적으로 사용되고 이러한 정제법으로 불순물은 의약품 본체와 결합되어 있지 않으면 쉽게 제거할

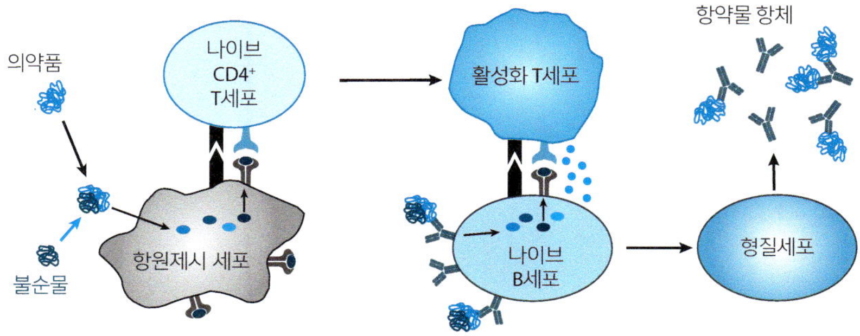

그림 2·8 항약품 항체 생성에 대한 불순물의 관여

수 있다. 의약품 본체와 불순물의 복합체가 면역에 어떻게 작용하는지를 그림 2·8에 표시하였다.

그림 2·6의 경우는 의약품 본체에 T세포 에피토프가 없으면 그 앞의 활성화가 일어나지 않는데 그림 2·8의 예에서는 불순물이 T세포 에피토프를 가지고 있으면 의약품 자체에 T세포 에피토프가 없어도 T세포를 활성화시켜 항약물 항체를 생성한다. 이 경우 T세포 에피토프는 불순물 유래, B세포 에피토프는 의약품 유래이다. 불순물이 B세포 에피토프를 가지고 있으면 항불순물 항체도 동시에 생산된다.

유전자 재조합 인간 성장 호르몬인 소마트로핀의 제제 옴니트로프®는 제노트로핀®의 바이오시밀러이다. 옴니트로프 개발 단계에서 임상 시험에서 항약물 항체의 생산률이 약 60%로 매우 면역원성이 높았다. 그 후 제조방법을 변경하여 숙주세포 유래의 단백질성 불순물을 제거한 결과, 항약물 항체의 생산률은 다른 인간 성장 호르몬 제제와 같은 정도(3~5%)로 떨어졌다.

또한 항약물 항체의 생성에는 바이오 의약품 본체나 불순물의 에피토프뿐만 아니라 에피토프를 가지지 않은 불순물이 관여할 수도 있다. 에리스로포에틴(EPO)은 적혈구 조혈인자로 신성 빈혈의 치료약으로 사용되고 있다. 전 세계에서 다수의 환자에게 장기간 투여되어 면역원성이 극히 낮은 것으로 확인되었으나, 1998년 이후의 유럽에서 항EPO 항체를 가진 환자가 증가하였다. 항EPO 항체는 투여한 약제뿐만 아니라 환자 자신이 가진 EPO에도 결합하여 불활성화되어 빈혈을 더욱 악화시켰기 때문에 큰 문제가 되었다. 새롭게 개발된 제제 중의 불순물이 항약물 항체 생산의 원인이 되고 있을 가능성이 생각되어 불순물의 생성을 개선한 제제에서는 항약물 항체 생성이 억제되었다. 이 경우에는 본래 에피토프를 갖지 않는 불순물이 애주번트(면역증가제)로 작용했을 가능성이 지적되고 있다.

이 두 가지 경우는 항약물 항체의 생성에서 불순물의 관여가 증명된 드문 예이다. 같은 유효 성분을 이용한 서로 다른 제제의 임상사용 실적이 이미 있었던 것으로 보아 유효 성분 그 자체 이외에 항약물 항체 생산의 원인이 있다고 보고 원인을 규명할 수 있었을 것이다. 유효 성분과 불순물은 동시에 투여되고 있으며 불순물이 면역원성의 원인이라 하더라도 유효 성분에 대한 항체가 생성된다. 원래 어떤 불순물이 원인인지 알아내지 못하면 항불순물 항체를 측정할 수 없기 때문에 새로운 바이오 의약품에서 항약물 항체가 확인되면 불순물의 관여를 증명하기가 아주 어렵다.

2·4·3 면역원성 저감소의 대처

새로운 바이오 의약품은 면역원성을 가능한 한 낮게 해 둘 필요가 있는데, 그것에는 어떤 수단이 있을까? 바이오 의약품의 면역원성에 대해서 현재 알고 있는 것은 다음의 세 가지이다. 1) 아미노산 배열은 면역원성의 원인이 된다. 배열이 인간 단백질에 가까울수록 면역원성이 낮은 경향에 있지만, 하나의 아미노산 변이 면역원성을 크게 높일 수도 있다. 또한 완전한 인간 배열이라도 항약물 항체가 생성될 수도 있다. 2) 제제 중의 불순물은 면역원성을 높일 수 있다. 약제 본체에 면역원성이 없는 경우에도 불순물의 영향으로 항약물 항체가 생성될 수 있다. 제조 과정에서 생기는 단백질의 변성, 예를 들어 응집체나 당사슬의 변화가 면역원성에 영향을 준다. 3) 환자측의 면역 상태가 영향을 준다. MHC형 등 유전적인 요인뿐만 아니라 예를 들어 염증성 질환의 정도나 면역억제제를 병용하는 등 각기 다른 요인이 작용하기 때문에 면역이 어떻게 반응하는가는 개인차가 크다.

이 중 의약품 측에서 제어할 수 있는 가능성이 있는 것은 1)과 2)에 대한 대응이다. 1)에 대해서는 인간 혈액에서 분리한 면역세포를 사용하여 *in vitro*에서 바이오 의약품이 면역세포를 활성화하는지를 관찰하고, 사람의 면역원성을

칼럼 6
개발자가 말하는 에미시주맙 면역원성 저감에 대한 대응

2017~2018년에 일본과 유럽에서 잇달아 승인된 혈우병 치료약인 에미시주맙은 면역원성이 극히 낮으며 장기간 투여한 환자에서도 항약품 항체가 거의 검출되지 않았다. 현재 알려진 범위에서는 비임상 단계에서 *in vitro* 실험을 통해 면역원성을 낮추고 성공한 유일한 예일 것이다.

혈우병 A의 치료에 표준적으로 사용되는 혈액응고 제Ⅷ인자(FⅧ)제제는 혈우병 환자에서 20~30%의 빈도로 항F 항체(인히비터)를 유도하여 약효의 감소가 문제가 되었다. 에미시주맙은 인간화 IgG이기는 하지만 천연에는 존재하지 않는 좌우 비대칭형의 바이스페시픽 항체이므로 당연히 원면역성에 대한 우려가 있었다.

2001년부터 사내에서는 바이오 의약품의 면역원성을 평가하는 시험계의 필요성이 인식되었으나 좀처럼 실제 연구는 진행되지 않았다. 바이오 의약품에서는 동물 실험 결과가 사람의 면역원성 예측에 전혀 도움이 되지 않았기 때문에 비임상 단계에서 면역원성을 예측하려는 것은 낭비라는 의견이 강하여 2000년대 전반에는 비임상 면역원성에 관한 연구가 전혀 불가능했던 시기도 있었다.

그 후 면역원성 평가를 위해 인간 세포를 이용하는 *in vitro* 시험계를 도입하였으나 실험에는 많은 시간과 노력이 필요하며 감도가 상당히 낮은 모습이 보이기 시작했다. 여기에서 과감히 단념하고 자사에서 전혀 다른 시험계 개발에 임하였다. 항약물 항체 생성의 열쇠가 되는 도우미T 세포에 착안함으로써 항약물 항체 생성과 관련이 없는 다른 면역반응으로 인한 소음을 제거하려고 시도했다. 관찰 대상이 되는 세포수가 적은 것이 문제였으나 작은 차이를 실험 오차가 아니라고 간파하였다. 연구원의 감과 세포를 활기찬 상태에서 장시간 배양하여 반응을 증폭시키는 연구를 거듭한 덕분에 극히 얼마 안 되는 항원 특이적 활성화 T세포를 정량화하는 데 성공했다. 2009년에 완성된 도우미 T세포 어세이(THA)는 시판의 항체 의약품을 테스트한 결과를 보면 바이오 의약품의 스크리닝에 사용할 수 있는 감도가 있었다. 그 결과를 알고 나서, "ThA를 사용해 보아도 좋아"라고, 제일 먼저 말해 준 것이 에미시주맙 프로젝트였다.

실험에서는 *in silico*법으로 면역원성이 낮다고 계산된 최초의 후보품이 ThA에서는 양성 대조를 넘을 정도로 높은 수치를 보였으며 ThA 시험계의 개발 단계에서도 본 적이 없을 정도로 강렬한 양성이었다. 이 때문에 아미노산 배열이 다른 다른 후보품을 ThA 스크리닝함과 동시에 제조 과정에서 혼입되는 불순물에 대한 대책을 포함하여 다양한 검토가 이루어졌으며, ThA에서 음성으로 나타나는 에미시주맙이 만들어졌다.

ThA를 딱 사용할 수 있는 타이밍에 완성한 것, 항체 제작과 안전성 부문의 책임자가 ThA를 사용해 보기로 결심한 것, 처음에 예상하지 못한 양성치가 나온 것이 에미시주맙을 성공시켰다. 최초의 결과가 유무를 말할 수 없는 양성이었기 때문에 면역원성 저감에 전력으로 대응할 수 있었다. 아무런 실적도 없는 새로운 시험계에서 약간의 양성이 나온 정도에서는 에미시주맙 프로젝트는 진지하게 임할 수 없었다. 그런지도 모른다고 이제 와서 생각해 성공하는 프로젝트는 이상하게도 운이 좋다.

● 참고문헌

1) *S. Ito, et al., J. Immunotoxicol.*, 16 (1), 125-132(2019). DOI: 10.1080/1547691X.2019.1604586.

비임상 단계에서 예측하는 것이 시도되고 있다. 또한 항원 제시 세포가 MHC 클래스Ⅱ에 제시하는 펩타이드를 질량분석법으로 알아냄으로써 T세포 에피토프를 알아내고 그 부분의 아미노산 배열을 수정하여 면역원성을 낮추려는 시도도 있다. 그러한 시험계를 이용하여 실제로 면역원성이 낮은 바이오 의약품을 개발한 성공 사례로서 에미시주맙이 있다(칼럼 6).

바이오 의약품의 아미노산 배열의 어느 부분이 얼마나 MHC클래스Ⅱ에 제시될 수 있을 것인가를 컴퓨터 시뮬레이션으로 계산하여 스코어화하고 면역원성을 예측하려는 *in silico*법도 다양한 방법론이 제안되고 있다(§2·6 참조). 그러나 현시점에서는 *in silico*법으로 예측된 펩타이드 배열은 항원 제시 세포가 MHC에 실제로 제시한 펩타이드를 프로테오믹스의 방법으로 동정한 결과와 비교하면 상당히 큰 차이가 인정된다.

유전자 재조합 기술로 제조되는 바이오 의약품에는 시퀀스 배리언트라고 불리는 불순물도 존재한다(그림 2·9). 하나의 유전자 재조합 세포가 만들어진 후 의약품의 제조에 이르기까지는 변형 세포를 방대한 수로 늘려야 한다. 세포 분열하여 증식 과정에서는 확률적으로 유전자 돌연변이가 일어나 아미노산 배열이 일부 다른 단백질이 생산된다. 바이오 의약품 제조에 자주 이용되는 CHO 세포에서는 하나의 단백질에 아미노산 변이가 발생하는 빈도는 10^{-6} 정도이다. 가령 1,000L 배양 탱크에서 10^{7} cell/mL를 배양할 경우, 총 세포수는 10^{13}개나 되기 때문에 다수의 시퀀스 배리언트가 들어가는 것은 피하기 어렵다. 아미노산 변이 하나가 항약물 항체 생성의 원인이 될 수 있다는 것은 인슐린의 예에서도 드러난다. 의약품 본체가 T세포 에피토프를 가지지 않더라도, B세포 에피토프가 변이체와 의약품 본체에서 공통이라면, 항변이체 항체는 의약품 본체에도

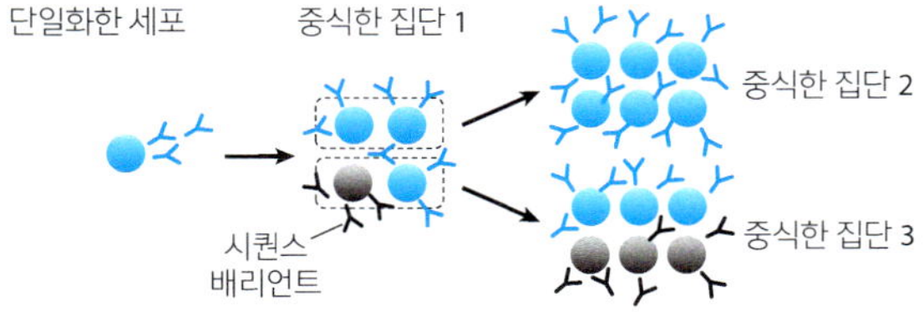

그림 2.9 세포 배양에 따라 발생하는 변이 세포가 시퀀스 배리언트를 생성한다.

결합하여 항약물 항체로서 작용한다. 대부분의 경우 시퀀스 배리언트는 일반적인 분석법으로는 찾기 어려우므로 펩타이드 단편을 자세히 분석하여 검출하여 가능한 한 시퀀스 배리언트가 적은 세포 스톡을 제조에 이용하는 것이 바람직하다.

불순물에 대해서는 배양액이나 숙주세포 유래물, 제조설비에서 용출되는 미량 물질 등 잠재적 불순물이 다양하게 존재하므로 모든 것을 분석해서 관리할 수 없다. 또한 어느 불순물이 어느 정도 면역원성에 기여하는지를 알아내는 것이 극히 어렵다. 불순물 정량의 표준법이 없기 때문에 아직 노하우의 축적이 불충분하고 널리 일반적으로 응용할 수 있는 관리 전략이 확립되어 있지 않다. 현재로서는 과거의 제품에서 문제가 발생하지 않은 불순물량을 참고하여 관리하는 것이 가장 현실적인 대응이다.

2·5 바이오 의약품의 제제화 기술

일반적으로 의약품에는 유효 성분 보존 중의 안정성을 높이는 것을 주목적으로 하여 다양한 첨가물이 가해지고 있다. 또한 흡수부위의 제어나 흡수속도 조절, 생명력 향상, 나아가 편리성 향상을 목표로 적절한 제형(정제, 캡슐제, 주사제 등), 투여경로를 선택한다. 이와 같이 의약품 유효 성분에 첨가제가 가해지고, 최적의 제형으로 가공된 것을 제제라고 부른다. 또 유효 성분 농도 및 첨가제의 종류·농도·조합을 처방이라고 부른다. 일반적으로 저분자 의약품은 첨가제를 넣지 않은 상태의 유효 성분을 원약이라고 부르며 제제와 구별한다. 바이오 의약품은 원약이라고 부르지만 바이오 의약품의 유효 성분인 단백질은 단독적으로는 불안정하기 때문에 바이오 의약품의 원약에는 제제 처방과 같거나 유사한 첨가제를 첨가한다. 그 때문에 바이오 의약품의 경우, 저분자 의약품과 비교하여 원약과 제제의 차이점이 적고, 주된 차이는 유효 성분(단백질) 농도, 일부 첨가제의 유무, 무균성, 포장용기, (동결 건조 제제의 경우) 동결 건조 여부와 같은 점이며, 바이오 의약품의 원약의 품질은 저분자 의약품과 비교하여 제제의 품질에 더욱 관련이 깊다고 할 수 있다.

이러한 이유에서 본 절은 원약에도 관계하는 내용을 포함한다. 처음으로 제제화의 주된 목적인 바이오 의약품의 안정화란 무엇인가에 대해서 개략적으로 설명하고, 그 후 처방 설계, 고농도화, 동결건조, 용기 선택에 대해서 안정성에 관한 내용을 중심으로 최신 지식이나 기술을 소개한다*.

2·5·1 바이오 의약품의 안정화

바이오 의약품의 유효 성분인 단백질은 다수의 아미노산이 펩타이드 결합(아미드 결합)에 의해 중합한 폴리펩타이드이며, 적절한 아미노산 배열(1차 구조)을 가진 폴리펩타이드 사슬이 적절한 입체(고차) 구조를 취함으로써 특유의 기능을 발휘한다. 또, 당사슬 수식 등의 번역 후 수식†의 유효성에 중대한 영향을 주는 경우도 있다. 이와 같이 단백질은 분자량이 크고 구조가 복잡하기 때문에 저분자 의약품처럼 균일하지 않으며, 1차 구조에서 고차 구조에 이르

표 2·5 바이오 의약품에서 발생할 가능성이 있는 단백질 분자 변화체(배리언트)

분자변화체(배리언트)의 종류		처방 및 보존조건의 영향
번역후 수식 (화학적 열화)	산화(Met, Trp, Cys, His)	· 라디칼의 발생이나 빛에의 폭로로 가속된다.
	탈아미드(Asn, Gln)	· pH나 온도에서 반응속도가 변화한다.
	당화(Lys)	· 환원당이 포함되어 있을 경우 증가한다.
	디술피드 결합의 엇갈림 프리티올	· pH로 반응 속도가 변화하다 · 빛에의 폭로로 가속되다
	N 말단 Glu, Gln의 필로글루타민 산화	· pH나 온도로 반응 속도가 변화한다.
	C 말단 Lys 결실	–
분자량 변화	절단체 응집체	· 킬레이트제를 첨가하면 억제할 수 있다. · 처방 조건에 따라 생성 속도가 변화한다
고차 구조 변화	가역적 변성 불가역적 변성	· 당이나 당알코올의 첨가로 억제될 가능성이 · 있다.
당사슬	시알산탈리 등	· 일반적인 처방 및 보존 조건에서 당사슬 구조는 변화하지 않는다.

---

* 의약품의 기능을 향상시키는 것을 목적으로 한 제제화 기술로서 드럭 딜리버리 시스템(DDS)이 있는데, 본서에서는 생략한다.

† 번역 후 수식은 생화학용어로 "mRNA가 번역되어 생성한 폴리펩타이드 사슬이 최종적으로 기능을 발현하기 이전에 받는 여러 가지 수식"을 말하지만, 본 절에서는 "보존 중에 일어나는 화학 구조의 변화"의 의미도 포함하여 이용한다.

기까지 다종의 분자 변화체(배리언트)가 생기고(표 2·5), 제조 직후의 제제에도 **분자 변화체**가 포함되어 있다. 또한 응집체, 절단체, 산화나 탈아마이드 등은 투여까지의 보관 동안 증가할 가능성이 있다. 단백질을 안정화한다는 것은 실제로는 이들 분자 변화체의 비율의 증가를 억제하는 것으로 바꾸어 말할 수 있다. 적절한 제조 프로세스, 공정관리, 품질시험을 거쳐 제조된 바이오 의약제제에 대해서 분자 변화체 양의 증가를 억제하는 것이 바이오 의약품의 유효성·안전성 확보에 필요하다. 또한 분자 변화체는 유효성 및 안전성이 목적 물질에 필적하는 목적 물질 관련 물질과 유효성 및 안전성 면에서 목적 물질에 필적하는 특성을 구분할 수 있다. 물질유래 불순물의 억제가 바이오 의약품의 유효성·안전성 확보에 특히 중요하다(제5장 참조).

2·5·2 처방 설계

바이오 의약품의 처방 조건의 하나는 유효 성분인 단백질의 농도가 있는데 단백질 농도에 관한 내용은 §2·5·3에서 후술한다. 본 항에서는 단백질 농도 이외의 처방 조건과 단백질 안정성의 관계에 대해 기술한다.

a. 응집을 억제하기 위한 처방 설계 단백질은 응집되기 쉬운 성질을 가지고 있으며 바이오 의약품에는 단백질 응집체가 목적 물질 유래 불순물로 포함되어 있다. 응집체는 면역원성을 높이고 유효성 저하와 부작용을 일으킬 수 있다. 그러므로 단백질 응집을 억제하는 처방 설계가 필요하다.

단백질의 응집으로서 그림 2·10에 나타낸 메커니즘이 예상되고 있다. 단백질의 두 가지 안정성, 즉 구조 **안정성과 콜로이드 안정성**이 응집에 관여하고 있으며, 이들 두 가지의 안정성을 높임으로써 응집을 억제, 즉 응집에 대한 안정성을 높일 수 있다. 처방조건과 구조 및 콜로이드 안정성은 복잡하게 관련되어 있으며 용액의 pH, 염이나 완충제의 종류 등이 구조 및 콜로이드 안정성에 영향을 준다. pH는 단백질의 표면 전하에 영향을 준다. 예를 들어 등전점에 가까운 pH조건하에서는 단백질의 표면 전하에 의한 인력 또는 반발력이 상실된다. 마찬가지로 염을 첨가할 경우에는 단백질의 표면 전하가 차폐되므로 콜로이드 안정성이 변화한다. 쌍극자 상호작용에 의한 인력이 작용하는 경우는 토탈 표면 전하가 저하되는 조건에서 콜로이드 안정성이 상승하지만, 표면 전하끼리의

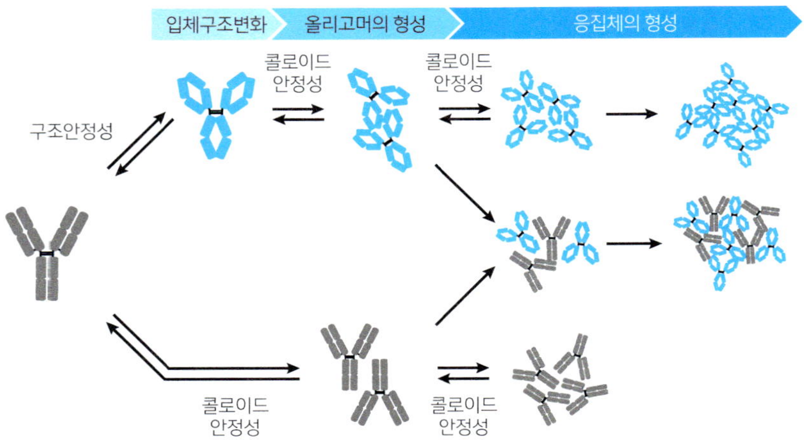

그림 2·10 **예상되고 있는 응집체 발생 기구**

반발력으로 안정화되어 있는 경우는 표면 전하가 상실되면 콜로이드 안정성이 저하된다. 또한 음이온의 종류에 따라 단백질의 구조 안정성이 변화하는 것으로 알려져 있다. 이는 호프마이스터 효과라고 불리며, SCN^-과 같은 카오트로픽 이온은 일반적으로 구조를 불안정하게 하며, SO_4^{2-}와 같은 코스모트로픽 이온은 구조를 안정화한다.

완충제의 농도는 이온 강도를 변화시키고 단백질의 표면 전하에 영향을 준다. 어떤 종류의 완충제는 단백질과 직접적으로 상호 작용하여 구조 안정성과 콜로이드 안정성에 영향을 미칠 수도 있다. 당류, 계면활성제, 아미노산 등의 첨가제도 응집에 대한 안정성에 영향을 끼친다. 수크로스나 트레할로오스를 비롯한 당과 당알코올은 단백질 응집에 대한 안정성을 향상시킬 목적으로 종종 사용된다. 당이나 당알코올에 의해 응집에 대한 안정성이 향상되는 메커니즘으로는 S.N. Timasheff 의 그룹이 제창한 선택적 수화에 의한 구조 안정성의 상승이 주류를 차지하는데, 그 밖에도 첨가제와 단백질의 수소 결합에 의해 구조가 안정화되고 있다는 보고도 있다. 아미노산 중 알기닌은 단백질의 구조 안정성을 떨어뜨리는데도 불구하고 응집에 대한 안정성이 상승할 수 있기 때문에 안정화제로 첨가될 수 있다.

또, 계면활성제도 응집을 억제하는 효과가 있는 것으로 알려져 있다. 용액 속의 단백질은 용액의 계면 에너지를 저하시키기 위해서 기체나 용기내벽 등 고체와의 계면에 흡착하여 구조변화를 일으키거나 혹은 필름상의 층을 형성한다. 그 후 진동 등의 스트레스가 가해지면 경계면에서 단백질이 분리되어 용액 속에서 혼합됨으로써 응집체가 된다. 계면활성제는 단백질의 계면 흡착을 방지함으로써 흔들 때 응집을 억제하는 것으로 여겨진다.

b. 절단체의 증가를 막기 위한 처방 설계 절단체도 응집체와 마찬가지로 단백질의 사이즈 배리언트(분자량이 다른 배리언트)의 하나로서 바이오 의약품에 포함되는 불순물이다. 단백질의 절단은 제조 설비에서 유래하는 금속의 오염이나 숙주세포 유래의 프로테아제의 잔존에 의해서 일어날 가능성이 있다. 절단체의 증가를 막기 위해서는 금속제가 아닌 플라스틱제의 싱글 유스 시스템의 도입이나 정제 프로세스의 개선 등 제조 프로세스의 변경이 가장 효과적이지만, EDTA와 같은 킬레이트제를 첨가하는 등 처방면에서 절단체 생성을 억제하는 것도 가능하다.

c. 번역 후 수식(화학적 열화)을 방지하기 위한 처방 설계 표 2·5에 나타낸 바와 같이 다양한 번역 후 수식을 받은 배리언트가 바이오 의약품에는 존재한다는 사실이 알려져 있다. 번역 후 수식의 반응 자체는 일차 구조의 변화이지만, 고차 구조에도 영향을 주어 단백질의 활성이나 안정성을 변화시키는 경우가 있다.

Asn잔기나 Gln잔기의 탈아미드는 보존 등에 있어서 자발적으로 진행되는 화학반응으로 pH나 온도에 의해서 반응속도가 변화하기 때문에 적절한 pH 및 보존조건의 설정이 요구된다. 또, Met잔기, Trp잔기, Cys잔기, His잔기의 산화에 대해서는 용존산소를 저감시키는 것이나 빛으로의 폭로를 피하는 것으로 억제할 수 있다고 보고되고 있고, 산화가 문제가 되는 경우에는 1차 또는 2차 포장용기의 고안이 효과적이다. 또한 Arg 등의 아미노산의 첨가도 산화를 억제한다는 보고도 있다. 단, 처방 성분 유래의 번역 후 수식도 알려져 있어, 글루코스 등의 환원당이 처방에 포함되면 Lys잔기와 반응하여 최종 당화물(advanced glycation end product, AGE)이 생성한다. 처방 중의 His가 단백질 His잔기와 공유 결합하는 경우도 있다. 완충제로서 구연산을 사용한 경우에는 구연산이 단백질과 공유 결합하는 반응이 일어날 수도 있다. 계면활성제인 폴리솔베이트 20이나 80은 빛이나 열로 분해되면 라디칼을 발생시키고 단백질의 절단이나 산화를 일으킨다. 이러한 점에서 적절한 처방 성분의 선택과 정기적인 품질 모니터링, 적절한 보존 조건의 설정이 필요하다.

2·5·3 고농도화

자택에서 자기 투여 가능한 피하 주사 제제는 병원에서 정맥 주사가 필요한 제제보다 편리성이 높지만 투여 가능한 용액의 양은 1 mL 정도이다. 대표적인 바이오 의약품인 항체 의약품은 1회의 투여로 수십 mg 이상을 투여하는 경우도 드물지 않고, 피하 주사 제제의 경우에는 단백질 농도가 높아진다. 실제로 단백질 농도가 200 mg/mL인 항체 의약품은 1회의 투여에 수십 mg 이상을 투여하는 경우도 드물지 않으며, 피하 주사 제제의 경우에는 단백질 농도가 높아진다. 실제로 단백질 농도가 200 mg/mL인 항체 의약품이 개발되고 있다. 또, 최근에는 통증이 생기지 않도록 주사 바늘을 사용하지 않는 투여 디바이스도 개발되었으며, 이 경우 투여 가능한 용액량이 더욱 한정되므로 보다 고농도의 제제 개발이 요구될 가능성이 있다.

고농도화에 있어서 주로 문제가 되는 것은 응집체의 증가와 점도 상승이다. 응집체의 증가에 대해서는 전술한 바와 같이 유효성의 저하나 부작용으로 이어지기 때문에 억제가 필요하며, 점도 상승에 대해서는 투여 시의 조작성이 저하되기 때문에 막을 필요가 있다. 이들 원인은 고농도화에 의한 단백질 분자간의 상호작용(콜로이드 안정성의 상승에 대해서는 투여 시의 조작성이 저하되기 때문에 막을 필요가 있다. 이러한 원인은 고농도화에 의한 단백질 분자끼리의 상호작용(콜로이드 안정성의 저하)이라고 생각되고 있다. 단백질이 고농도로 존재할 경우, 배제 부피 효과에 의해 구조 안정성은 상승하나 단백질 분자끼리에 근접 인력이 발생한다. 또한 항체가 50 mg/mL 이상의 고농도로 용액 속에 존재하는 경우, 계산되는 분자의 중심 간 거리가 항체의 평균 분자 크기와 같은 정도가 되어 수소 결합 등의 근거리에서의 상호작용도 생긴다. 이와 같이 저농도와 고농도에서는 단백질 간 작용하는 상호작용에 차이가 있으므로 처방 설계 시에는 주의가 필요하다. 한편, 저농도로 측정한 콜로이드 안정성이나 구조 안정성이 고농도로 측정한 것과 상관된다는 보고도 있다. 따라서 처방의 스크리닝 검토는 저농도로 실시하고, 어느 정도 좁힌 조건에 대해 고농도로 측정하면 효율적으로 고농도 처방을 검토할 수 있을 것으로 생각된다. 점도 상승을 억제하는 첨가제로는 염, 소수성 부위를 가진 화합물, Arg 등이 알려져 있으며, 그 화합물은 단백질 분자 간의 약한 네트워크 상호작용을 약화시켜 점도 상승을 억제하고 있다고 생각한다.

또, 자기 투여 가능한 제제는 미리 약제가 주사기에 충전된 프리필드 시린지 제제로 개발되는 경우가 많다. 프리필드 시린지 제제를 사용할 때의 주의점 등에 대해서는 §2·5·5에서 자세히 기술한다.

2·5·4 용액 제제, 동결 건조 제제

바이오 의약품에는 용액 제제인 것과 동결 건조 제제인 것이 있다. 바이오 의약품 원약은 동결 보존이 인정되지만, 제제는 동결하지 않는 온도 조건(2~8°C 등)에서의 보존이 요구되기 때문에 보존 시나 수송 시의 안정성 확보가 원약에 비해 과제가 되는 경우가 많다. 동결 건조 제제는 용액 제조 공정과 더불어 동결 및 건조 과정을 포함하기 때문에 제조 중에 단백질을 열화시키지 않고 동결 건조시킬 수 있다면 보존 안정성이 일반적으로 높아진다. 따라서 용액 상태에서의 안정성에 문제가 있는 경우에는 동결건조 제제의 개발이 효과적이다. 또 비용이나 제조 기간 면에서 동결건조 제제는 용액 제제보다 떨어지기 때문에 스프레이 드라이나 폼 드라이 등의 새로운 건조 기술을 적용하는 것도 검토되고 있다. 동결건조 프로세스를 검토할 때는 1차 건조온도, 압력, 냉각속도, 어닐링(1차 건조 전에 실시하는 일시적인 승온과 냉각)의 유무, 2차 건조온도 등 많은 조건에 대해 단백질의 안정성과 제조비용·기간 양면에서 최적화할 필요가 있다. 또한 재용해 시간은 동결 건조 제제의 중요한 품질 특성 중 하나로, 충분한 재용해 시간을 얻을 수 있도록 제조 조건과 처방을 검토할 필요가 있다. 동결 건조 제제에 단백질을 안정화시키기 위해 트레할로오스나 수크로스와 같은 이당류가 첨가된다. 이 화합물들은 단백질의 구조를 안정화시키는 작용이 있을 것으로 생각된다. 동결건조제는 일반적으로 용액 제제보다 진탕 등의 물리 스트레스에 대해 안정적이지만 동결 건조 제제에서도 물리 스트레스에 의해 단백질 응집체가 증가했다는 보고도 있으므로 물리 스트레스의 영향에 대해서는 용액이나 동결 건조 둘 다 검토해 보는 것이 바람직하다.

2·5·5 용기 선택

단백질 용액에 직접 닿는 1차 포장용기는 바이오 의약품의 안정성에 큰 영향을 주므로 제제화 연구 중에서도 용기의 선택은 중요하다. 바이오 의약품의 주된 1차 포장용기는 바이알과 프리필드 주사기이며, 어느 경우나 용기 내부의 특성이 바이오 의약품의 품질에 영향을 주는 것으로 알려져 있다. 예를 들어 바이알이나 프리필드 주사기에 사용되는 고무마개의 코팅에 의해 단백질 응집체를 포함한 불용성 미립자의 양이 다르다는 보고가 있다. 또, 바이알 동결 건조제의 경우, 용기의 재질·코팅에 따라 동결 건조제의 과제 중 하나인 흐림(동결 건조 중에 용액이 벽면을 기어오르고 동결 건조 후에 벽면이 하얗게 흐려진다)의 정도가 다르다는 것이 알려져 있다.

유리제 프리필드 시린지에서는 접동성(투여 시의 조작성) 향상을 목적으로 일반적으로 실리콘 오일이 내벽에 도포된다. 실리콘 오일의 도포는 단백질 응집체의 생성을 촉진하고 수송 중 등의 물리 스트레스에 의해 유리된 실리콘 오일 기름 방울이 면역원성을 높여 부작용이나 유효성의 저하를 일으킬 가능성이 있다고 보고되었다. 그 때문에 최근에는 실리콘 오일 코팅을 하지 않은 주사기가 개발되고 있다. 이것에는 유리제의 것과 시클로올레핀폴리머(COP) 등 폴리머제의 것이 있다. 유리제의 것에 대해서는 접동성을 높이기 위해서 플런저의 고무마개 부분에 코팅이 되어 있다. COP 등의 폴리머제의 용기는 산소투과성이 높기 때문에 산화 등의 번역 후 수식이 과제가 된다. 이를 위해 2차 포장용기 안에 산소 흡수제를 넣는 등 주사기 내의 잔존 산소 농도를 낮추기 위한 노력이 필요하다.

2·5·6 처방 검토 기술

지금까지 기술해 온 것처럼 처방에 관련된 다양한 요인이 단백질의 안정성에 관련되므로 처방 개발은 신중하게 할 필요가 있지만, 실제로는 개발에 소요되는 시간은 한정되어 있다. 그 때문에 특히 기간이 짧은 개발 초기에서는 1)플랫폼 처방(유효 성분별로 검토한 처방이 아니라 유사한 단백질에 공통된 처방)

표 2·6 처방 검토에 이용할 수 있는 고품질 분석법

분석법	얻게 되는 주요 파라미터			제제 개발에 있어서의 이용 예
	구조안정성	콜로이드 안정성	기타	
정적 광산란법(SLS)	–	B_{22}	–	처방 스크리닝에서의 콜로이드 안정성 평가
동적 광산란법(DLS)	–	겉보기 k_D	–	(초기) 처방 스크리닝에서의 콜로이드 안정성 평가
시차 주사 열량 측정 (DSC)	T_m, T_{agg}, 변성 엔탈피 변화·변성열 용량 변화	–	–	처방 스크리닝에서의 구조 안정성 평가, 얻어진 열역학량을 이용한 보존 온도에서의 구조 안정성 예측
온도 주사 형광 측정 (DSF)	T_m, T_{agg}	–	–	(초기) 처방 스크리닝에서의 구조 안정성 평가
분광학적 측정 (온도 주사)	T_m, T_{agg}	–	–	(초기) 처방 스크리닝에서의 구조 안정성 평가
분광학적 측정 (변성제 농도 변화)	변성 자유에너지	–	–	저온에서의 구조 안정성 평가
점도 측정	–	–	점도	고농도 처방의 검토

SLS : static light scattering, DLS : dynamic light scattering

을 이용한다. 고효율 분석법을 이용해서 다양한 처방조건 하에서의 물리화학적 파라미터를 취득하고 단백질의 안정성을 단기간에 평가하는 등의 전략을 취한다(표 2·6).

구조 안정성에 관한 파라미터는 시차 주사 열량 측정(differen tial scanning calorimetry, DSC)이나 온도 주사 형광 측정법(differential scanning fluori metry, DSF)을 이용한 변성 중점 온도(T_m)의 측정이나, 광산란법을 이용한 응집 개시 온도(T_{agg}) 측정이 이용된다. 그러나 이러한 방법은 제제의 보존 조건보다 높은 온도에서의 평가이며, 반드시 실제 보존 조건에서의 안정성을 반영하지는 않는다는 지적도 있다. 실온이나 실제 보존 온도에서의 구조 안정성 평가에는 화학 변성제를 사용한 변성 자유 에너지의 측정이 효과적이다.

콜로이드 안정성에 대해서는 제2 비리알 계수(B_{22})나 확산 속도 농도 의존성(k_D)이 지표이며, 이들 파라미터는 광산란법을 이용하여 효율적으로 측정 가능하다.

물리적 화학적 파라미터의 측정에 덧붙여 가혹 시험(가혹 조건하에서의 안정성 시험)도 제제 처방 검토에 이용된다. 가혹 시험으로서는 40°C에서의 안정성 시험이나 광안정성 시험이 실시된다. 또, 수송 중 등의 물리적 스트레스에 대한 안정성 시험도 처방 검토에 이용되는 경우가 있다. 40°C에서 안정성 시험은 실제 저장 조건에서 안정성을 반드시 반영하지 않는다고 알려져 있기 때문에 물리화학적 파라미터에서 바이오 의약품의 안정성을 단기간에 예측하는 방법의 확립이 기대되고 있지만, 아직 정밀하게 바이오 의약품의 안정성을 예측하는 수법은 확립되지 않았다. 가혹 시험은 안정성의 평가뿐 아니라, 어떤 분해물·불순물이 생기느냐는 단백질의 특성을 이해하기 위해서도 도움이 된다. 최근, 질량 분석을 이용한 multi attribute method(MAM)가 개발되어 안정성 시험에서 생긴 번역 후 수식을 상세하고 효율적으로 평가할 수 있게 되었다. 또, 고체에서의 수소-중수소 교환 질량 분석을 이용한 동결 건조제의 안정성 예측 등도 보고되고 있으며, 표 2·6의 분석법과 함께 질량 분석도 처방 개발에 필수적인 분석법이 되고 있다.

2·5·7 정리

단백질을 안정시키기 위한 처방 설계에 대해 본 절에서 소개했다. 첨가제나 처방 조건이 단백질을 안정시키는 작용에 대해 주로 설명했지만, 실제로는 같은 첨가제라도 사용 조건에 따라 단백질을 불안정하게 만들 수도 있다. 예를 들어, EDTA는 금속이 관여하는 단백질의 절단을 억제하지만 빛에 의한 Trp의 산화를 촉진한다. Arg는 응집을 억제한다고 생각되지만, 반대로 응집을 촉진한다는 보고도 있다. 이와 같이 바이오 의약품의 제제화를 검토하는 것은 매우 복잡하다. 그러나 최근 활발한 바이오 의약품 개발에 따라 제제 처방 검토에 대한 지견이 체계적으로 정리되어 왔다. 또한 고효율 분석 기술이 등장하면서 보다 과학적이고 신속한 제제화 검토가 가능해지고 있다.

2·6 *in silico* 기술을 활용한 분자 설계

In silico(인실리코) 기술은 바이오 의약품에 관한 연구, 개발, 제조 등의 다양한 상황에서 유효 활용이 시도되고 있다. 본 절에서는 항체 창약에 있어서의 *in* *silico* 설계에 대해 설명한다.

항체 창약에서 "등장인물"을 그림 2·11(a)에 정리하였다. 항체 분자는 당연히 단백질 분자이지만 항원 분자나 항원의 파트너 분자(수용체 단백질에 대한 리간드 단백질이나 그 반대가 상당) 또한 단백질인 경우가 많다. 이를 바탕으로 그림 2·11(b)에는 *in silico* 설계의 목적과 이용하는 단백질 정보의 관계를 그 계

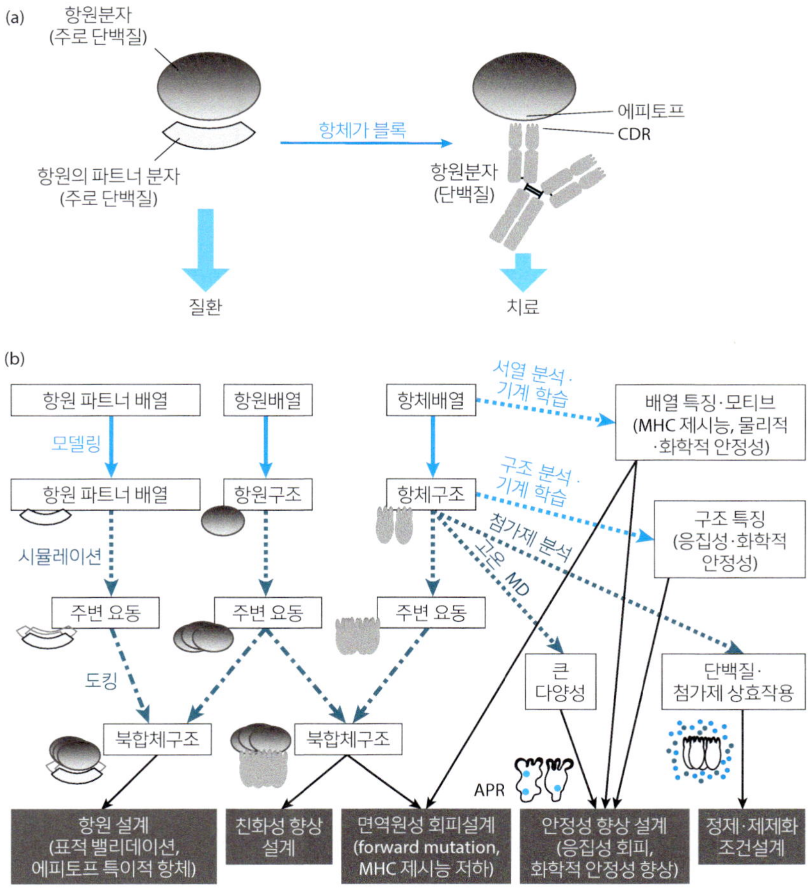

그림 2·11 *in silico* 설계와 단백질 정보

(a) 항체, 항원과 그 파트너 분자의 관계. (b) 주로 귀납법적 기술을 중심으로 한 *in silico* 기술을 파란문자와 →로, 주로 연역법적 기술을 중심으로 한 *in silico* 기술을 감색글자와 →로, 설계 기술을 백색글자와 →로 기재하였다.

층성과 함께 정리하였다. 그림에 따라 *in silico*의 요소 기술과 그것들을 이용한 설계법에 대해 설명한다.

2·6·1 *in silico* 기술의 두 가지 접근법

본론으로 들어가기 전에 *in silico* 설계의 요소 기술에는 **연역법**(에너지 베이스의 방법)과 **귀납법**(경험 베이스의 방법)의 두 가지 접근법이 존재하고 있음을 설명한다(그림 2·12).

연역법이란 전례에 얽매이지 않고 보편적인 사실을 전제로 하여 가설을 도출하는 방법이다. 예로서 **분자력장법**에 의한 에너지 계산을 들 수 있다. 원자 사이에는 이상적인 결합 길이나 결합각이 있고, 거기에서 벗어나면 되돌리려는 힘이 작용한다. 이것을 그림 2·12(a)에 정리한 것과 같은 파라미터로 계산하는 방법이 분자력장법이다. 이것에 의해 입체 구조가 주어지면 원자간의 상대 배

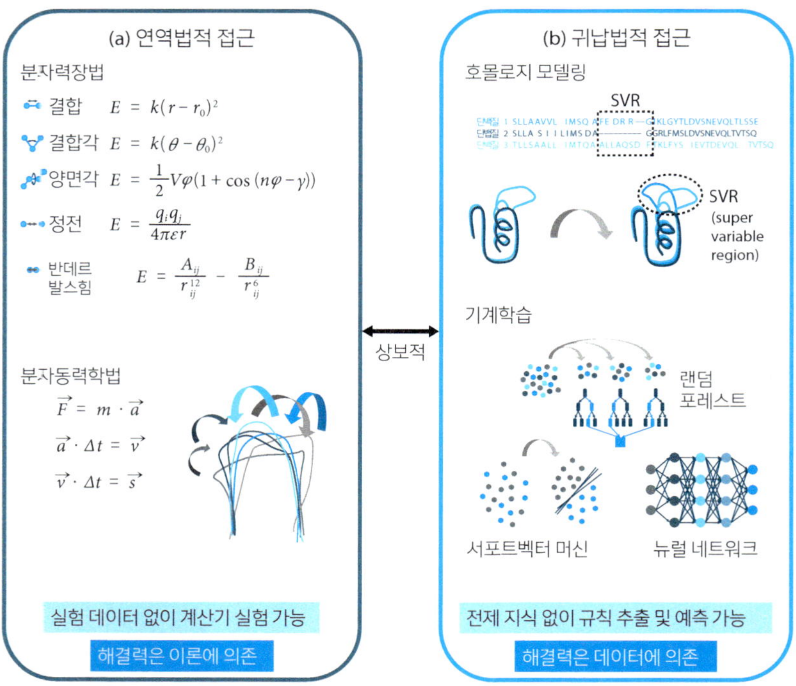

그림 2.12 *in silico* 기술의 두 가지 접근법

치로부터 모든 원자에게 작용하는 힘을 계산할 수 있고, 보다 최적의 구조를 가리키는 것 등이 가능해진다. 분자 시뮬레이션을 비롯하여 모델링이나 도킹에 있어서도 세부에 요소 기술로서 이용되고 있다. 귀납법적 접근과는 달리 많은 실험 데이터를 필요로 하지 않는 이점이 있다. 단백질의 구조 정보만 주어지면, 그 구조의 안정성이나, 도킹 모드의 확실성을 판정하고, 또 동적인 구조를 계산기 실험으로서 시뮬레이션해 준다. 이 방법의 한계로서는 계산 결과는 의거하는 이론에 완전히 의존한다는 점이다.

한편, 개별 예를 축적하여 그 유사성으로부터 가설을 도출하는 방법이 **귀납법**이다. **호몰로지 모델링**은 그 한 예이며, 아미노산 배열이 유사한 단백질끼리는 입체 구조도 유사하다는 경험법칙을 이용하고 있다(그림 2·12b). 이와 같은 경험칙은 역사적으로는 세심한 관찰, 분석, 고찰에 의해 발견된 것이 많다. 최근에는 **기계 학습**을 활용하여 경험법칙의 발견을 가속하려는 시도가 활발하다. 기계 학습은 알고리즘이 대량의 데이터를 학습하고 자동적으로 학습 결과를 법칙화(이를 모델화라고 부른다)하는 것 및 그 모델을 이용하여 분석·예측하는 것을 가리킨다. 바이오 의약품 개발의 응용 예로서는 단백질의 배열 정보나 입체 구조 정보의 특징에서 그것이 제품화될 때에 가지는 잠재적 리스크(면역원성, 응집성, 화학적 안정성 등)를 예측하는 모델이 만들어지고 있는 모델이다. 물리적인 원리나 실험자의 경험에 대한 사전 지식을 필요로 하지 않고 데이터만 있으면 예측을 해 준다는 이점을 들 수 있다. 반면, 한계는 해석 결과나 예측이 완전히 데이터의 질과 양에 의존하고 있으며, 그것들이 불충분할 경우에는 이 접근법을 취할 수 없다는 점을 들 수 있다.

이와 같이 각각의 접근방식에 있어서 이점과 결점이 있기 때문에 *in silico* 기술은 이것들을 조합하여 활용되는 경우가 많다.

2·6·2 요소기술

a. 모델링 입체 구조 정보의 입수는 *in silico* 설계의 첫걸음이다. 가장 신뢰할 수 있는 구조 정보는 X선 결정 구조 해석에 의해서 얻어지는데, 이것에는 많은 시료와 수고, 시간, 비용이 들고 또 반드시 구조 결정할 수 있는 보증이 없다. 그래서 정확도는 떨어지지만 *in silico* 기술을 이용한 **구조 예측**(모델링)법이 이

용된다.

진화적으로 유연관계에 있는 단백질끼리의 관계를 호몰로지라고 부르고 호몰로지 관계가 있는 단백질을 집계한 것을 패밀리라고 부른다. 패밀리마다 배열이나 구조가 유사하므로 구조 결정되지 않은 단백질이라도 패밀리 내의 기존 구조를 참고하여 구조를 예측할 수 있다(그림 2·12b 참조). 이것을 **호몰로지 모델링**이라고 부르며 널리 이용되는 귀납법적인 *in silico* 기술이다. 아미노산 배열을 입력하면 자동으로 모델링을 하여 결과를 되돌려 주는 도구들이 이미 여러 개 존재하고 있다.

모델 구조를 *in silico* 설계에 이용하려면 모델의 정밀도를 이해해 두는 것이 바람직하다. 동일 패밀리 내의 단백질을 모아 구조를 중첩(슈퍼 임포즈)하면 패밀리 내에서의 구조의 공통성과 다양성을 파악할 수 있다. 구조의 공통성이 높은 패밀리도 있고, 낮은 패밀리도 존재한다. 전자는 아미노산 배열의 일치도도 높은 경향에 있다. 따라서, 소속 패밀리의 배열이나 구조의 다양성이 작을수록, 작성한 모델 구조의 정밀도가 높다고 생각된다.

또한 패밀리 내의 단백질의 구조를 중첩했을 때 서로 유사하고 잘 중첩되는 영역과 중첩되기 어려운 영역이 존재한다. 전자를 structure conserved region(SCR), 후자를 structure variable region(SVR)이라고 하며 구별하고 있다. 또 이들은 패밀리 내의 배열의 다양성과도 대응하고 있다. 즉, 동일 패밀리 내의 단백질 배열을 중첩(다중 얼라인먼트)하면, SCR는 삽입·결실이 적고 배열 일치도가 높은 영역이다. 한편, SVR은 삽입·결실이 많고 배열 일치도가 낮다. 따라서 SCR에 대해서는 패밀리 내의 기존의 단백질 구조를 참조함으로써 비교적 정밀도 높은 모델링을 할 수 있다. 한편 SVR에서는 같은 패밀리 내의 단백질 구조를 참조할 수 없는 경우도 있다. 그러한 경우, SVR의 배열이나 주변 구조 환경이 유사한 구조를 모든 단백질 구조 속에서 검색하는 방법(귀납법)이나 기존의 구조를 참조하지 않고 에너지상 안정적인 구조를 계산하고 예측하는 방법(연역법)으로 모델을 구축한다. 전자동 모델링 소프트웨어를 사용함으로써 "편리하게" 모델 구조가 출력되는데 이용함에 있어서 SVR의 모델링 정밀도가 낮아지고 있을 가능성에 주의할 필요가 있다.

항체 가변 영역에서는 SCR는 프레임워크 영역(Framework region, FR), SVR

은 H사슬, L사슬 각 3곳씩 존재하는 상보성 결정 영역(CDR)이 해당된다. 특히 H사슬 제3CDR(CDR-H3)은 항원 인식에 가장 중요한데 V-D-J유전자(§3·1 참조)의 재편성 위치에 있어 길이, 배열, 구조에 큰 다양성을 가지고 있다. 따라서 항체 모델링에서 CDR-H3의 예측 정확도가 낮아질 수밖에 없다는 사실에 주의해야 한다.

b. 도킹 두 단백질의 복합체 구조 정보에 대해서도 가장 신뢰할 수 있는 것은 X선에 의한 복합체 구조 해석인데, 단백질 단체에서의 구조 결정보다도 더욱 어렵기 때문에 *in silico* 기술에 의한 **도킹 계산**이 이루어질 수 있다. 두 단백질의 구조 정보를 입력하여 결합 상태의 구조를 예측·출력하는 연역적인 *in silico* 기법이다. 흐름으로는 샘플링과 스코어링이라는 두 가지 과정에서 이루어진다. 즉, 우선 두 단백질의 도킹 포즈(결합된 구조)를 다수 발생(샘플링)시킨다. 다음으로 이들 중에서 상호작용 에너지나 형태의 상보성 등을 스코어화하여 순위를 매긴다.

그런데 도킹 문제는 *in silico* 기술 중에서도 매우 도전적인 과제로 알려져 있다. 하나의 장애물은 정답을 찾으려고 탐색하는 공간이 광대하다는 점에 있다. 그리고 화합물과 표적 단백질 사이의 상호작용면이 약 400평방 옹스트롬인 데 비해 항체와 항원의 상호작용면은 약 1,600평방 옹스트롬이라는 점에서 저분자 창약에서의 도킹 문제와 비교해도 보다 난해한 과제가 되고 있다.

이 때문에 일반적으로는 탐색하는 영역을 좁힐 수 있는 힌트가 중요하다(그림 2·13). 좁은 영역 내에서 중점적으로 도킹 포즈를 다수 발생시킬 수 있기 때

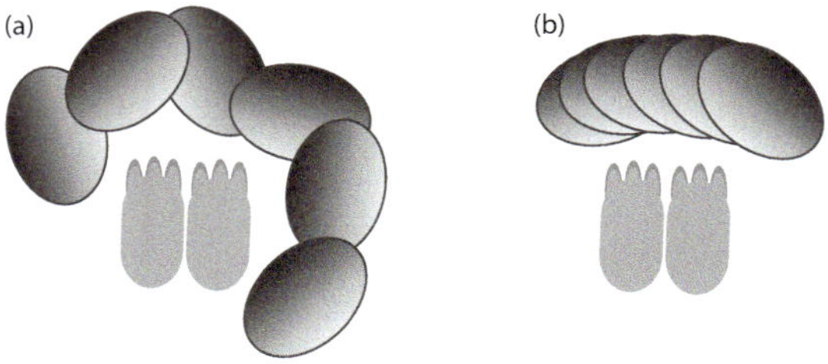

그림 2.13 항체 가변 영역과 항원과의 도킹

결합 위치에 관해 추출이 이루어지지 않은 경우(a)와 실시된 경우 (b)의 샘플링

문이다. 항원과 파트너 분자 사이의 도킹에 있어서는 서로의 진화적 유연관계의 해석이 하나의 힌트가 된다. 단백질이 그 파트너 분자와 함께 오랜 세월에 걸쳐 공진화되어 왔다는 생각에 근거하고 있다. 순서로서는 우선 양쪽 단백질 표면에서 각각의 잔기가 진화 계통수 상에서 어떻게 보존·변화되었는가를 해석한다. 그리고, 그 패턴이 유사한 잔기 사이에는 상호작용하고 있을 가능성이 높다고 하여 구조 샘플링할 때의 제약조건에 추가해 나가는 것이다.

한편 항체와 항원의 도킹에 있어서는 오랜 세월에 걸쳐 형성된 상호작용이 아니기 때문에 이와 같은 진화상의 보존성을 힌트로는 할 수 없다. 이를 대신하여 실험적으로 얻은 에피토프 해석 정보나 항체 분자가 갖는 선택성, 교차성, 또 항원과 파트너 분자와의 상호작용 등을 힌트로 탐색 영역을 좁히는 것이 행해지고 있다.

도킹 문제에 있어서 또 하나의 과제는 약간의 구조 차이가 큰 상호작용 에너지의 차이를 낳는 요철이 심한 에너지 공간에서 정답을 찾아야 한다는 점이다. 실제 분자 인식(정답 포즈)은 절묘하게 적절한 위치 관계에 각각의 단백질 유래 잔기나 원자가 배치되어 있어 약간의 구조 차이에 따라 상호 작용 에너지가 크게 달라진다. 즉 복수의 도킹 포즈 중에서 정답을 식별할 수 있는 평가 함수의 향상이 필요하다. 실은 이것은 이전부터 도킹학의 중심적인 과제이며, 의거하는 이론의 개량에 의한 평가 함수의 향상이 이루어져 왔다. 최근에는 실험적으로 결정되는 복합체 단백질 구조가 급증하고 있기 때문에, 이들 구조 정보를 기계 학습에 이용하여 평가 함수를 향상시키는 시도가 이루어지고 있다.

c. 분자 시뮬레이션은 구조 정보를 입력함으로써 그 주변의 구조 다양성을 역학적으로 파악하는 연역적 기술이다. X선 결정 해석에 의해 얻어지는 것은 시간적·공간적인 평균 구조이기 때문에 분자 시뮬레이션 기술을 이용하여 결정 구조 주변의 구조 다양성을 파악해 두는 것이 바람직하다.

본 항에서는 분자 시뮬레이션 기법의 하나인 **분자 동역학법**(molecular dynamics, MD, 그림 2·12a 참조)에 대해 설명한다. 이 방법에서는 우선 입력하는 단백질 구조와 그 주변 분자(물, 이온 등)로 이루어진 계에서 원자간의 상호작용 에너지를 계산한다. 원자간에 작용하는 힘을 그림 2·12에 정리한 것과 같은 식으로 계산하는 방법을 **분자력장법**이라고 부르고 있다. 이에 따라 어떤 원자가 다른 원자로부터 받는 힘의 총합(벡터량)을 계산할 수 있다. 그리고 이 힘의 합을 이번에는 뉴턴의 운동 방정식에 대입함으로써 그 원자가 계통으로부터 받는 가속도(벡터량)를 구할 수 있다. 이것에 의해, 계산 조건으로 설정하는 미소한 시간(1펨토초 등) 후의 위치를 파악할 수 있다. 이것을 차례차례 반복하는 것으로 코마 보내기처럼, 구조의 다이내믹스를 파악할 수 있다.

MD에 의해 입력 구조 부근의 흔들림을 대체로 파악할 수 있다. 또한 단백질과 주변의 분자(첨가제로서 가하는 아미노산이나 당 등 물분자, 이온)와의 상호 작용이나 첨가제끼리의 상호작용 등 실험적으로는 얻을 수 없는 미시적인 정보를 해석할 수 있다. 이제 점점 더 합리적인 첨가제를 선택할 수 있을 것으로 기대된다.

한편 단백질은 구조의 큰 흔들림 속에서 생기는 소수성 표면이 불안정해지는 요인이 된다고 알려져 있다. 따라서 MD가 그러한 큰 구조 흔들림까지 파악하는 것이 바람직하지만, 현재로서는 (이용하는 컴퓨터의 능력이나, 취급하는 계의 크기에 따라 다르지만 통상의 MD 계산 조건을 이용하고 있는 한에서), 계산 시간이 크게 부족한 상황이다. 또 MD에 있어서는 직전의 구조 정보만으로 다음 단계가 결정되기 때문에(이러한 궤적을 마르코프 사슬이라고 부른다), 1단계마다 오차가 누적되는 점에도 주의할 필요가 있다.

거기서 단시간에 충분한 구조의 다양성을 얻기 위한 연구가 행해지고 있다. 하나는 가상적인 가속 시험으로서 계산기 상, 고온의 조건으로 설정하여 MD(고온 MD)를 실시하여 단백질의 안정성을 파악하는 연구이다. 1,000K 조건에서의 엠디(MD) 계산을 계산하는 것도 가능하다. 현실 세계에서는 주변의 물 분자가 기화되어 있고 단백질도 탄화되어 있지만 컴퓨터에서는 활기와 단백질이 큰 움직임을 보이고 있다. 이러한 가상 실험에 의해 단백질 구조의 어느 영역이 불안정한가를 파악할 수 있다. 역시 이 계산 조건은 너무 난폭한 것으로 고온 조건과 실온 조건을 동시에 계산해 주는 확장 앙상블법이라고 불리는 MD 계산도 행해지고 있다. 이 방법은 때때로 고온에 도달하기 위해 커다란 구조 변화를 허용하고 실내 온도 조건이 됨으로써 현실적인 구조도 파악할 수 있는 일거양득의 방법이다. 확장된 앙상블법은 1990년대에 제안된 것이지만, 높은 하드웨어 능력을 필요로 하기 때문에 애플리케이션도 이론 과학 연구에 머

물러 왔다. 최근의 두드러진 계산 기능력 향상에 따라 현실적인 과제 해결에도 많은 기대를 걸고 있다.

2·6·3 *in silico* 분자설계 목적

a. 항원설계 항원 분자의 입체구조 정보를 활용한 설계에 대해 소개한다. 예로서 항원 분자가 그림 2·14(a)에 나타낸 바와 같이 open형과 closed형을 취하고, open형에서만 파트너 분자와 결합하는 경우를 상정한다. 같은 항원 분자에 결합하는 항체라도 결합하는 컨포메이션이나 위치(에피토프)에 따라 생물

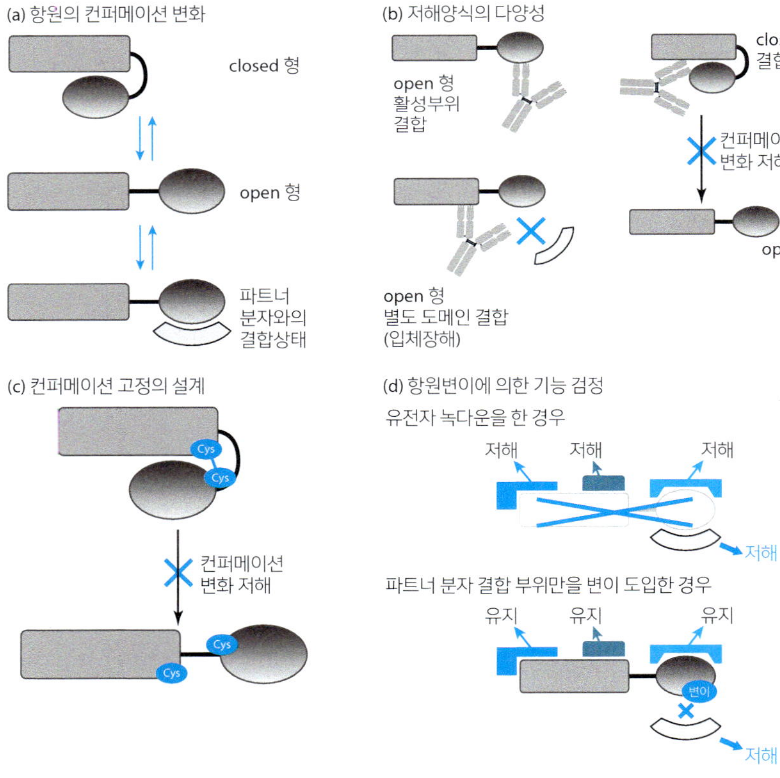

그림 2·14 항원설계

2개의 도메인으로 구성되며, open형(활성형)과 closed형(잠재형) 2개의 컨포메이션이 존재하는 항원으로 상정한다(a). 항체가 결합하는 컨포메이션과 에피토프에 의해 다양한 저해가 이루어지기 때문에 원하는 컨포메이션을 인식하는 항체를 취득하기 위해 항원에 변이를 도입한다(c, d).

활성이나 약효의 프로파일이 다를 수 있다(그림 2·14b). 그래서 어떤 특정한 복합성을 인식하는 항체를 우선적으로 취득하기 위해 항원 분자에 변이를 도입하는 설계를 할 수도 있다. 알기 쉬운 예로서 그림 2·14(c)에 나타낸 바와 같이, 디술피드 결합을 작성할 수 있는 위치 관계에 있는 2곳의 아미노산을 Cys잔기로 변이시켜, 디술피드 결합을 형성한다고 가정하는 방법이 있다. 단, 변이 도입에 의해 목적으로 하는 컨포메이션조차 불안정하게 되는 리스크나 변이 위치를 인식하는 항체가 생겨 버릴 위험이 존재한다.

또한 세포 수준, 생체 수준에서의 표적으로서 타당성을 평가하기 위해 항원 분자를 수정할 수도 있다. 표적 분자는 반드시 하나뿐인 파트너 분자와 결합하고 또 하나만의 기능을 가지고 있다고는 할 수 없다(그림 2·14d). 유전자 녹다운을 하면 그 분자가 가진 모든 기능에 영향을 주게 된다. 주목하고 있는 파트너 분자 사이의 상호작용만을 감소·소실시키기 위해서는 파트너 분자 결합 부위의 변이 도입이 유효책의 하나이다. 따라서 항원과 파트너 분자와의 복합체 구조를 마련하여 중요한 상호작용 위치(핫스팟)를 파악한다. 다음으로 그 위치에서 *in silico*상, 다른 19종의 아미노산(또는 Cys, Pro를 제외한 17종 종류)로 변이시킨 복합체 모델을 작성하고 상호작용 에너지가 감약·소실되는 것을 예측·설계한다.

b. 친화성 향상 설계 항체 분자의 항원 친화성 향상 설계에서는 복합체 구조 정보(X선 또는 모델링)를 대상으로 상호작용 에너지를 보다 획득할 수 있는 변이를 찾아내는 설계가 이루어진다. X선 결정 구조 해석에 의해 복합체 구조가 얻어지고 있는 경우도 몇 가지 추가나 수정이 필요하다. 예로서 His 잔기의 프로토콜이나 평형 상태에 있는 호변이성체의 어느 쪽인지를 pH나 주변 환경에 따라 추정하는 것, 또 단백질 주변의 단단한 물분자를 단백질의 일부로 보는 경우와 그것들을 빼버린 경우의 구조를 작성하는 것 등을 들 수 있다. X선 구조를 입수할 수 없는 경우에는 복합체 모델을 만들어 이용한다.

우선 항체의 항원 인식 부위 및 그 주변 잔기를 변이 후보 위치로 몇 가지 선택한다. 변이 위치 (i)에서 Cys를 제외한 18종류의 아미노산으로 변이시킨 모델을 작성한다. 예를 들어 (i)가 Leu의 경우 Leu와 Cys를 제외한 18종으로 변이시킨다. 그리고 각각의 아미노산마다 다수의 모델(예를 들어 100개 모델)을 만든

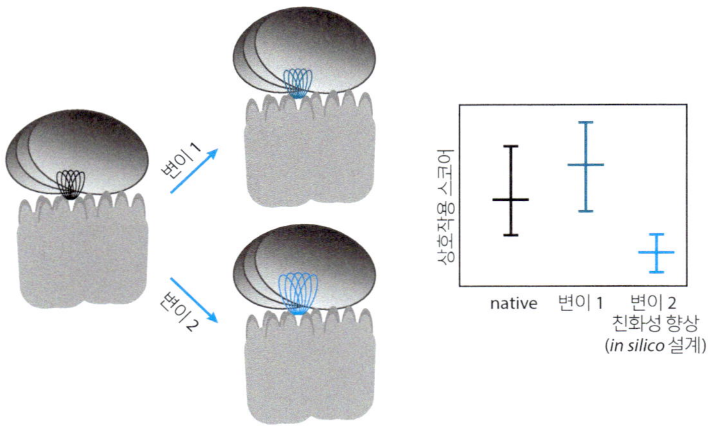

그림 2·15 친화성 향상 설계

변이 전의 단백질 및 변이체에서 많은 모델 구조를 작성하고, 전체 모델에서의 상호작용 스코어를 집계한다. 그림에서는 변이 2에서 충분한 안정화가 나타난 경우를 제시한다.

다. 다음으로 각 복합체 모델의 상호작용(에너지나 형상의 상보성 점수)을 계산하여 100개에서의 평균값과 분산을 집계한다. 참조를 위해 변이 전의 (잔기 i가 원래의 Leu 그대로의) 단백질 모델도 다수(마찬가지로, 예를 들어 100개) 작성하여 상호작용의 평균값과 분산을 계산한다. 변이 전후에 유의한 상호작용 스코어의 안정화가 나타나면 그 변이를 *in silico* 설계로 한다(그림 2·15).

이것을 (i)뿐만 아니라 후보 위치 전체에 대해 실시함으로써 제1탄의 설계는 완료된다. 다음으로 그 변이체를 실제로 발현, 정제하고, 친화성을 측정한다. 기대했던 대로의 친화성 향상을 볼 수 있는 변이와 그렇지 않은 변이를 얻을 수 있는 경우가 많아, 그 실험 결과를 토대로 도킹 모델을 수정하여, 다시 설계라는 흐름을 반복해 간다. 또한 효과적인 변이 조합을 통해 친화력이 더욱 향상될 수 있다.

친화성 향상 기술의 응용편이 교차성의 향상이다. 비임상 실험의 편리성으로부터 사람과 실험동물의 양쪽의 항원에 충분한 결합능을 가지는(즉 교차성을 가지는) 것이 바람직하다. 그래서 일단 교차하지만 한쪽 친화성이 부족한 항체에 대해서는 항체와 인간 항원, 항체와 동물 항원의 양쪽 모델을 작성하여 친화성이 낮은 쪽의 항원과의 친화성을 향상시키는 변이를 마찬가지로 계산에 의해 찾아낸다. 이 때 이미 친화성이 높은 항원과의 결합력이 저하되지 않도록 아직 결합에 관여하지 않은 잔기에 변이를 도입하는 것이 효과적이다.

c. 면역원성 회피설계 항체 창약의 중요한 역사에 인간화 기술의 개발이 있다. 가변 영역 내의 6개소의 CDR을 마우스 상태로 하여 FR을 인간 배열로 바꾼 것이다. 기술적으로는 CDR 그래프팅(접지목)이라 불리고 있다. FR에 위치하더라도 CDR의 구조 유지에 중요하다고 생각되는 일부 잔기는 마우스로 되돌리는 것(back mutation, BM)으로, 마우스 항체일 때와 마찬가지로 항원에 대한 친화성이 유지된다. BM을 도입하는 위치나 수는 항체의 구조 정보(X선 또는 모델링)를 참고로 한다. 따라서 항체와 항원의 복합체 구조(X선 또는 모델링)를 참고로 CDR상으로도 항원 인식에 관여하지 않는 잔기의 인간 잔기로의 변경(**forward mutation**)이 이루어지고 있다. 이를 통해 인간화 정도를 높여나갈 궁리이다.

그런데 완전 인간 항체라 하더라도 인간 체내에서 일정 수준의 면역원성이 출현할 수도 있다. 이 때문에 비임상 시험에서 인간 말초혈을 이용한 *in vitro* 실험에 의한 면역원성 평가가 이루어지고 있다(§2·4·3 참조). 이 평가에서 면역원성의 우려가 있다고 판단되는 클론에서는 *in silico* 기술을 이용하여 면역원성의 원인으로 생각되는 아미노산 위치를 예측하고 변이시킴으로써 면역원성의 우려를 감소시키는 것이 실시되고 있다. 면역원성이 일어나는 주요 메커니즘으로서 항원 제시 세포의 MHC 클래스Ⅱ 단백질 상에 제시된 펩타이드 단편이 T세포 수용체(T cell receptor, TCR)에 인식될 수 있다. 거기서 아미노산 배열에서 MHC급 Ⅱ분자 상에 제시될 우려가 있는 펩타이드 단편을 예측하는 수법이 다수 제안되었다. 이것들은 MHC 클래스Ⅱ 단백질과 펩타이드와의 구조상의 상보성을 계산해 만들어진 소프트웨어(연역법적 접근방식)나, 기존의 MHC 클래스Ⅱ 분자상에 제시된 펩타이드의 배열 특징을 기계 학습으로 모델화한 소프트웨어(귀납법적 접근방식)이다.

단, 제시된 펩타이드의 전부가 T세포 수용체에 인식된다고는 할 수 없으며, 또 인식된다고 하더라도 그 양이나 빈도에 따라 T세포가 활성화되는지 불분명하다는 점에 주의해야 한다. 또한 면역원성은 T세포 수용체뿐만 아니라 B세포 수용체, 단백질의 응집성, 투여 경로, 투여량, 질환, 환자의 양태, 병력, 병용약,

유전적 배경 등 다른 많은 요인에 의해 영향을 받는 것도 조심해야 한다.

d. 안정성 향상 설계 단백질 의약품에서 물리적 또는 화학적으로 불안정할 경우, 부작용의 발생, 임상효과의 감약, 투여 경로의 한정화, 임상 시험용 샘플 제공의 지연, 생산비용 증가의 리스크를 갖는다. 일단 개발용 제품의 결정이 내려지면 제제, 생산단계에서 이들 물성상의 문제를 회피하려고 해도 대책이 한정된다. 그러므로 창약의 최적화 단계에서 불안정한 요인을 분석하여 변이 도입을 통해 물성 문제를 극복하는 것이 바람직하다. 나아가 창약 초기 단계에서 물성상의 문제가 없는 클론을 선발해 두는 것도 바람직하다.

단백질 응집은 특히 심각한 부작용으로 이어지는 중요한 우려로 여겨지고 있다. 응집은 고농도, 온도변화, 정제 시의 염농도 구배, pH변화, 이온강도 변화, 기액계면, 고액계면, 교반, 광선 등 여러 가지 계기로 발생되며, 또 이들은 배양, 정제, 동결, 융해, 제제화, 충전, 장기 보존, 수송, 투여 시 등 여러 가지 계기로 일어날 수 있다. 따라서 응집 우려를 충분히 파악하기 위해서는 다양한 측정 수단을 통해 방대한 수의 실험 조건하에서 대규모, 장기간의 실험을 하는 것이 본래 필요하지만, 창약 상류 단계에서 이러한 공들인 검사를 모든 후보 클론에 대해 실시하는 것은 현실적으로 불가능하다.

복잡하고 다양한 메커니즘에서 응집이 일어난다고 해도 기본적으로는 아미노산 배열에서 비롯된다. 응집 우려 영역(aggregation prone region, APR)이 소실 또는 감소하듯이 변이를 설계함으로써 응집을 극복(트러블슈팅)하거나 원래 APR이 적은 클론을 선발하기 때문에 배열상 또는 입체구조상의 APR을 검출하는 연구가 활발하다. APR 예측에는 단백질 표면상의 일정한 면적에 소수성 표면이 존재하면 그것이 APR이라는 점에서 검출하는 방법이 존재한다. 또한 반드시 정적인 구조상 APR이 보이지 않더라도 고온의 MD를 실시하여 노출된 새로운 표면상에 APR이 존재하는지 여부를 검출하는 방법도 제안되고 있다.

이러한 연역법적 접근 방식과는 별도로 실험적으로 응집하는 것이 확인된 단백질과 펩타이드의 배열을 모으고 그것들의 배열상의 특징으로 귀납법적으로 규칙이 추출된 것이 있다. 최근에는 응집성 예측의 소프트웨어 개발을 목적으로 체계적으로 다양한 배열을 가진 항체 분자를 설계하여 실제로 그것들을

표 2·7 불안정화 요인, 우려가 있는 아미노산 배열과 입체 구조상의 존재 위치

불안정화 요인	염려가 있는 아미노산 배열[†]	입체구조상의 존재 위치
탈아미드	N, Q, NG, NS, NA, NH	단백질 표면
이성화/고리화	N, NG, NA, NS, DG, DS	단백질 표면
산화	M, W, Y, F, H	단백질 표면
프래그먼트화	DP, DY	단백질 표면
금속 이온 촉매에 의한 프래그먼트화	HS, SH, KT, HXS, SXH	단백질 표면
금속 촉매에 의한 방향고리의 산화		D, E와 W, Y, F가 공간 근방의 단백질 표면
화학적 반응에 의한 당화	K	단백질 표면
효소에 의한 당사슬 수식	NXS, NXT	단백질 표면

[†] 아미노산은 1문자로 표기하고 X는 임의의 아미노산을 나타낸다.

발현, 정제하여 응집성을 측정하는 연구가 이루어지고 있다. 이러한 설계 배열과 실험 결과를 기계 학습을 통해 예측 모델이 만들어지기에 이르렀다.

화학적인 불안정성 또한 우려사항이다. 한마디로 화학적 불안정성이라고 표현해도 그 속에는 이성화, 당화, 산화 등 다양한 내용이 포함되어 있으며 표 2·7에 배열상 어떠한 잔기나 모티브가 우려되는지를 정리하였다. 또 이러한 화학적인 변화는 단백질 표면상에서 일어나므로 이러한 잔기나 모티브가 어디까지나 단백질 표면상에 위치하고 있는 경우에 있어서 우려 부위가 된다. 또한 산성 아미노산에 접근해 온 금속 이온에 의해 근방의 방향고리가 산화되는 예도 알려져 있다. 이 때문에 입체 구조상 산성 아미노산과 방향족 아미노산이 가까운 위치에 존재하고 있으면, 그러한 영역은 화학적으로 불안정성 우려 영역으로 동정된다. 최근에는 기계 학습을 이용하여 Met의 산화나 Asn의 이성화에 대한 예측 모델도 등장하고 있다.

e. 정제 및 제제화 조건 설계 *in silico* 기술을 이용한 합리적인 제제화 조건 설계에 대한 도전이 시도되고 있다. 당이나 아미노산 등의 첨가제는 단백질이 농축된 콜로이드 상태에서 응집을 막는데 사용된다. 이 작용 메커니즘은 오랫동안 선택적 결합과 선택적 수화에 의해 설명되어 왔다. 첨가제를 지나치게 첨가하면 삼투압의 상한선을 초과할 우려가 있으므로 저농도로 응집이 일어나지 않도록 하는 조건을 버퍼, 완충액, 첨가제의 방대한 조합에서 선택할 필요

가 있다. 현재로서는 과거의 경험이나 감을 바탕으로 많은 시행착오를 겪게 되지만, 매우 많은 자원과 시간이 걸리기 때문에 *in silico* 기술에 의한 효율적인 첨가제 선발이 요망되고 있다.

이러한 가운데 단백질 분자와 그것을 둘러싼 다수의 첨가제를 계통으로 하여 (그 이외에도 물분자나 이온도 계열에 넣어) MD를 함으로써 첨가제가 단백질 표면상의 어느 영역을 핫스폿으로서 인식하는가, 또 어느 첨가제, 농도, 배합에 있어서 가장 선택적 결합이 이루어지는가를 분석하는 연구가 진행되고 있다. 또 복수의 첨가제에 의해 응집 억제의 시너지 효과(상승효과)가 발휘되는데, 그 분자 레벨에서의 메커니즘 해석에도 MD가 이용되고 있다. 이러한 지식을 축적함으로써 첨가제 선발의 *in silico* 설계가 진행될 것으로 기대되고 있다.

2·6·4 정리

단백질의 구조는 한 분자라도 충분히 복잡한 계통이며 폴딩, 분자인식, 콜로이드 안정성 등은 여전히 기초 연구의 대상이므로 단백질 공학 연구에서는 특히 수많은 실험에 의한 시행착오가 필요하다. *In silico* 기술은 쓸모없는 실험을 줄이고 효율적인 신약 창약을 추진하는 역할을 한다. 한편, 최근 실용화되고 있는 로보틱스 기술은 막대한 수의 실험을 처리하는 능력을 가진다. 앞으로는 *in silico* 기술과 로보틱스 기술을 조합함으로써 신약 효율을 상승시켜 나갈 것으로 기대된다.

참고문헌

1) W. Wang, S. Ohtake, *Int. J. Pharm.*, 568, 118505 (2019).

2) 林原加代子ら, *Pharm. Tech. Japan*, 33, 2755—2762 (2017).

3) 内山進, *Pharm. Tech. Japan*, 34, 109—120 (2018).

제 3 장 대표적 바이오 의약품으로서의 항체의약

3·1 항체의 구조와 기능에 관한 개론

3·1·1 항체의 기본구조와 종류

항체는 **H사슬**(중사슬, heavy chain)과 **L사슬**(경사슬, light chain)의 2종의 폴리펩타이드가 각각 2개씩, 총 4개가 디술피드 결합에 의해 결합된 Y자형 당단백질이다. H사슬도 L사슬도 아미노산 배열의 다양성이 풍부한 **가변영역**(variable region)과, 클래스간에 아미노산 배열의 상동성이 높은 **정상영역**(constant region)으로 나누어져 가변영역은 VH 및 VL, 정상영역은 CH 및 CL로 각각 불린다. 어느 영역도 면역 글로불린 도메인(Ig 도메인)이라고 불리는 구조 모티브로 구성되어 있다. 대표 예로서 그림 3·1에 사람 IgG의 모식도를 나타낸다. 사람 IgG에서 CH는 3개의 Ig 도메인이 반복된 구조를 취하고 있으며, N 말단측에서 차례로 CH1, CH2, CH3라 불린다.

개개의 Ig 도메인은 복수의 β스트랜드로 이루어진 β시트 두 개가 접힌 구조를 하고 있다(그림 3·2). β스트랜드 간의 아미노산은 루프 구조를 취하고 있어 가변 영역에서 항원 결합에 중요한 **상보성 결정 영역**(CDR, complementarity

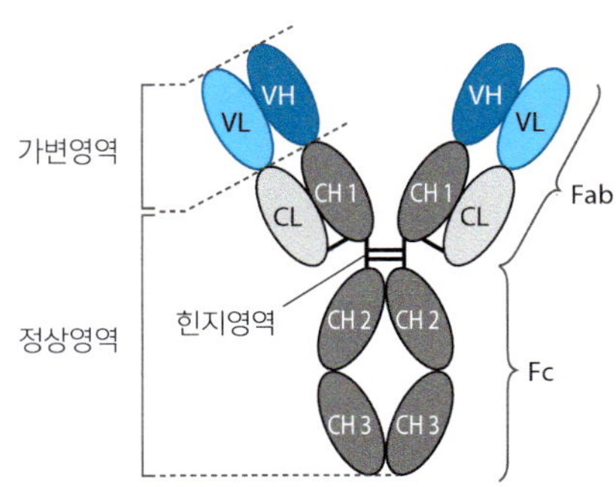

그림 3·1 IgG의 기본구조

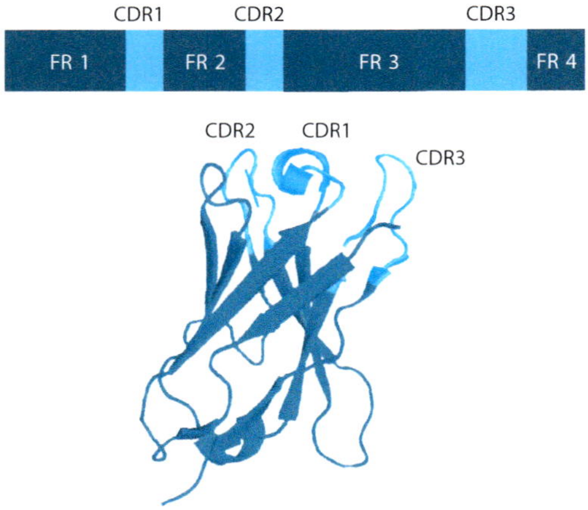

그림 3·2 Ig 도메인의 기본 구조

트라스트주맙의 H사슬 가변 영역의 구조를 나타낸 [PDBj(DOI:10.2210/pdb1N8Z/pdb)에서 개변]

determining region)을 구성한다. H사슬과 L사슬은 각각 3개씩의 CDR을 가지며, 각각 N말단측에서 차례로 CDR1, CDR2, CDR3로 불린다. 이들 총 6개의 CDR이 조합됨으로써 항원 결합 부위를 형성한다. 이 영역은 가변 영역 중에서도 특히 아미노산 배열의 다양성이 풍부한 것으로 알려져 있으며, 초가변 영역(hypervariable region)이라고도 불린다. 특히 CDR3가 가장 다양성이 풍부하며 항원 결합에 있어서 중요한 역할을 담당하고 있다. 한편, 가변 영역 중에서 비교적 보존된 아미노산 배열을 가진 영역은 프레임워크 영역(FR, framework region)이라 불리며, 각 CDR을 고정하는 틀로서의 역할을 한다. 인간 IgG는 4개의 FR을 가지며 N 말단 측에서 차례로 FR1, FR2, FR3, FR4라고 불린다. CDR에 비해 빈도는 적지만 FR의 일부도 항원과의 접촉면에 존재하여 항원 결합에 관여할 수가 있다.

항체가 항원과 결합하는 두 팔은 가동성이 높고 항원이 그 각도를 유연하게 바꿀 수 있다. 그것을 가능하게 하고 있는 것이 Y자 구조의 관절 부분에 존재하는 **힌지 영역**(hinge region)이다. 힌지 영역은 디술피드 결합을 포함한 폴리펩타이드 사슬로서 항체를 단백질 분해 효소인 파파인으로 소화하면 **Fab fragment**와 **Fc fragment**라고 불리는 2종류의 fragment가 생성되는 것으로 알려져 있다.

항체에는 IgA, IgD, IgE, IgG, IgM의 5개 클래스가 존재한다. 각 클래스는 H사슬 정상 영역의 차이에 따라 분류되며, 그 차이는 도메인 구성, 힌지 영역의 길이, 디술피드 결합의 수와 위치, 부가 당사슬의 수이다. IgA와 IgG는 각각 IgA1, IgA2 및 IgG1, IgG2, IgG3, IgG4의 서브클래스로 분류된다. 이들 H사슬의 차이는 정상 영역을 통한 기능의 차이를 낳는다. 한편 항체의 L사슬에는 κ사슬과 λ사슬의 두 종류가 존재하는 것으로 알려져 있으나, 이에 따른 기능의 차이는 밝혀지지 않았다. 병원체 등 외래 항원과 대치했을 때 최초로 만들어지는 항체는 IgM 및 IgD이다. 면역반응이 진행되면 활성화된 B세포에서 클래스 스위치로 불리는 체세포 유전자 재조합이 일어나 동일한 가변영역을 가진 채 정상영역만이 변환되어 적절한 기능의 클래스를 가진 항체가 생성된다. 또한 혈청 중에서 가장 풍부하게 존재하는 것은 IgG1이며, 또한 2019년 현재 승인된 항체 의약품 대부분은 IgG를 사용하거나 기초로 한 창제품이다.

3·1·2 Fab의 기능 (항원 결합능)

항체는 가변 영역을 이용하여 항원에 결합함으로써 항원 분자를 중화시키거나 정상 영역을 이용한 기능(§3·1·3 참조)에 의해 항원 발현 세포를 배제한다. 항체는 항체 표면의 총 6개의 CDR을 중심으로 구성된 영역에서 항원과 결합한다. 모든 CDR이 결합에 관여하기도 하고 일부 CDR만이 관여하기도 하며 항원의 모양과 크기에 따라 달라진다. 항체에 의해 인식되는 항원 부위는 에피토프라고 불린다. 항체가 입체 구조를 유지한 상태의 항원을 인식할 경우 에피토프는 항원상의 비연속 아미노산이 되는 경우가 많은데, 연속된 폴리펩타이드가 인식되기도 한다. 한편 항체가 변성 상태의 항원을 인식하는 경우 에피토프는 연속 폴리펩타이드가 된다.

항체와 항원의 결합은 아미노산 측쇄 사이의 가역적인 비공유 결합으로 이루어져 있다. 여기서 이용되는 비공유 결합으로서는 정전 상호작용, 수소 결합, 반데르바알스 힘, 소수성 상호작용, π-양이온 상호작용 등을 들 수 있다. 항원 결합 부위와 에피토프와의 결합 강도는 **친화성**(affinity)이라고 불리며, **해리정수** K_d로 나타난다. 전술한 비공유 결합을 조합함으로써 항체와 항원의 친화성

칼럼 7

낙타과의 항체

포유류의 항체는 전술한 바와 같이 H사슬과 L사슬이 2개씩 총 4개의 폴리펩타이드로 이루어져 있는데, 낙타과 동물의 혈청에는 L사슬이 없는 H사슬만으로 이루어진 항체가 존재한다고 알려져 있다. 이 항체는 그림 3·3과 같이 CH1을 갖지 않고 VHH라고 불리는 항원 결합 도메인에 CH2가 연결된 구조를 하고 있으며, VHH 내에 존재하는 3개의 CDR을 주로 매개로 항원과 결합한다. 2018년에 이 VHH를 2개의 탠덤으로 연결한 분자인 카플라시주맙이 승인되어 VHH의 의약품에 응용될 것으로 기대되고 있다.

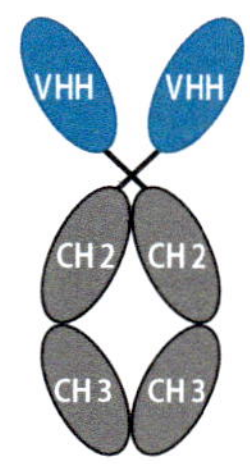

그림 3·3 L 사슬이 빠진 낙타과의 항체

은 높아지고 K_d의 값은 작아진다. 동일 항원 내에 여러 개의 동일 에피토프를 가진 항원을 다가항원이라고 부른다. IgM은 공유결합한 5량체 구조로 되어 있으며 분자 내에 5개의 항원 결합 부위를 가지므로 최대 5개의 에피토프와 결합할 수 있다. IgM이 다가항원의 5개소의 에피토프와 결합할 경우, 1개소의 에피토프와 결합하는 경우에 비해 결합은 훨씬 강해진다. 이 경우 결합의 강도는 어비디티(avidity)라고 불린다. 면역 반응 초기에 생성되는 IgM은 각각의 팔에서의 결합 친화성은 낮지만 어비디티를 이용하여 항원에 강하게 결합할 수 있으며 항원 결합능이 성숙하지 않은 초기 면역 반응에서 중요한 역할을 한다.

항체의 항원에 대한 결합의 특징은 결합 특이성과 결합 친화성이 높다는 것. 생체 내에서 이를 가능하게 하는 기구로서 유전자 재조합과 친화성 성숙을 들 수 있다.

H사슬의 유전자 재편성에서는 *V*, *D*, *J* (L사슬의 경우 *V*와 *J*)가 다른 유전자 단편이 염색체 상에 각각 복수 존재하며 이들을 유전자 조작에 의해 조합함으로써 항체 가변 영역의 유전자가 완성된다(그림 3·4). 이 조작에 의한 유전자의 다

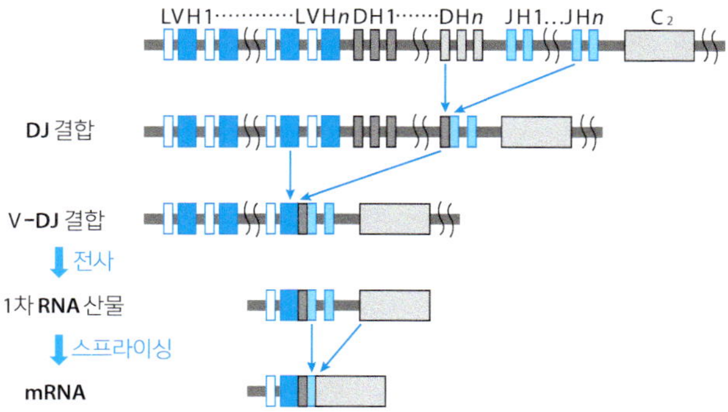

그림 3·4 H사슬 가변영역의 유전자 재편성

양성과 6개의 CDR의 조합에 의한 다양성에 의해 특이한 항체가 만들어진다.

친화성 성숙에서는 항체 생성 세포의 성숙 과정에서 항체 유전자의 가변 영역이 체세포 돌연변이에 의해 변화하여 항원에 대해 보다 높은 친화성을 갖는 항체 생성 세포가 선택적으로 생존할 수 있도록 되어 있다. 이로써 높은 친화성을 갖는 항체만이 생성된다.

3·1·3 Fc의 기능(Fc수용체 결합능)

항체는 등급별로 다른 Fc영역을 이용하여 다양한 기능을 발휘하는데, 이

표 3·1 대표적인 Fc 수용체와 기능

	FcγRI	FcγRIIa	FcγRIIb	FcγRIIc	FcγRIIIa	FcγRIIIb	FcRn
	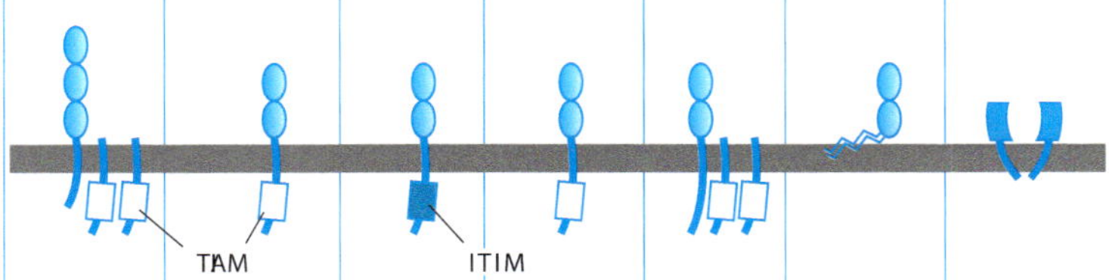						
주된 발현 세포	매크로파지, 호중구, 호산구	매크로파지, 호중구, 호산구, 혈소판	B세포, 매크로파지	매크로파지, 호중구, NK 세포	NK세포	호중구, 마스트 세포	혈관내피세포
주된 기능	파고사이토시스	파고사이토시스	B세포의 억제, 피드백	파고사이토시스	ADCC	파고사이토시스	세포내 수송 소포로부터의 항체의 퍼냄

러한 기능들은 Fc수용체(FcR, Fc receptor)를 비롯한 Fc영역에 결합하는 단백질에 의해 얻어진다. 표 3·1에 IgG가 결합하는 대표적인 Fc수용체와 그 기능을 나타냈다. FcγRⅢb 및 FcγRⅡb 이외의 Fcγ수용체는 분자 내 혹은 서브유니트 내에 활성화 모티브인 ITAM(immunoreceptor tyrosine-based activation motif)을 가지지만, FcγRⅡb는 억제화 모티브인 ITIM(immunoreceptor tyrosine-based inhibition motif)을 가지는데, B세포 등의 면역세포에 있어서의 억제 피드백에 관여한다고 하는 특징이 있다. 본 항에서는 IgG의 Fc수용체를 통한 대표적인 기능에 대해 소개한다.

a. 보체의존성 세포 상해(CDC) 병원체 등의 표면에 결합한 항체에 C1q가 결합하면 보체계의 고전적 경로가 활성화된다(그림 3·5a). 이로 인해 보체계 구성 인자가 병원체 표면에 리크루트되어 탐식세포에 의한 병원체의 포식, 막침습 복합체 형성에 의한 병원체의 용해가 일어난다. 이 과정을 보체의존성 세포상해(CDC, complement dependent cytotoxicity)라고 부른다. CDC는 ADCC와 함께 암치료용 항체에 널리 이용 가능한 작용기전이다.

b. 항체의존성 세포 상해(ADCC) 항체로 덮인 표적 세포가 NK 세포상의 FcⅢRa에 의해 인식되면 NK 세포에 의한 표적 세포의 파괴가 일어난다(그림 3·5b) 이 과정을 **항체의존성 세포 상해**(ADCC, antibody dependent cellular cytotoxicity)라고 부른다. ADCC는 암 치료용 항체에 널리 이용 가능한 작용 메커니즘이며 리툭시맙을 비롯한 몇몇 항체 의약품에서도 이 작용 메커니즘이 이용되고 있다. 항체와 FcγRⅢa의 결합 강도를 제어함으로써 이 ADCC 활성을 억제 사용하려는 연구도 활발히 이루어지고 있다.

c. 항체의존성 세포 탐식(ADCP) 항체에 의해 덮인 병원체가 매크로파지 등에 발현된 Fc수용체에 결합하면 파고사이토시스에 의해 병원체가 탐식되어 리소좀과 융합함으로써 분해된다(그림 3·5c). 이 과정을 **항체의존성 세포 탐식**(ADCP, antibody dependent cellular phagocytosis)이라고 부른다. FcγRMa 및 FcγRⅡ와의 결합이 ADCP에 중요한 것으로 보고되고 있다.

d. 엔드솜으로부터의 항체의 리사이클링 혈액 중을 흐르는 항원 등의 단백질은 혈관 내피세포 등의 세포에 음작용(피노사이토시스)에 의해 취입되어 리소좀으로 이행하여 분해된다(그림 3·6a). 그러나 IgG형 항체는 Fc 영역을 통해

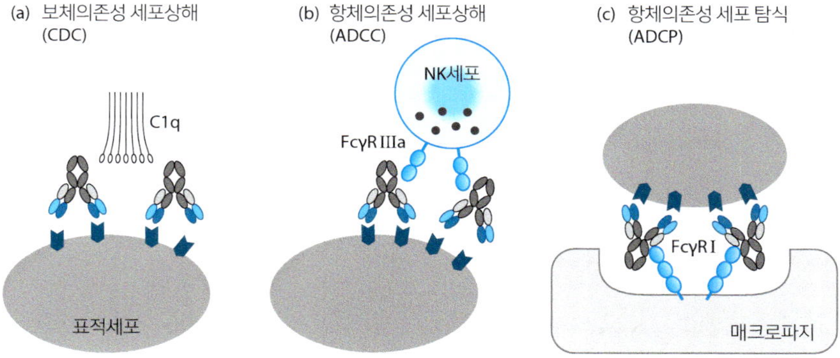

그림 3·5 IgG의 Fc를 통한 이펙터 활성

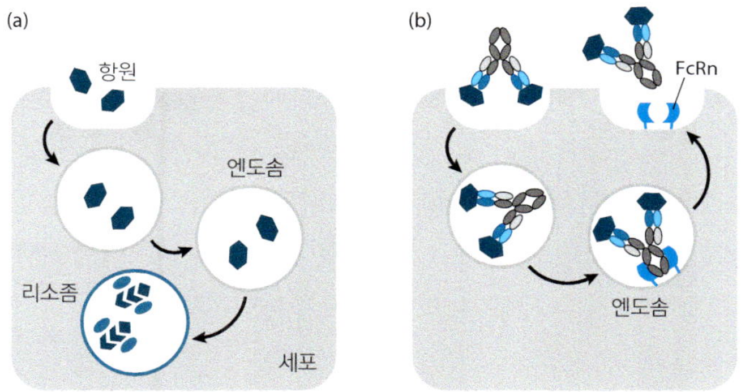

그림 3·6 혈장 중 단백질의 거동 차이

(a) 항원 등 통상 단백질의 세포 내 취입과 분해 과정, (b) IgG 항체의 FcRn에 의한 엔드솜으로부터 퍼냄

엔드솜 내의 FcRn(신생아형 Fc수용체)에 결합함으로써 리소좀으로의 수송을 면하고 분해되지 않고 혈액 속으로 되돌아가기 때문에 체류성이 높고 반감기가 길다(그림 3·6b). 항체의 각 등급 간에 IgG가 혈 중 농도가 가장 높은 것도 이러한 이유에서 비롯된다. 혈 중 체류성이 높은 항체 의약품 창제는 투여량이나 투여 빈도를 낮출 수 있으며, 환자의 편의성 향상으로 이어짐으로써 FcRn과의 결합을 제어하는 연구가 활발히 이루어지고 있다.

3·2 리드 항체 취득

항체의약의 특징은 표적에 대한 높은 특이성에 기반한 효과와 부작용의 작음, 혈 중 반감기의 길이, 다양한 작용 메커니즘에 있다. 항체 의약은 이제 의약품 업계에서 가장 핫한 개발 대상 중 하나가 되었는데, 그 발전은 수많은 기술 혁신에 의해 유지되어 왔다.

1975년에 G. K Kohler와 C. Milstein이 세포융합 기술을 사용한 모노클로널 항체 제조법(하이브리도마법)을 보고했는데, 그로 인해 얻은 동물유래 항체는 인체 내에서 이물질로 인식되어 심각한 알레르기 반응이나 효과의 감소가 발생하므로 당시에는 항체의 의약품으로서 이용하기가 어려웠다. 그래서 동물을 사용하여 만든 항체의 항원과의 결합에 관련된 부분 이외를 인간 항체 배열로 치환하는 키메라화·인간화 기술이 1980년대 후반에 개발되어 의약품으로서의 이용이 시작되었다. 그 후 보다 안전한 완전 인간 항체를 취득하는 기술로 파지 디스플레이법과 인간 항체 생성 트랜스제닉 마우스를 이용한 기술 등 다양한 항체 제조법이 개발되어 2019년 현재 전 세계에서 50개가 넘는 항체의약이 승인되었다. Khhler와 Milstein은 1984년에 노벨 생리의학상을 받았다.

본 절에서는 다양해진 항체제작 기술 중 동물의 항체취득법, 파지 디스플레이법을 소개한다.

3·2·1 동물로부터 항체 취득법

단백질과 같은 이물질을 동물에게 투여하면 동물 체내에서 면역반응이 일어나며 B세포는 증식, 분화하여 투여한 이물질에 결합하는 항체를 생성한다.

a. 하이브리드마법 B세포와 골수종 세포의 융합에 의해 항체 생산능을 유지하면서 무한 증식능을 획득한 세포(**하이브리드마**)를 만들어 내는 기술이다(그림 3·7a). 뛰어난 방법으로 현재도 항체 취득에 이용되고 있는데, 두 가지의 문제점이 있다. 첫째, 항체를 분비하면서 무한 증식능을 획득하는 하이브리도마 세포의 비율이 매우 낮다는 것이다. B세포와 골수종 세포를 융합해도 B세포의 항체 생산능과 골수종 세포의 무한증식능 양쪽의 형질을 획득하는 것이 드물며 융합에 이용한 B세포 중 수천에서 수십만 분의 1의 비율로만 목적의 하

이브리드도마 세포가 된다. 이 매우 낮은 효율 때문에 하이브리도법으로 다양한 항체를 얻기 어렵다. 두 번째는 설치류의 항원에 대한 항체를 얻기 어렵다는 점을 들 수 있다. 생쥐나 생쥐 등의 설치류는 연구에 많이 사용되는 종이므로, 설치류 유래의 단백질에 결합하는 항체는 연구 이용 가치가 높다. 설치류 유래의 항원에 대한 항체를 얻기 위해 설치류에 항원을 투여해도 체내에 가지는 단백질과 상동성이 높으므로 면역이 충분히 유발되지 않는다. 한편, 설치류 유래의 항체를 얻기 위해 설치류 이외의 종에 단백질을 투여하면 항체가 생기기 쉬우나, 설치류 이외의 B세포와 설치류 골수종 세포와의 이종간 세포 융합에서는 염색체의 탈락이 빈번히 일어나기 때문에, 하이브리도마의 형질이 안정되지 않아 항체를 얻을 수 없다.

이처럼 하이브리드마법은 문제가 있지만 동물 항체 취득의 일반적인 방법으로 널리 이용되어 왔다. 트라스트주맙, 토실리주맙, 오말리주맙과 같은 초기 항체 의약품 대부분은 하이브리도마법을 사용하여 리드 항체를 획득하였다.

b. B세포의 싱글셀 해석 기술 하이브리도마법 이외의 동물로부터의 항체 취득 기술은 오랫동안 개발이 진행되지 않았으나 유전자 클로닝 기술의 진전으로 인해 단일 B세포에서 항체 유전자를 쉽게 클로닝할 수 있게 되어 상황이 바

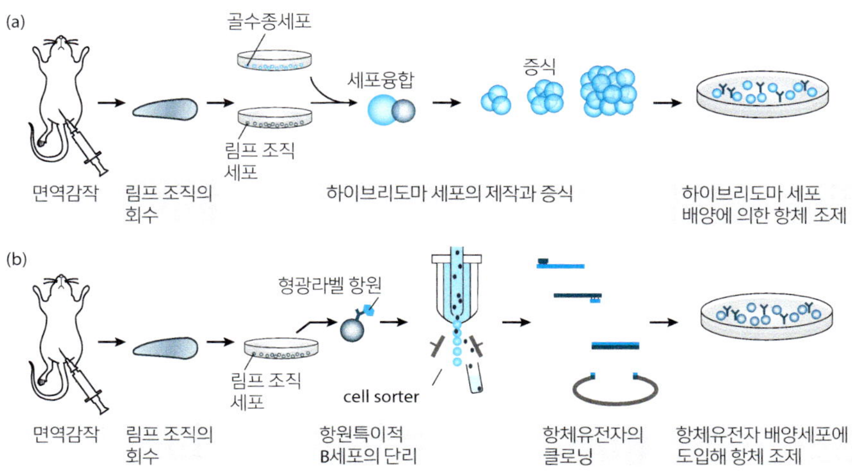

그림 3·7 하이브리도마법 (a)와 single B cell technology (b)에 의한 항체 취득의 흐름

뀌었다. 단일 B세포에서 얻은 H사슬과 L사슬의 항체 유전자 쌍을 다른 세포에 도입하는 것으로 항체를 생성할 수 있기 때문에 하이브리도마 세포를 만들어 장기 배양할 필요가 없어진 것이다. 원하는 항체를 분비하는 단일 B세포를 동정하고 그 세포에서 항체 유전자를 복제하여 항체를 만드는 기술은 single B cell technology(B세포의 싱글 셀 해석 기술)라고 불린다.

간단한 single B cell technology로서 셀 소터(FACS, fluorescence-activated cell sorting, 형광활성화 셀소팅)를 이용한 방법을 소개한다. B세포는 특정 분화 단계에서 막형 항체(B세포 수용체)를 발현하고 있다. 막형 항체는 분비형 항체의 스프라이싱 배리언트*로서 세포막 관통 영역을 가지는 것으로 분비형 항체와 각형 항체의 가변 영역 배열은 동일하다. 가용형 항원 단백질을 형광으로 표시하여 B세포 표면의 막형 항체에 결합시킴으로써 항원 결합능을 가진 항체를 발현하고 있는 B세포를 표시할 수 있다. 표식한 B세포는 셀소터를 이용하여 1세포 1웰로 회수함으로써 유전자 클로닝시 H사슬과 L사슬의 페어링이 가능하다. 그 후 클로닝한 유전자를 다른 세포에 도입하여 항체를 발현시켜 거기에서 항체를 정제한다(그림 3·7b).

Single B cell technology는 1세포에서 H사슬과 L사슬의 쌍으로 유전자를 회수할 수 있으면 된다. 1세포를 회수하는 방법으로서 셀소터 이외에도 마이크로 매니플레이터를 사용하는 방법, 기름 속의 물방울에 세포를 가두는 방법(드롭렛), μm 크기의 미소웰을 사용하는 방법 등이 개발되고 있다. 또한 single B cell technology로 분류되지 않는 항체 취득 방법도 개발되고 있다. 항혈청을 항원 고상 컬럼에 걸쳐 항원에 결합한 항체의 부분 배열을 질량 분석으로 해석한 데이터와 B세포의 항체 유전자를 차세대 시퀀서에 의해 해석한 데이터를 조합함으로써 항원에 결합하는 항체의 배열을 동정하는 기술은 그 한 예이다.

Single B cell technology 개발로 하이브리도마 세포를 만들지 않고 높은 효율로 항체를 얻을 수 있게 됨과 동시에 하이브리도마법으로는 어려웠던 설치류 이외로부터 동물 모노클로널 항체를 취득할 수 있게 되어 토끼가 많이 이용되

* 스플라이싱 배리언트 : 유전자로부터 전사되어 생기는 mRNA 전구체에서 인트론이 제외되어 성숙한 mRNA가 되는 과정(스플라이싱)에서 mRNA로 남는 엑손의 차이로 생기는 배리언트.

게 되었다. 비설치류가 항체 취득에 이용됨으로써 설치류 유래 단백질과 사람 유래 단백질의 양쪽에 결합하는 항체도 만들 수 있게 되었고, 설치류를 이용한 *in vivo*실험에서 성공한 항체를 사람의 질환 치료용 개발에 추진하는 것이 쉬워졌다. Single B cell technology에 의해 리드 항체를 얻어진 항체 의약품의 예로 로모소주맙이 알려져 있다.

3·2·2 파지 디스플레이법에 의한 항체 취득

동물로부터 항체 취득 기술과 그 키메라화·인간화 기술은 1970년대 이후에 잇따라 개발되었지만 항체의 의약품으로서의 이용을 고려하면 면역원성 위험이 더 낮은 완전 인간 항체를 얻을 수 있는 기술 개발이 요구되었다. 이에 비해 1980년대 이후의 유전자 공학이 눈부신 발전에 따라 파지 디스플레이법이 개발되어, 목적의 항원에 대하여 특이적으로 결합하는 완전 인간 항체를 간편하고 신속하게 취득할 수 있는 것이 가능하게 되었다

이 기술은 바이러스의 일종인 섬유상 파지의 껍질 단백질에 인공 펩타이드 배열을 융합시키면 표층에 제시할 수 있다고 하는 1985년의 G. Smith 등의 보고에서 비롯된다. 그 후 1990년대에 들어서자 G, Winter 등이 더욱 파지 표층에 항체 단편을 제시할 수 있음을 보고했다. 뿐만 아니라 J. D. Mark가 정상인의 B세포에서 유래한 항체 유전자를 표층에 제시시킨 파지 항체 라이브러리를 만들어 그것으로부터 여러 항원에 대한 특이한 항체를 얻을 수 있다고 보고했다.

파지 디스플레이법에서 유래한 항체 의약품 예로는 2002년에 출시된 류마티스 관절약 휴미라®(아달리무맙)가 유명하지만, 그 이후에도 다수의 파지 디스플레이법 유래 항체의 임상 시험이 실시되어 아테졸리주맙 등과 같이 이미 의약품으로 승인까지 이른 것도 있다. 이 파지 디스플레이법은 항체의약의 발전에 커다란 혁신을 가져왔고, 2018년 그 개발에 공헌한 Smith, Winter는 노벨 화학상을 받았다. 파지 디스플레이법은 항체 라이브러리와 결합하여 그 안에서 원하는 항체를 얻는 데 사용된다. 항체 라이브러리란 매우 다종다양한 배열·기능을 가진 항체의 집단을 말하며, 포함된 항체 유전자의 유래에 따라 나이브 라이브러리, 면역 라이브러리, 합성 라이브러리의 세 가지로 분류된다. 나이

브 라이브러리는 정상인 혹은 미면역 동물의 B세포에서 회수되는 항체 유전자를 사용하여 만들어지는 라이브러리를 가리킨다. 면역 과정을 거치지 않았기 때문에 특정 항원에 대한 특이적 결합 항체의 비율은 작다. 그러나 대규모의 나이브 라이브러리를 구축하면 그 중에서 어떤 항원에든 특이하게 결합하는 항체를 얻을 수 있을 것으로 기대된다. 면역 라이브러리는 자신이 원하는 항원에서 면역한 동물이나 질병 환자나 백신 접종 후의 사람과 같은 B세포에서 회수되는 항체 유전자를 사용하여 만들어지는 라이브러리를 가리킨다. 면역 라이브러리에서는 항원마다 라이브러리를 구축해야 하며 동물에 대한 면역이나 얻은 항체의 인간화와 같은 단계도 발생하는데, 거기에 포함된 항체는 생체 내에서의 면역 반응을 거치기 때문에 항원에 대한 특이적 항체를 취득하기 쉽다. 합성 라이브러리는 주로 항체의 상보성 결정 영역을 코드하는 영역을 무작위 아미노산 배열로 대체하여 인공적으로 합성한 라이브러리를 가리킨다. 라이브러리 안에 포함된 항체 배열을 임의로 디자인할 수 있기 때문에 파지 디스플레이법과 잘 어울리는 항체 배열이 풍부한 라이브러리를 처음부터 구축할 수 있다.

그렇다면 어떻게 항체 라이브러리에서 원하는 항체를 얻을 수 있을까? 항체 라이브러리 자체를 단순히 항원과 반응시켜 결합된 항체의 아미노산 배열을 직접 결정하는 것은 현재의 기술로는 곤란하다. 그래서 디스플레이 기술이라는 개념이 중요하다. 디스플레이 기술이란 “항체를 코드하고 있는 유전자(유전형)와 그 유전자에 의하여 코드되어 있는 항체(표현형)를 1대 1로 대응시키는 기술’을 의미한다. 항체와 유전자가 대응함으로써 원하는 항원에 결합된 항체를 회수한 후 그 정체를 유전자로부터 찾아낼 수 있게 된다. 또한, 유전자는 쉽게 복제할 수 있기 때문에 후술하는 항체 취득 사이클을 반복하여 원하는 항체를 농축할 수도 있다. 또한 본 항에서는 파지 디스플레이법만을 소개하는데 그쳤지만 그 외에도 리보솜 디스플레이, 효모 디스플레이, 포유동물 세포 디스플레이 등 다양한 디스플레이 기술이 개발되고 있다.

파지는 세균과 같은 세균에 감염되어 복제하는 바이러스를 총칭하는 것으로 파지 디스플레이법에는 섬유상 파지가 오래 전부터 사용되고 있다. 파지는 껍질 단백질로 덮인 내부에 유전자가 격납된 구조를 취하고 대장균에 감염될

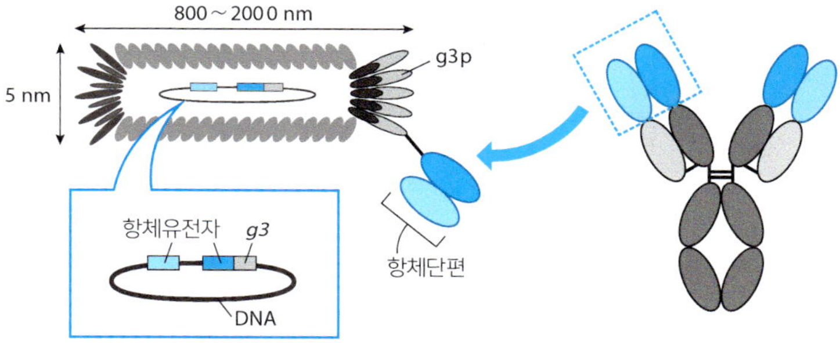

그림 3·8 **항체의 파지 디스플레이**

때 자신의 유전자를 주입하여 대장균 체내에서 복제하는 성질을 갖는다. 파지 디스플레이법에서는 껍질 단백질(g3p)을 코드하는 유전자에 항체 단편의 유전자를 연결함으로써 파지 외부에 항체 단편이 제시되어 그것을 코드하는 유전자와 연결되게 된다(그림 3·8). 또한 파지에 전체 길이의 항체를 제시하도록 하는 것은 어렵기 때문에 파지 디스플레이에서는 항원에 대한 결합과 관련된 가변 영역 단편이 이용된다.

파지 디스플레이 항체 라이브러리에서 원하는 표적에 대해 결합하는 항체를 얻기 위한 실험 조작의 대략을 그림 3·9에 나타낸다. 플레이트 등에 고정된 표적 분자와 항체 디스플레이 파지를 반응시켜 결합하지 않은 파지를 세척 조작에 의해 제거한 후 표적에 결합한 파지를 용출하여 회수한다. 회수된 파지는 대장균에 재감염될 수 있으며, 이에 따라 파지에 제시된 항체 단편을 코드하는 유전자가 대장균 체내에 도입된다. 그 후 파지가 감염된 대장균으로부터 다시 항체 디스플레이 파지를 만들어 낼 수 있다. 이 일련의 실험 작업은 토사에서 여분의 흙과 모래를 털어내고 그 안에 포함된 극히 미미한 양의 사금을 골라내는 패닝 작업에 빗대어 **바이오패닝**이라고 불린다. 토사 속의 사금과 마찬가지로 항체 라이브러리에서 원래 존재하는 목적의 항체 비율은 작지만 디스플레이법은 유전자와 항체가 결합되어 있기 때문에 여러 차례의 바이오패닝 사이클을 돌릴 수 있다. 그것은 표적 분자에 결합하지 않는 항체를 제거하고 특이 결합 항체를 농축한다는 이미지이다.

항체 취득에서 파지 디스플레이법을 이용하는 장점 중 하나는 항체 취득 조

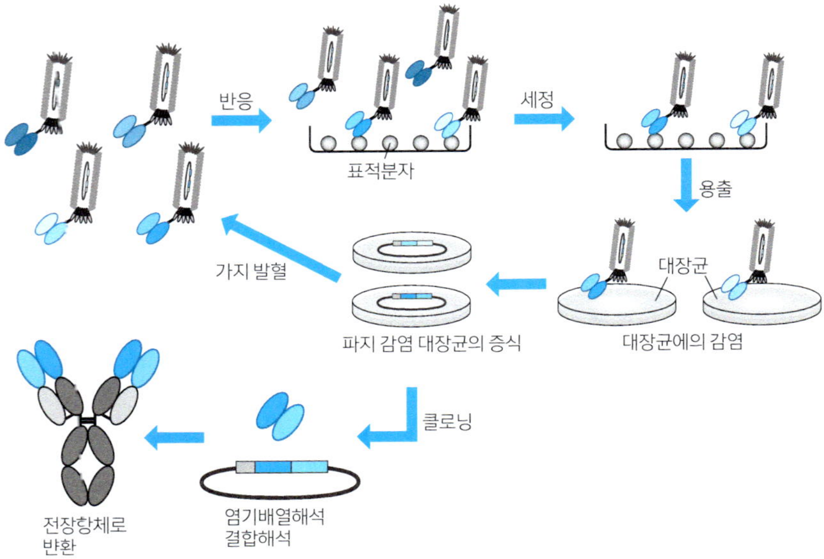

그림 3·9 파지 디스플레이 라이브러리를 이용한 바이오패닝 모식도

건을 임의로 조절하기 쉽다는 점을 들 수 있다. 가령 표적 분자의 양이나 반응 시간, 세척의 엄격함 등을 조절함으로써 목적의 결합 특성을 가진 항체를 선택적으로 농축할 수 있으며, 동물에 대해 독성이 있는 분자나 생체 내에 원래 존재하고 있는 분자 등 동물 면역법에 의한 항체 취득이 어려운 표적에 대해서도 파지 디스플레이법을 사용하면 특이한 항체를 얻을 수 있다.

지금까지 설명한 파지 디스플레이법은 표적에 결합하는 항체를 농축한 집단을 얻을 수 있지만, 거기에 포함된 각각의 항체의 결합 특성을 알 수 없다. 그래서 바이오패닝에 의해 얻어진 항체 디스플레이 파지를 클론화하고 그 항원에의 결합성을 ELISA법(enzyme-linked immuno sorbent assay) 등에 의해 해석함으로써 표적에 대해 특이하게 결합하는 항체가 동정된다. 단, 전술한 바와 같이 파지 디스플레이 방법에서 이용되는 항체 배열은 표적에 대한 결합과 관련된 가변 영역 단편이기 때문에 의약품으로서 항체를 개발함에 있어 전체 길이의 항체 포맷으로 변환된다. 이와 같이 파지 디스플레이법과 바이오패닝, 그 후의 결합 평가 스크리닝을 통해 표적 분자에 대해 특이하게 결합하는 모노클로널 항체를 만들어 낼 수 있다.

3·2·3 정리

동물로부터 항체를 얻는 것은 생체 내 면역 반응을 이용하므로 표적 항원에 대한 높은 친화성과 특이성을 나타내는 항체를 얻을 수 있다. 그러나 면역에 사용되는 표적 분자의 항원성이 낮거나 독성이 있는 경우에는 항체 취득이 어렵다. 반면에 파지 디스플레이법에서는 동물 면역 조작이 필수적이 아니기 때문에 표적 분자의 항원성이나 독성에 좌우되지는 않지만 높은 친화성이나 특이성을 갖는 항체를 얻는 것이 동물로부터의 항체 취득에 비해 어렵다. 의약품을 개발하는 데에는 면역원성 위험이 낮은 완전 인간 항체를 얻을 수 있다는 점이 중요한데, 파지 디스플레이법에서는 완전 인간 항체 라이브러리를 이용할 수 있으며 동물로부터 항체 취득에 있어서도 인간 항체 생성 트랜스제닉 동물을 이용할 수 있다. 동물의 항체 취득법이나 파지 디스플레이법의 특징을 이해한 후에 에피토프, 친화성, 특이성 등의 최종적으로 요구되는 특성을 고려하여 최적의 항체 취득 플랫폼을 선택하는 것이 중요하다.

3·3 리드 최적화

3·3·1 선택된 리드 항체 최적화

표적으로 하는 항원에 결합하는 항체의 클론으로부터 목적으로 하는 항체 의약품의 분자 프로파일에 상당하는 성질(항원과의 결합 친화성, 항원 특이성, 에피토프)을 가진 리드 항체가 선택되면 종래에는 그 항체가 동물유래인 경우 인간화를 함으로써 항체 의약품으로 완성시켰다. 시판되고 있는 의약품의 대부분은 동물 유래 항체를 인간화하여 만들어진 항체이지만, 최근에는 항체 의약품과으로서의 유용성, 경합 우위성, 개발 속도의 향상과 같은 부가가치를 리드 항체에 부여하기 위해 리드 항체의 인간화와 함께 다면적인 리드 최적화가 이루어진다. 리드 최적화의 목적은 항원 결합 특성, 이펙터 기능, 약물 동태, 안전성 개선(유효성·안전성 개선) 및 항체 분자의 물리적 화학적 성질 개선(발현량, 균일성, 안정성, 용해성 등의 제조·제제화 개선) 등 다양하다.

항체의약을 개량하기 위한 기술은 가변 영역의 최적화와 정상 영역의 최적화로 분류할 수 있다. 가변 영역은 주로 항원에 대한 결합 특성에 관여하고 있

표 3·2 항체의 구조와 리드 최적화 항목

항목	목적	방법
항원 결합 특성	· 항원 친화성 향상 · 결합 특이성 향상	· 가변 영역으로의 변이 도입 · 가변 영역으로의 변이 도입
약물 동태 특성	· 반감기 연장	· 가변 영역으로의 변이 도입에 따른 등전점 저하 · 가변 영역으로의 변이 도입에 의한 항원 결합에 대한 pH 의존성 부여 · 가변 영역으로의 변이 도입에 의한 비특이적 결합 저감 · 정상영역으로의 변이 도입에 따른 FcRn으로의 결합증강
이펙터 기능 특성	· ADCC 활성의 향상 · ADCP 활성의 향상 · CDC 활성의 향상 · 억제 신호 향상 · 어거니스트 활성의 향상 · 항원제거능의 향상	· 정상영역으로의 변이 도입에 의한 FcγRIIIa로의 결합증강 · 정상영역으로의 변이 도입에 의한 FcγRIIa로의 결합증강 · 정상영역으로의 변이 도입에 의한 C1q로의 결합증강 · 정상영역으로의 변이 도입에 의한 FcγRIIb로의 결합증강 · 아고니스트 활성이 있는 항체의 정상 영역으로의 변이 도입에 의한 FcγRIIb로의 결합 증강 · pH 의존성 항체의 정상영역으로의 변이 도입에 의한 FcγRIIb로의 결합 증강
안전성 특성	· 면역원성 저감	· CDR 그래프팅 등에 의한 인간화 · 가변 영역으로의 변이 도입에 따른 T세포 에피토프의 제거
	· 이펙터 활성 무효화	· 정상영역으로의 변이 도입에 의한 FcγR 및 C1q로의 결합 저감
물리적 화학적 특성	· 발현량 개선 · 회합화에 대한 안정성 향상 · 화학 수식에 대한 안정성 향상 · 용해도 향상 · 점도 저감	· 가변 영역으로의 변이 도입에 의한 발현량 개선 · 가변 영역으로의 변이 도입에 따른 열안정성 및 콜로이드 안정성 향상 · 가변 영역으로의 변이 도입에 의한 탈아미드·산화를 받기 쉬운 부위의 개변 · 가변 영역으로의 변이 도입에 의한 용해성 향상 · 가변 영역으로의 변이도입을 통한 점도 향상

으나 약물 동태나 물리적 화학적 성질, 면역원성에도 영향을 미치기 때문에 가변 영역을 최적화함으로써 이들 성질을 향상시킬 수 있다. 정상 영역은 주로 이펙터 기능과 약물 동태에 관여하고 있으므로 다양한 Fc 수용체에 대한 결합 특성을 최적화함으로써 이들 성질을 향상시키는 것이 가능하다(표 3·2 및 그림 3·10).

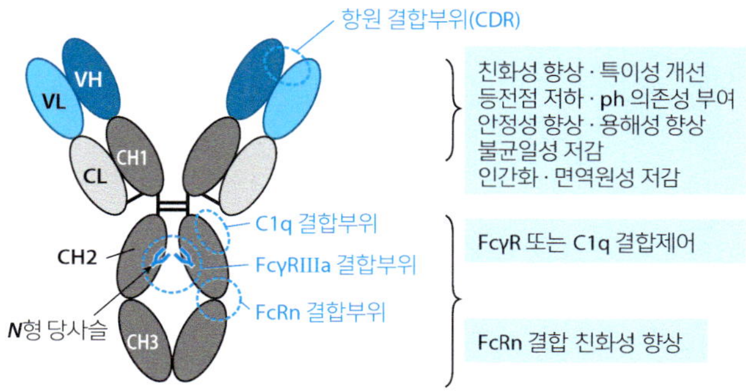

그림 3·10 항체의 구조와 리드 최적화 기술

3.3.2 유효성·안전성과 관련된 약리작용, 약물 동태, 면역원성에 관한 리드 최적화

항체 의약품의 약리작용은 가변영역을 매개로 한 항체와 항원과의 결합 및 정상영역을 매개로 한 항체와 이펙터 세포와의 결합에 의존하기 때문에 이들과의 결합능을 최적화한다.

항체의 가변 영역은 주로 항원에 대한 결합 특성에 관여하고 있으며 약물 동태나 물리적 화학적 성질, 면역원성에도 영향을 미치기 때문에 CDR(상보성 결정 영역) 주변부의 아미노산 개변으로 항원에 대한 결합 친화성이나 특이성을 향상시킬 수 있다.

한편 정상 영역의 아미노산 배열이나 당사슬 구조가 주로 이펙터 활성과 약물 동태에 관여하고 있으므로 아미노산 배열의 개편이나 특정 구조를 가진 당사슬의 함량을 저감하는 등의 수단으로 다양한 Fc 수용체에 대한 결합 활성을 증강 또는 저감함으로써 ADCC 활성이나 CDC 활성 등을 향상시킬 수 있다. 암 영역에서는 중화를 작용 메커니즘으로 하는 것뿐만 아니라 항체의 이펙터 활성(생체 방어로서의 세균이나 바이러스 감염세포를 손상시키는 반응을 유도하는 기능)을 통해 암세포를 손상시키는 메커니즘의 항체의약이 개발되고 있다. 이펙터 활성은 항체의 Fc영역과 Fcγ수용체 혹은 보체성분 C1q와의 결합에 의해 유도되며 활성형 Fcγ 수용체를 발현하는 NK세포나 매크로파지에 의한 ADCC활성이나 CDC활성을 일으킨다. 항체의 Fc 영역과 Fcγ 수용체 혹은 C1q와의 결합 친화성을 증강하는 것을 통해 이들 활성 증강이 가능하며, Fc 영역의 아미노산 치환 및 당사슬 구조에 대한 개편 기술이 보고되었다.

항체의 분자 크기, 하전, FcRn 결합성 등이 체내 동태에 관여하고 있다. 저분자 항체와 IgG형 항체의 분자 크기 차이로 인한 림프관으로부터의 흡수나 사구체 여과 여부 등 체내 동태를 제어하기 위한 최적화를 고려해야 한다.

특히 IgG형 항체는 일반적으로 다른 단백질보다 혈장 중 체류성이 높고 반감기가 길다. 항체 의약품의 약물 동태는 **혈장 중 체류성**과 조직 이행성이 초점이 된다. 혈장 중 체류성은 항체의약의 투여량 및 투여 빈도에 크게 영향을 미치고, 또 투여량은 피하 투여 제제의 개발 여부에도 영향을 미치기 때문에 혈장 중 체류성을 높이는 것은 환자나 의료 관계자의 편의성 향상으로 이어지며, 동시에 생산비용 절감으로 이어질 것으로 생각된다. 혈장 중 체류성이 향상되고 지속형 체내 동태가 달성되면 항체의 투여량을 줄일 수 있게 된다. 혈중 반감기 연장을 위한 개편도 이루어지고 있다.

항체의 혈장에서의 소실 경로에는 **비특이적 소실** 및 **항원 의존적 소실**의 두 종류가 알려져 있다. 비특이적 소실에 대해서는 세포 표면의 음전하와 등전점이 낮은 항체의 정전적 반발에 주목하여 리드 항체의 가변 영역에 아미노산 개변을 도입함으로써 항체의 혈장 중 체류성을 향상시킬 수 있다고 보고된 바 있다(그림 3·11a). 그 외, pH 의존적인 항원 결합 활성을 나타내는 변경을 추가하여 혈장 중 중성 조건인 pH 7.4에서 강하게 항원에 결합하여 엔도솜 내의 산성 조건인 pH 6.0에서 항원을 신속하게 분리할 수 있어 항원 의존적 손실을 막는 것으로 약물동태를 개선시키고, 장기간 작용을 지속하는 리사이클링 항체 기술이 보고되어 있다(그림 3·11b). 가변 영역의 개편으로 얻은 긴 혈장 중 반감기를 가진 항체에 대해에 Fc 도메인 개변에 의한 FcRn에 대한 친화성을 향상시킴으로써 항원의 혈장 중 농도를 빠르게 저하시킬 수 있는 스위핑 항체 기술도 개발되고 있다.

항체 의약품을 포함한 바이오 의약품 개발에서 중요한 과제 중 하나가 **면역원성**이다. 면역원성이란 생체 내에서 면역 응답을 발생시키는 것으로 투여한 의약품이 면역원성을 나타내고 체내에서 항약물 항체(ADA)가 생성되면 의약품의 혈중 반감기나 약효에 미치는 영향, 부작용 발생의 원인이 될 수 있다. 모노클로널 항체 기술이 등장했을 무렵에는 마우스로부터 하이브리도마법으로 취득한 마우스 항체가 직접 사람에게 투여되어 인간에서 항마우스 항체가 생

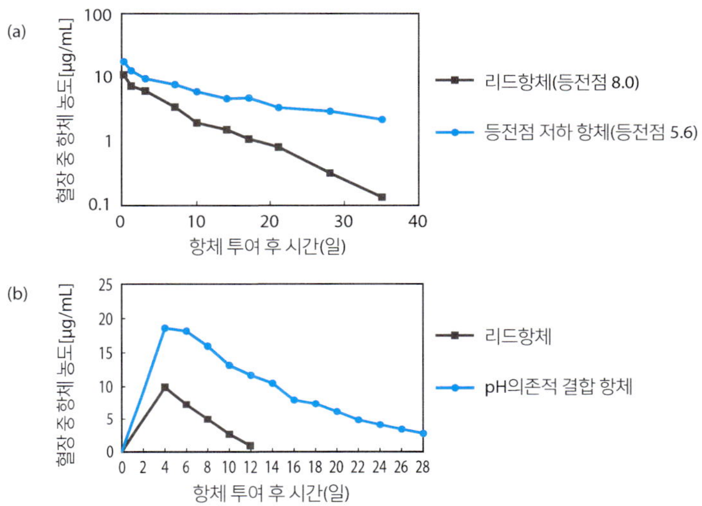

그림 3·11 등전점 저하

(a) 및 pH 의존성 부여(b)에 의한 항체의 약물 동태 향상

성되는 문제가 발생하였다. 이 문제는 마우스 항체 중 정상 영역 부분을 인간 항체로 만든 키메라 항체 기술로 대폭 저감되었으며, 리툭시맙은 키메라 항체의 항체 의약품의 한 예이다. 또한 키메라 항체의 면역원성을 감소시키는 방법으로 마우스 등의 비인간 항체의 CDR 영역을 인간 가변 영역 프레임워크 영역으로 그래프팅하는 가변 영역의 CDR 그래프트 기술(인간형화 항체 기술)이 개발되었다. 이로 인해 면역원성에 대한 과제는 크게 줄어들었지만, 그래도 인간화 항체, 나아가서는 인간 항체에 대해서도 ADA가 생성되는 일이 종종 일어난다. 이는 인간화 항체나 인간 항체라도 항체의 아미노산 배열 중에 MHC클래스Ⅱ 분자에 결합하는 T세포 에피토프 배열이 존재하기 때문이다. 이 과제에 대해서는 MHC 클래스Ⅱ 분자로 결합하는 T세포 에피토프 배열을 추정하고 리드 최적화 공정에서 *in vitro*나 in silico의 방법을 이용하여 T세포 에피토프를 제거한 항체 배열을 디자인함으로써 ADA의 생성 위험을 최소화하는 것이 가능하다(§2·4 참조).

3·3·3 제조·제제화에 관한 용해성, 안정성에 관한 리드 최적화

항체 의약이 장기간에 걸쳐 투여될 수 있는 만성질환에서는 특히 복약 컴플라이언스나 편의성 측면에서 피하 투여 제제가 선호된다. 일반적으로 피하에서 투여할 수 있는 적은 용액량에 대해 항체 의약품의 투여량은 높기 때문에 피하 투여 제제에는 고농도(예를 들어 100 mg/mL 이상)의 용액이 필요하다. 이 높은 항체 농도를 달성하기 위해서는 안정성, 용해성, 점성 등이 뛰어나야 하므로 원하는 농도의 용액 제제를 고려한 리드 항체의 선택과 최적화가 바람직하다.

항체는 일반적으로 응집에 대한 안정성과 용해성이 높지만 이것들이 낮은 항체가 있다는 것도 알려져 있다. 항체의 응집에 대한 안정성과 용해성을 높이는 가변 영역의 최적화 기술로서 분자 표면의 소수성 아미노산 개변이나 아미노산 치환을 통한 N형 당사슬의 부가와 같은 방법이 보고되고 있다. 또한 고농도의 항체 용액은 높은 점성을 가지며, 고농도 제제를 필요로 하는 피하 투여 제제 개발에 큰 장애가 된다. 가변 영역의 아미노산 배열이 점성에 영향을 주는 것으로 알려져 있으며, 이 배열을 최적화함으로써 항체용액의 점성을 저하시킬 수 있다고 보고된 바 있다.

응집 등의 항체의 물리적 안정성뿐만 아니라 항체의 화학적 안정성도 중요하다. CDR 속에서의 탈아미드, 이성화, 숙신이미드 형성, Met산화, Trp산화 등의 화학 변화가 일어나면 항체의 생물 활성이 저하될 수 있으며 용액 제제에서의 개발 난이도가 높아진다. 그러므로 개발 후보 분자에서 그러한 성질이 발견된 경우에는 구조해석이나 변이 도입에 의해 화학변화가 일어나는 부위를 특정하여 그 부위가 화학변화를 하지 않도록 개편하는 것이 바람직하다. 가장 빈번하게 일어나는 항체의 화학 변화는 CDR 속의 Asn의 탈아미드 및 이성화이다. 이 반응의 일반적인 회피 방법은 탈아미드된 Asn을 다른 아미노산으로 치환하는 것이다. 그러나 Asn이 항원 결합에 중요한 경우에는 이를 치환하지 못할 수 있으며, 이 경우에는 Asn의 C 말단측의 아미노산을 치환함으로써 탈아미드를 억제할 수 있다고 보고되었다.

3·3·4 컴퓨터 분석을 통한 최적화 도구

최근에는 컴퓨터에 의한 분석 기법을 이용하여 용매 접촉 표면적이 계산되고 공간적 전하 분포를 분석함으로써 항체의 점성을 평가할 수 있다는 보고가 있다. 또한 분자 결정 구조 시뮬레이션을 통해 항체 응집의 요인이 되는 위험 구조 특성을 발견하고 안정성으로 이어지는 변형을 도입하는 방법이 검토되고 있다. 이러한 컴퓨터를 이용한 기법은 항체가 바람직하지 않은 PK 프로파일이나 면역원성 위험의 가능성 등 *in vivo*에서의 바람직하지 않은 성질 등을 감지하거나 이러한 과제를 해결하는 데 사용되기 시작하고 있으며, 향후 진화할 것으로 보이는 기계 학습이나 AI 시스템과 병행됨으로써 향후 더욱 그 이용이 확대될 것으로 생각된다.

3·3·5 정리

연구 개발 초기 단계에서 가능한 한 분자의 잠재력을 극대화하고 위험을 최소화하며 개발 후기의 속도를 높이는 것이 환자에게 빨리 필요한 치료를 제공하는 데 바람직하다. 항체 분자를 의약품으로 개발하기 위해서는 약리 활성뿐만 아니라 약물 동태나 면역원성, 제조 공정을 고려한 물리적 화학적 성질에 주의하는 것이 중요하다. 항원에 대한 결합 활성이 우수하더라도 의약품으로서의 가치를 제공할 만한 약물 동태가 없다면 그 가치는 크게 떨어지게 된다. 또한 충분한 물리적 화학적 성질이 없으면 의약품으로 생산하여 환자에게 제공할 수 없을 것이다. 분자 디자인 단계에서부터 실제 생산 규모나 사람에서의 유효성 및 안전성을 상정하는 것은 쉽지 않으나 리드 항체를 최적화할 때 이를 고려하여 분자 구조를 선택함으로써 보다 우수한 항체의약을 창제하는 것이 가능하다고 생각된다.

3·4 바이스페시픽 항체

3·4·1 바이스페시픽 항체의 분자형과 컨셉

종래형 IgG 항체는 두 개의 항원 결합 부위가 같은 항원을 인식하는 데 반해, 하나의 항체로 두 가지 표적 항원에 결합할 수 있는 것이 **바이스페시픽 항**

체(이중 특이성 항체)이다. 서로 다른 두 가지 표적을 하나의 항체분자로 인식할 수 있기 때문에 약효증강이나 새로운 작용 메커니즘의 발휘, 또 종래에는 복수의 약제를 동시에 투여했던 것을 단제 투여로 할 수 있다는 편리성 향상도 기대되며 다양한 분자형이 연구되고 있다.

몇몇은 임상 시험에 들어갔으며, 2009년에 처음으로 single chain Fv(scFv) 2형의 바이스페시픽 항체 의약품인 블리나투모맙이 혈액암 치료약으로 출시되었고, 2017년에는 그림 3·12와 같이 비대칭 IgG형의 바이스페시픽 항체 의약품인 에미시주맙이 항체 의약품으로는 최초로 혈우병 A의 치료약으로서 출시되었다. IgG형 이외의 분자형은 의약품으로서의 유용한 특징을 유지하지 않는 경우가 많으므로 이미 의약품으로서 출시된 비대칭 IgG형의 바이스페시픽 항체(즉, 그림 3·12a와 같이 두 개의 H사슬과 두 개의 L사슬로 이루어진 좌우의 항원 결합 부위에서 다른 항원과 결합하는 것)가 약물 동태나 물리적 화학적 성질, 대량생산 등의 관점에서 의약품으로서 유용하다고 생각된다.

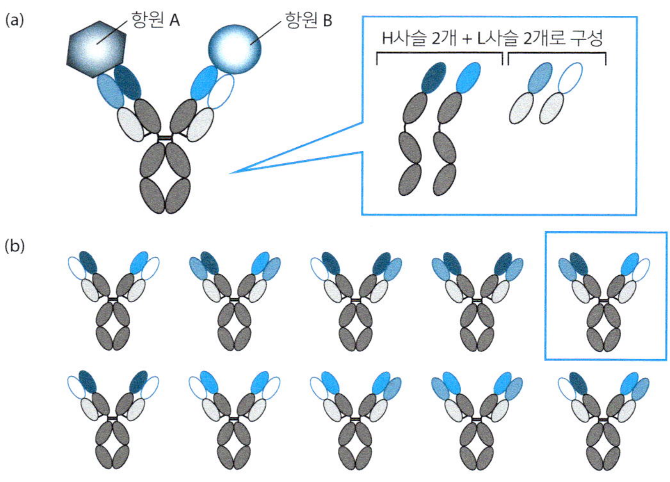

그림 3·12 IgG형 바이스페시픽 항체와 그 제조상의 과제

(a) 바0 스페시픽 항체의 구조 (b) 2개의 H사슬과 2개의 L사슬을 동물 세포에 유전자 도입하여 항체를 발현시키면 10종류가 생산되며 그 중 1종류가 목적인 항체이다. 목적 항체만을 선택하여 고순도로 정제하는 것이 과제이다.

3·4·2 바이스페시픽 항체 의약품 개발 과제와 그 해법

바이스페시픽 항체를 의약품으로 만드는 데 커다란 과제가 되는 것은 분자형의 선택이다. 다수의 분자형 후보들 중에서 예상되는 작용 메커니즘이나 특정 질환에 이용할 수 있도록 복수의 후보품을 만들고 *in vitro* 시험과 *in vivo* 시험을 거쳐 최종 분자형을 선택할 필요가 있다. 그리고 공업화에 있어서 커다란 장애가 되는 것은 제조상의 어려움이다. 의약품으로서의 대량 생산성, 항원 특이성이나 유사성과 농도, 약효, 이펙터 세포에의 결합성, 안정성(용해도, 응집성), 반감기, 등전점, 조직 침투성, 무균성의 담보 등이 있으며 항체 의약품의 구조와 작용 메커니즘, 제조과정과 관련하여 충분한 이해가 필요하다.

그림 3·12에 나타낸 바와 같이 비대칭 IgG형의 바이스페시픽 항체 두 개의 H사슬과 L사슬을 발현시키는 유전자를 하나의 세포에 도입하여 발현시키면 H사슬과 L사슬이 랜덤하게 회합하여 10종류의 항체 분자가 생성된다. 목적의 바이스페시픽 항체는 그 중 하나일 뿐, 다른 잘못된 조합 항체는 불순물로서 존재할 뿐만 아니라 목적한 항체에 기대한 작용을 저해할 수도 있다. 따라서 원하는 분자만을 고순도로 정제할 필요가 있지만, 10가지 항체의 물리화학적인 특성은 유사하여 고순도의 바이스페시픽 항체를 공업 스케일로 생산하기는 어렵다.

비대칭 IgG형의 바이스페시픽 항체를 일반 IgG 항체와 동일한 효율 및 품질로 제조할 수 있도록 하기 위해 산업 생산상의 과제에 대해서는 다음과 같은 3가지 항체 공학 기술이 확립되어 있으며 에미시주맙의 창제에 적용되고 있다(§12·3 참조).

a. 공통 L사슬을 효율적으로 취득하는 기술 비대칭 인간 IgG형 바이스페시픽 항체의 L사슬을 양쪽 H사슬에서 공통으로 사용할 수 있다면 생성되는 항체 분자는 3종(목적의 바이스페시픽 항체와 각각의 H사슬이 호모 결합된 2종의 모노스페시픽 항체)로 한정할 수 있으므로 산업 생산상의 과제를 해결하는 데 있어서 매우 효과적인 수단 중 하나가 될 수 있다. 항체의 가변 영역은 H사슬, L사슬 모두 항원과 직접 결합하는 상보성 결정 영역(CDR1~3)과 그것을 구조적으로 지탱하는 프레임워크 영역(FR1~4)으로 이루어진다. 서로 다른 항원을 인식하는 두 항체의 L사슬의 각 CDR1~3 및 FR1~4를 샤플링하여 조합한

키메라 L사슬을 유전자 공학적으로 제작하여 각 H사슬과 함께 발현시켜 목적인 항원에의 결합을 평가하고 양쪽 H사슬에 대하여 항원 결합 활성을 유지할 수 있는 공통 L사슬을 스크리닝한다. 이와 같은 FR/CDR 셔플링 기술을 이용하여 복수의 항체를 조합하여 공통 L사슬을 취득하는 데 성공하였다.

b. 바이스페시픽 항체를 분리 정제하는 기술 앞에서 설명한 바와 같이 L사슬이 공통화됨으로써 생성되는 항체 분자는 목적인 바이스페시픽(헤테로 회합화) 항체와 각각의 H사슬이 호모 회합화된 2종의 호모 회합화 항체로 한정된다. 이 두 가지 호모 회합화 항체의 물리화학적 특성(특히 전하적 성질)은 헤

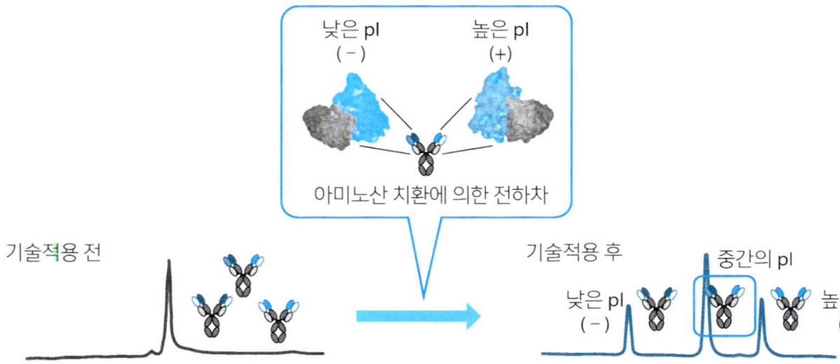

그림 3·13 바이스페시픽 항체를 분리 정제하는 기술
[실험 의학, 36(11), 1825(2018)로부터 개편]

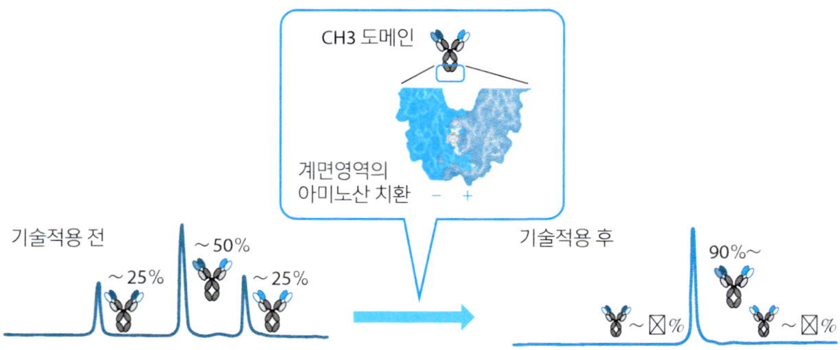

그림 3·14 바이스페시픽 항체를 우선적으로 생성시키는 기술
[실험 의학, 36(11), 1826(2018)로부터 개정]

테로 회합화된 바이스페시픽 항체와 유사하기 때문에 항체의약의 상업생산에 이용되는 이온교환수지 등을 이용한 크로마토그래피에 의한 분리정제가 어렵다. 실제로 보통 그림 3·13 왼쪽(기술 적용 전)에 나타나듯이 이온교환 크로마토그래피 분석에서 바이스페시픽 항체와 2종의 호모 회합화 항체는 동일 피크로 용출된다. 그래서 2종의 H사슬의 등전점(즉 전하적 성질)에 차이가 발생하도록 가변 영역에 다른 아미노산 치환을 도입하여 이온교환 크로마토그래피로 3종의 항체를 분리하는 방법이 있다(그림 3·13 오른쪽, 기술 적용 후).

c. 바이스페시픽 항체를 우선적으로 생산하는 기술 두 개의 H사슬과 하나의 공통 L사슬의 유전자를 세포에 도입하여 발현시키면 이론적으로는 헤테로 회합화한다. 바이스페시픽 항체가 50퍼센트 생성되고, 각 H사슬의 호모 회합화 항체가 각각 25퍼센트씩 생성된다. 전하적 차이를 도입함으로써 우리가 원하는 바이스페시픽 항체를 정제하는 것은 가능하지만, 우리가 원하는 항체의 생산효율이 낮고 제거해야 하는 불순물의 많음은 정제 효율을 악화시키며 항체의 제조비용을 증가시키는 원인이 된다. 이 과제를 해결하는 방법으로서 CH3 부분에 아미노산의 치환을 도입하여 계면 영역이 정전적으로 상호작용(즉 호모 결합인 정과 정, 혹은 부와 부는 반발하여 정부의 헤테로 결합이 촉진되도록 한다)함으로써 바이스페시픽 항체를 우선적으로 생성하는 방법이 있다(그림 3·14).

이 세 가지 기술을 확립함으로써 IgG 항체와 동일한 수준의 생산성과 높은 순도로 바이스페시픽 항체를 공업적으로 제조할 수 있다.

3·5 당사슬 개편 항체

3·5·1 IgG 분자의 구조와 당사슬

IgG의 Fc 중 H사슬 297위(EU numbering에 의한 아미노산 번호)의 아스파라긴 잔기(Asn^{297})에는 N결합형 당사슬이 존재한다(그림 3·15). 혈청 중에 존재하는 IgG나 재조합 단백질 생산에 널리 이용되는 중국 햄스터 난소세포(CHO 세포)에서 생산한 재조합 IgG에서는 대부분이 그림과 같은 복합형의 당사슬

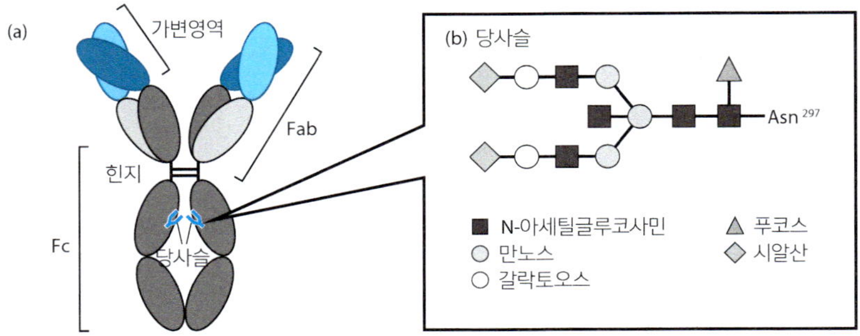

그림 3·15 IgG 분자와 Fc 당사슬의 구조

(a) IgG 분자의 구조. 연한 색은 L사슬, 진한 색은 H사슬을 나타내고 청색은 가변 영역이다. 각각의 폴리펩타이드 사슬은 이무노글로불린 구조라고 불리는 복수의 구형 도메인으로 이루어지며, 2개의 H사슬은 힌지에서 2개의 분자 간 디술피드 결합으로 공유 결합하고 있다.

(b) Fc당사슬의 구조. 통상적으로는 대부분의 당사슬 분자의 환원 말단에 코아푸코스가 부가된다. 한편 비환원 말단의 시알산이나 갈락토스는 존재하지 않을 수 있으며 불균일하다.

구조이며, 푸코스가 당사슬 구조의 근원(환원 말단)에 α-1,6 결합한다(코아푸코스 구조). 말단(비환원 말단)의 갈락토오스 유무에는 불균일성이 존재하며, 또 소량이지만 코아푸코스의 결손, 바이섹팅 GlcNAc*, 말단의 시알산의 부가 등의 다양성도 존재한다.

IgG는 2개의 H사슬로 이루어지기 때문에, 이 N결합형 당사슬은 하나의 IgG에 두 곳이 존재하며, 서로 Fc의 내측을 마주보는 형태로 배위한다. 이 당사슬 구조의 차이는 IgG의 다양한 기능에 영향을 주는 것으로 알려져 왔다. 가령 갈락토스의 부가 정도는 CDC활성에 영향을 주는 것, 고만노스 구조는 체내의 만노스 수용체를 통한 신속한 클리어런스에 기여하는 것으로 알려져 있다. 본 절에서는 항체 의약품에 응용되고 있는 코아푸코스를 결손시킴으로써 ADCC 활성 증강 효과에 초점을 맞추어 해설한다.

3·5·2 항체의약의 작용 메커니즘과 ADCC

항체의약의 작용 메커니즘에는 항원 분자에 결합하는 저해나 아고니스트

* §3·5·4 참조. GlcNAc는 N-아세틸글루코사민의 약칭.

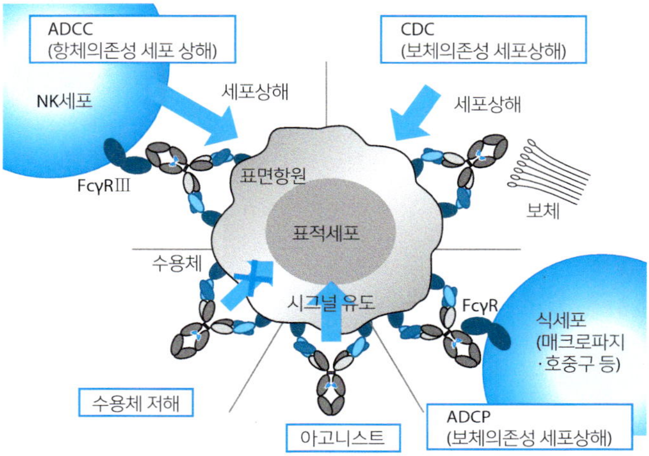

그림 3·16 **항체의약의 작용 메커니즘**

활성과 더불어 IgG가 본래 가지고 있는 생체방어기구(**이펙터 활성**)가 있다. **ADCC**는 이펙터 활성의 일종으로 세포나 병원체에 결합한 IgG의 Fc가 NK세포와 같은 면역세포(이펙터 세포)의 세포 표면의 Fc수용체의 일종 Fcγ RⅢa에 결합하여 NK세포에서 퍼포린이나 그랜자임과 같은 세포 상해성 과립을 방출함으로써 표적세포를 상해하는 활성을 가리킨다. 이펙터 활성에는 이외에도 FcγRⅠ나 FcγRⅡ를 발현하는 대식세포나 FcγRⅢb를 발현하는 호중구와 같은 식세포에 의한 흡입을 가리키는 항체 의존성 세포 탐식(ADCP, 그림 3·5 참조)이나 혈 중의 보체성분 C1q가 Fc에 결합함으로써 발생하는 CDC 등이 있다(그림 3·16).

이들 이펙터 활성 중에서 특히 ADCC가 실제 항체의약의 작용 메커니즘으로서 중요하다는 것이 알려졌으며, 이는 항CD20 항체 리툭시맙이나 항HER2 항체 트라스트주맙의 치료효과가 ADCC 활성의 강약 개인차를 규정하는 환자의 Fc수용체의 유전자다형과 상관됨으로써 나타나고 있다. 따라서 차세대 항체의약의 기반 기술로 ADCC를 증강시키는 것과 같은 항체 분자의 변화가 기대된다.

3·5·3 푸코스 제거를 통한 ADCC 증강

2000년대 전반에 저자들을 포함한 여러 그룹이 항체 당사슬 중의 코아푸코스를 제거함으로써 항체의 ADCC 활성을 현저하게 증강시킬 수 있음을 보고했다(그림 3·17a). 단 하나의 당잔기 유무가 이처럼 크고 당단백질의 생물 활성에 영향을 미치는 예는 드물다. 그럼 왜 푸코스 제거 항체는 높은 ADCC 활성을 나타내는 것일까?

직접적인 방아쇠는 푸코스를 제거함으로써, NK세포 표면상의 FcγRⅢa로의 Fc의 결합력이 증대하는 것이다. 이 현상은 X선 결정 구조 해석으로부터 FcγRⅢa-Fc간에 있어서의 분자간 상호작용에서, Asn297에 결합하는 항체 당사슬의 푸코스가 옆 Tyr296의 측쇄의 움직임의 용이성을 제한하고 있어, 푸코스 제거로 Tyr296의 측쇄가 자유롭게 움직일 수 있게 된 결과, FcγRⅢa와의 사이에서 새로운 분자간 상호작용이 생겨난 데 따른 것이라고 설명되고 있다. 그 결과 FcγRⅢa로부터 강한 세포내 시그널이 NK세포로 유도되고, Vav-1, MAPK, PI3K와 같은 면역세포의 활성화나 운동성을 담당하는 각종 세포내 인자를 강하게 활성화한다. 활성화한 NK세포에서는 통상의 IgG에 의한 ADCC에 비해

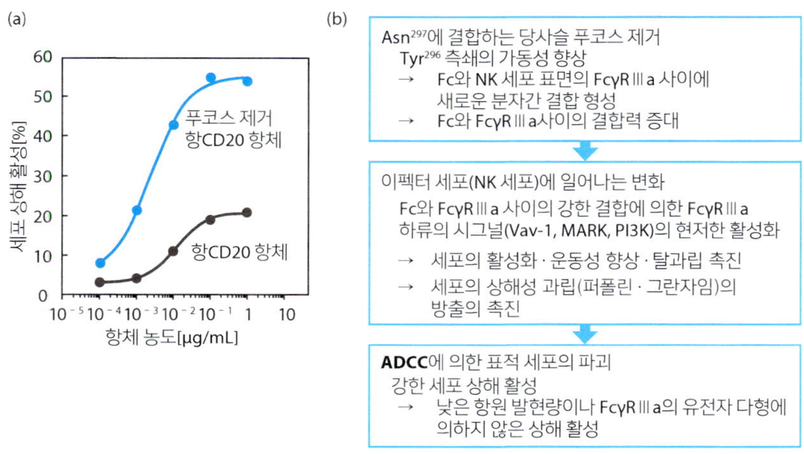

그림 3·17 푸코스 제거와 ADCC의 증강

(a) 푸코스 제거에 의한 항CD20 항체의 ADCC 활성 증강의 실험 데이터.
(b) 푸코스 제거에 의한 ADCC 증강의 작용 메커니즘.

현저하게 높은 세포 상해성 과립의 방출이 나타나 결과적으로 강한 세포 상해 활성이 일어난다(그림 3·17b).

그 결과 일어나는 현상으로서는 푸코스 제거 항체는 일반 IgG에 비해 같은 조건에서 보다 높은 ADCC 활성을 나타낼 뿐만 아니라 적은 이펙터 세포의 수나 표적 세포에서의 낮은 항원의 발현량, 또한 Fcγ RⅢa의 유전자 다형에 의한 ADCC의 낮은 유전적 배경 등을 극복할 수 있다는 것 등이 실험적으로 제시되고 있다.

3·5·4 푸코스 제거 기술을 의약품에 응용

코아푸코스를 제거한 변형 항체를 의약품으로서 제조하는 방법은 복수 알려져 있지만, 대표적인 것으로는 일반 포유동물 세포에서 이 코아푸코스를 부가하는 **α1,6-푸코스 전이효소**(α-1,6fucosyl transferase, FUT8)의 발현을 저감시킨 동물세포를 숙주로 이용하여 재조합 항체를 생산하는 POTELLIGENT® 기술이 있다. 특히 FUT8 유전자를 녹아웃시킨 동물 세포를 생산 세포로 이용함으로써 원리상 완전히 푸코스를 제거할 수 있다. 그 외에도 바이섹팅 **GlcNAc 전이효소**(β-1,4-mannosylglycoprotein 4-β-*N*-acetylglucosaminyltransferase, GnT-Ⅲ)를 숙주세포에 과발현시킴으로써 바이섹팅형의 푸코스 제거 당사슬을 갖는 항체를 생산할 수 있는 GlycoMAb 기술도 알려져 있다. 푸코스 제거 항체는 다수의 임상 시험에서 그 치료상의 유효성이 평가되었으며, 2019년 12월 시점에서는 다음 3가지 제제가 미국, 유럽 중 하나에서 승인되었다.

모두 표적 분자를 표면에 발현하는 표적 세포를 강력한 ADCC 활성으로 파괴하는 것을 작용 메커니즘으로 한다.

- **모가물리주맙**(푸코스를 제거한 항 CCR4 항체): 표적분자는 T세포 유래의 종양세포 표면에 고율로 존재하는 CC케모카인 수용체(CCR4). CCR4 양성의 성인 T세포 백혈병 림프종, 재발 또는 난치성 CCR4 양성의 말초성 T세포 림프종, 재발 또는 난치성 피부 T세포성 림프종 등의 치료에 사용된다.
- **오비누트주맙**(푸코스를 제거한 항CD20항체): 표적분자는 B세포 림프종의 종양세포 표면에 존재하는 CD20. B세포 유래의 만성 임파성 백혈병, 여포성 림프종에 대하여 화학요법과의 병용으로 이용된다.

- **벤랄리주맙**(푸코스를 제거한 항IL-5 수용체 α사슬 항체): 표적분자는 호산구의 표면에 존재하는 인터류킨5(IL-5) 수용체의 α사슬. 기존 치료로 증상을 컨트롤할 수 없는 난치성 기관지 천식 등의 치료에 이용된다.

3·6 항체 약물 복합체(ADC)

항체 약물 복합체(ADC, antibody-drug conjugate)는 항체에 약물을 결합한 바이오 의약품이다. 창약 표적이 되는 항원에 특이하게 결합하는 항체를 운반역으로 하여 약물의 바람직하지 않은 부작용을 경감시키고 표적 조직에서 본래 약물이 갖는 최대의 약효를 발휘함으로써 높은 치료효과와 넓은 치료영역이 기대된다. 즉, ADC는 강력한 약리활성을 갖는 약물과 표적특이성을 갖는 항체의 우수한 특성을 지닌 바이오 의약품이며, 특히 암세포에서만 살세포 활성을 발휘하는 이상적인 분자 표적약으로 주목받고 있다. 기존의 화학 요법제는 용량이 적어 안전성이라는 관점에서 치료 범위가 좁은 것이 큰 과제였다. 강력한 살세포 화합물을 항체와 결합하여 ADC화함으로써 살세포 화합물을 암세포에 선택적으로 전달할 수 있고 정상 세포에 대한 폭로를 줄여줌으로써 전에 없던 높은 치료 효과와 넓은 치료 영역이 기대된다.

ADC의 작용 메커니즘을 그림 3·18에 나타낸다. ADC는 세포 표면의 표적 항원을 인식하고 항원을 매개로 한 엔드사이토시스(내재화)를 거쳐 세포내로 유

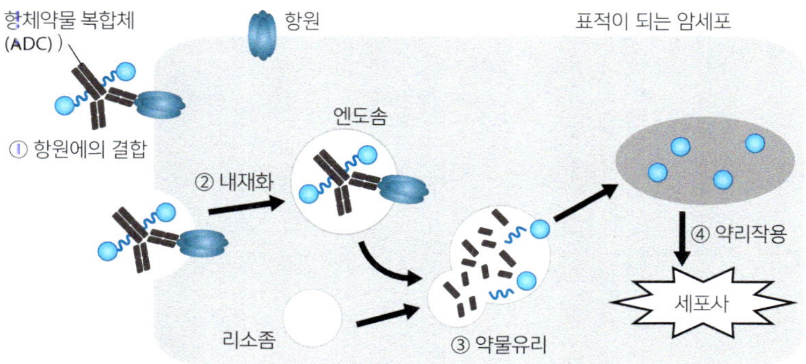

그림 3·18 **항체 약물 복합체(ADC)의 작용 메커니즘**

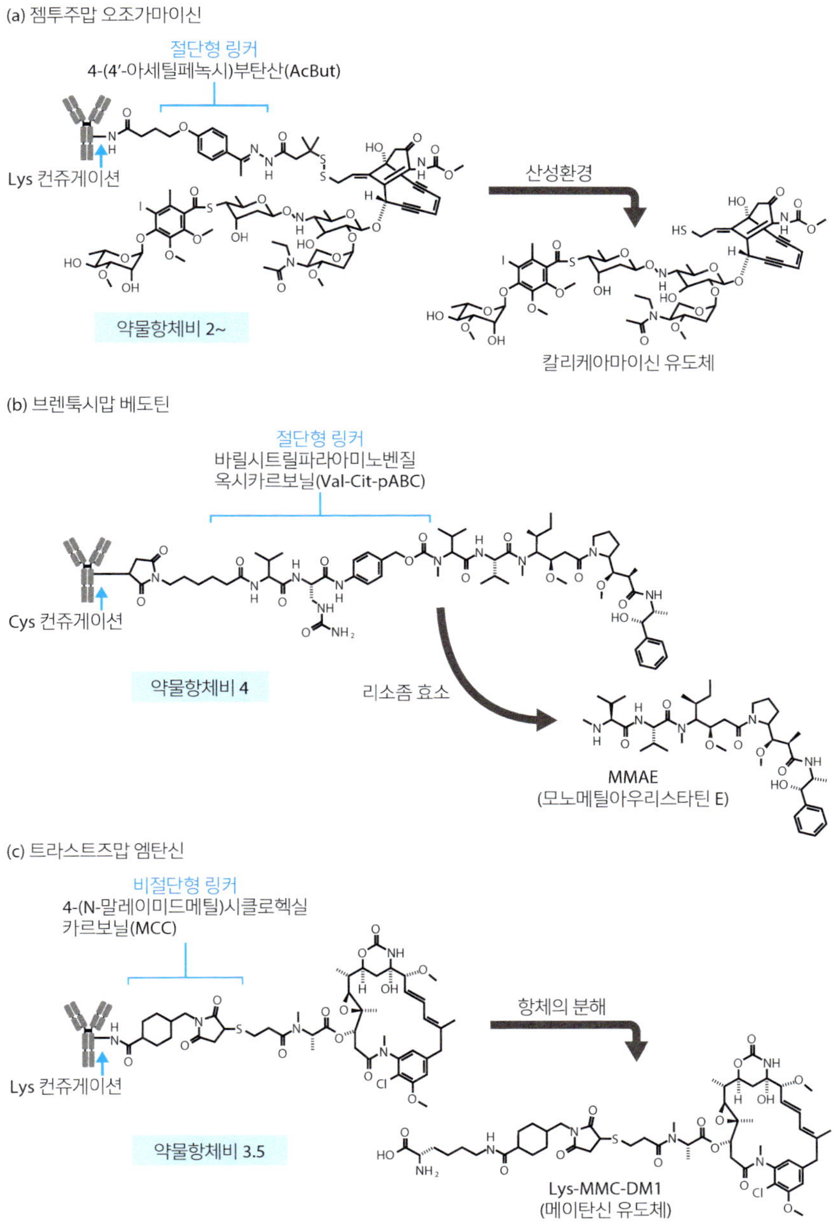

그림 3·19 출시된 ADC의 구조와 약물 유리

입되어 리소좀으로 보내져 여러 효소에 의해 분해를 받게 된다. 그 결과 방출된 약물이나 링커가 있는 약물이 세포질에 침입함으로써 선택적으로 약리활성을 발휘한다. 2019년 현재까지 여러 품목이 출시되어 차세대 항체 의약품의 한 범주로 적응 확대도 기대된다(그림 3·19).

3·6·1 ADC 구성요소

ADC는 항체 및 약물과 이들을 결합하는 링커로 구성된다(그림 3·20). ADC의 항체 부분은 항체의약과 마찬가지로 면역학적 응답을 피하기 위해 키메라 항체, 인간화 항체, 인간 항체가 사용된다. 표적이 되는 항원은 **발현량**, **내재화**, **동적 거동**의 세 가지 균형이 중요하다. 항원은 암세포에서 높은 발현량이 필요한 반면 독성 저감의 관점에서 정상 세포에서는 비발현 또는 저발현인 것이 중요하다. 항체의 내재화는 항체의 항원에 대한 결합부위(에피토프)나 항원의 성질에 의존하고 있다. 또한 항원의 동적 거동이란 세포 내에 항체와 함께 내재화된 항원이 세포 표면에 돌아오기까지의 일련의 거동을 의미하며, ADC를 지속적으로 투여하고 약효를 발휘하기 위해서는 세포 내에 유입된 항원이 세포 표면에 돌아올 때까지의 시간이 짧은 것이 중요한 요소이다. ADC의 약물 부분은 DNA 손상제(칼리키아마이신 유도체)나 미소관 중합 저해제(아우리스타틴 유도체, 메이탄신 유도체) 등 매우 높은 살세포 활성을 가진 약물에 한정되

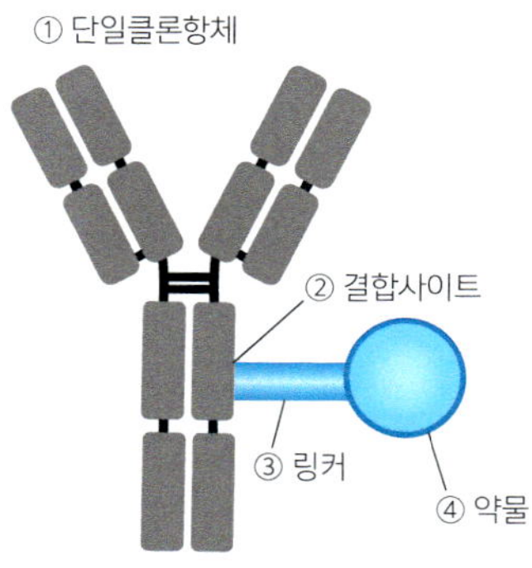

① 모노클로널 항체
- 면역원성 저감
- 표적 항원의 높은 발현량
- 표적 세포로의 내재화
- 항원의 동적 거동

② 결합 사이트
- 전형적으로는 항체의 Lys 잔기 및 Cys 잔기에의 컨쥬게이션
- 약물 항체비 및 약물 분포 제어

③ 링커
- 비절단형 링커와 절단형 링커 중 어느 쪽도 이용가능
- 전신 순환 중의 안정성
- 표적 세포 내에서의 선택적 약물 유리

④ 약물
- 고활성 화합물
- 링커 결합부위를 가짐

그림 3·20 ADC의 구성 요소

어 있다. 이는 항체에 대한 약물 탑재량, 표적 항원의 발현량이나 ADC의 내재화율과 같은 항체 부분의 송달 효율에 따라 도달할 수 있는 약물량이 제한되므로 약리작용을 발휘하기 위해 매우 강력한 약물이 필요하기 때문이다.

다음으로, 이 항체와 약물을 연결하는 링커에는 크게 **절단형 링커**와 **비절단형 링커**가 사용된다. 모든 링커는 ADC에서 표적 암세포로 약물을 방출하는 능력뿐만 아니라 안전성의 관점에서 전신순환에서 안정적인 것이 중요하다. 젬투주맙 오조가마이신은 절단형 링커로서 히드라존 및 디술피드 부위를 포함하고 리소좀 내의 산성환경이나 암세포 내의 환원적 환경에 의해 약물을 방출하도록 설계되어 있다. 또, 브렌툭시맙 베도틴은 리소좀 내의 프로테아제에 의하여 인식·절단되는 펩타이드 부위 Val-Cit(발린-시트룰린)과 자기절단형 스페이서(pABC, 파라아미노벤질옥시카르보닐)를 가지고 있다.

한편, 비절단형 링커를 채용한 트라스트주맙 엠탄신의 경우에는 항체가 분해됨으로써 약물을 방출한다. 비절단형 링커로 결합되는 약물에는 항체 유래의 아미노산 잔기와 링커를 포함하는 화합물(Lys-MCC-DM1)이 약리작용을 유지하고 있어야 한다. 항체와 약물 링커(그림 3·20 중의 ③+④)의 전형적인 결합에는 항체상의 Cys잔기(Cys컨쥬게이션) 또는 Lys잔기(Lys컨쥬게이션)를 이

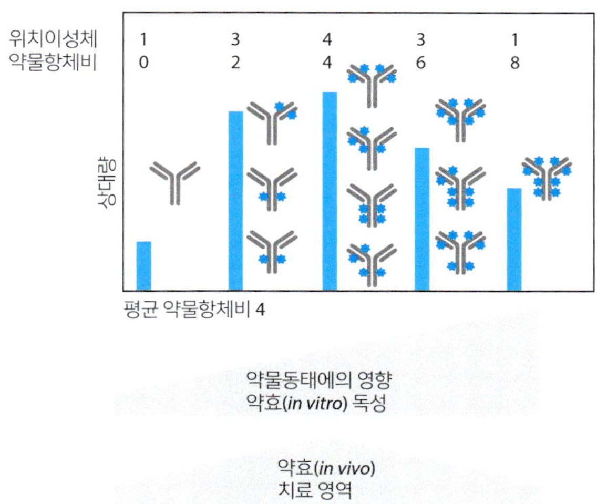

그림 3·21 약물 항체비 4개의 ADC 약물분포(Cys 컨쥬게이션)

용한다. 젬투주맙 오조가마이신이나 트라스트주맙 엠탄신은 Lys 컨쥬게이션에 의해 ADC화되어 있다. Lys 잔기의 제1급 아민은 구핵성 관능기이며 항체에 포함된 80개 이상의 Lys 잔기 중 항체 표면에 존재하는 약 40개의 Lys 잔기가 컨쥬게이션에 이용 가능하므로 약물 링커의 결합 부위에 따라 복잡한 혼합물로서 생성물을 주게 된다.

한편, 브렌툭시맙 베도틴은 Cys컨쥬게이션이 이용되고 있다. Cys잔기의 -SH기도 반응성이 높은 구핵성 관능기이다. 항체의 서브클래스인 IgG1에는 4개의 사슬 사이 및 12개의 사슬내 디술피드 결합이 존재한다. 환원제는 분자내의 사슬내 디술피드 결합에 도달할 수 없기 때문에 컨쥬게이션에 이용 가능한 Cys잔기는 4개의 사슬간 디술피드 결합이 되며, 환원제에 의해 8개의 -SH기가 생긴다. 이-SH기의 낮은 존재량으로 인해 Lys잔기를 이용하는 컨쥬게이션에 비해 약물의 결합부위 및 탑재량의 제어가 보다 쉬워진다. 대부분의 경우 약물 항체비는 2~4 정도로 제어되며 ADC의 제제 중에는 복수의 결합체가 혼재되어 있어 약물 분포가 불균일한 혼합물로 되고 있다(그림 3·21).

3·6·2 ADC의 과제와 전망

승인된 ADC는 임상 사용에 견딜 수 있는 안정성과 유효성을 지니지만 혈장 중에 ADC의 안정성은 여전히 개선될 여지가 있다. 더욱 넓은 치료 영역을 달성하기 위해서는 전신 순환에 있어서 보다 안정되는 약물 링커의 설계가 중요하게 된다. 또한 항체 하나당 약물 결합수를 증가시킴으로써 약리활성의 향상이 기대되지만 약물결합수 증가에 따라 ADC체의 물성이 악화됨에 따라 약물 항체비는 2~4정도로 제한되고 있다. 그 원인은 약물 링커의 소수성에 있는 것으로 추측되며 ADC의 물성에 미치는 영향을 줄일 수 있는 최적화된 약물 링커의 설계도 요구된다. 또한 ADC의 제제 중에는 복수의 약물 항체비 성분이 혼재되어 있어 약물 분포가 불균일해진다. 이들 ADC는 최적의 약물수보다 약물 항체비가 많은 ADC 성분과 적은 ADC 성분을 포함한 복잡한 혼합물이 된다. 이러한 불균일한 ADC에 비해 약물 항체비가 균일한 ADC 합성의 접근 방식은 보다 넓은 치료 범위를 가져올 것으로 여겨진다. 지금까지 이용되고 있는 약제는 DNA 손상제나 미소관 중합 저해제 등으로 한정되어 있으며 ADC로 작용하는 신규 작용 메커니즘을 가진 약제의 발견도 요구되고 있다. 또한, 고형 종양 치료의 ADC에는 **바이스탠더 효과**가 주목받고 있다. 바이스탠더 효과란 암세포 내에서 유리된 약물이 세포막을 투과하여 근방의 종양 조직에 대해서도 유효성을 나타내는 것이다. 종양 조직은 불균일한 세포 분포인 경우가 많으며 종양 중의 항원음성 혹은 저발현 암세포는 ADC의 살세포 활성을 피하고 결과적으로 치료 효과가 제한적이며 연명으로 이어지지 않을 수도 있다. 따라서 ADC에서 방출된 약물이 바이스탠더 효과를 가지고 주위의 암세포를 죽임으로써 더 나은 치료 효과를 얻을 수 있을 것이다.

이러한 배경을 바탕으로 현재의 과제를 극복한 ADC 기술로서 신규 작용 메커니즘을 가진 약물을 탑재하여 혈중에서 안정적이며 높은 약물 항체비가 가능하고 약물 분포가 균일한 차세대형 ADC가 이미 임상 개발되었으며 기존 의약품의 무효 예에도 강력하고 넓은 치료영역이 기대되고 있다.

3·7 저분자 항체

앞 절까지 설명한 항체 의약품은 모두 IgG 골격을 가진 항체이지만 가변 영역을 포함한 항체의 일부 구조만을 가진 것은 저분자 항체(antibody fragment)라고 불린다. 저분자 항체의 이점은 미생물을 이용한 저비용의 제조, 조직 이행성 향상, 이펙터 기능에 기인하는 부작용을 피할 수 있다고 생각되는 한편, Fc가 없기 때문에 혈중 반감기는 짧아진다.

3·7·1 저분자 항체 구조

표 3·3에 대표적인 저분자 항체의 구조를 나타냈다. IgG를 파파인 소화하여 발생하는 부분에 상당하는 Fab와 항체 H사슬 가변영역 (VH) 및 L사슬 가변영역 (VL)을 링커로 연결된 단일 사슬 항체인 scFv (single-chain Fv) 낙타과 동물이 가지는 H사슬 항체의 가변영역인 VHH (칼럼 7 참조) 등이 있다. 저분자 항체 그 중에서 가장 작은 VHH의 분자량은 15,000 정도이며, IgG의 약 1/10 크기이다. 구조의 최적화에 있어서는 VH와 VL의 배치나 링커의 길이 등이 중요해지는 경우가 많으며, 다양한 구조가 있을 수 있다.

표 3·3 대표적인 저분자 항체의 구조

분류	모식도	구조
Fab	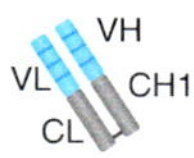	IgG을 파파인 소화시켜서 얻어지는 Fab에 해당하는 분자
VHH	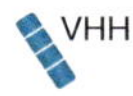	낙타과 동물 등에서 유래한 H사슬 항체 가변영역에(VHH)에 해당하는 분자
scFv	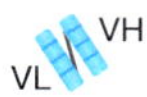	H사슬의 가변 영역(VH)과 L사슬의 가변 영역(VL)을 링커로 연결한 분자
탠덤 scFv	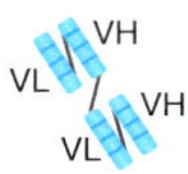	scFv를 링커로 연결한 분자
바이스페시픽탠덤 scFv	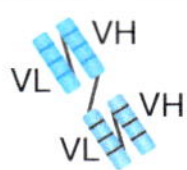	특이성이 다른 두 scFv를 연결한 분자
diabody	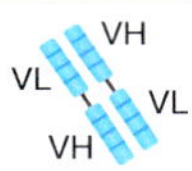	H사슬의 가변 영역(VH)과 L사슬의 가변 영역(VL)을 링커를 통해 연결한 분자가 비공유 결합을 통해 2량체를 형성한 분자

3·7·2 승인된 저분자 항체의 예

IgG형 항체 의약품에 비해 승인된 품목수는 한정되어 있지만 표 3·4에 나타낸 저분자 항체가 미국, 유럽 어느 쪽에서 승인되고 있다. Fab이 가장 많고 노화 황반변성증의 치료제로서 유리체 투여되는 라니비주맙 및 항응고제 다비가트란의 중화에 이용되는 이다루시주맙은 긴 혈중 반감기를 요하지 않는 것

표 3·4 저분자 항체 의약품의 예

항목	목적	방법	주요 적응질환
Fab	압식시맙 라니비주맙 이다루시주맙	GPⅡb/Ⅲa VEGF-A 다비가토란	심근허혈 노화 황반변성 다비가토란 중화
Fab' + PEG	세톨리주맙 페골	TNFα	류마티스 관절염
탠덤 scFv	블리나투모맙	CD19, CD3	급성 림프백혈병
VHH-VHH	카플라시주맙	폰 빌레브란트 인자	혈전성 혈소판 감소성 자반병
Fv + Pseudomonas exotoxin	목세투모맙 파수도톡스	CD22	유모세포백혈병

으로 저분자 항체의 특징을 살린 제품이라 할 수 있다. 한편 류마티스 관절염 치료제인 세톨리주맙 페골은 Fab을 PEG로 수식함으로써 분자량을 증대시키고 혈중 농도를 유지할 수 있는 구조이다. 탠덤 scFv인 블리나투모맙은 T세포상의 CD3에 결합하는 scFv와 B세포상의 CD19에 결합하는 scFv를 연결한 것으로 B세포 종양을 표적으로 T세포에 의한 공격을 발생시킬 수 있는 바이스페시픽 항체이다. IgG형 바이스페시픽 항체가 H사슬 2개와 L사슬 2개로 이루어진 4개의 사슬인 것과 비교하여 탠덤 scFv는 1개의 사슬의 단백질로서 발현시킬 수 있는 이점이 있다. 블리나투모맙의 혈중 반감기는 2시간 정도로 짧기 때문에 지속 링거 정주에 의해 이용된다. 혈전성 혈소판 감소성 자반병의 치료에 이용되는 카플라시주맙은 폰 빌레브란트 인자*에 대한 VHH배열을 두 가지 연결한 분자이다. 저분자 항체는 종종 항원과의 결합성을 증가시키기 위해 항원 결합 부위를 나열하는 경우가 종종 있다. 이러한 사례에서 알 수 있듯이, 저분자 항체는 그 특징을 살릴 수 있는 다양한 연구로 결점을 보완하고 제품화되고 있다. 또한 저분자 항체는 미생물에서 생산이 가능하다고 되어 있으나, 실제는 어떤 동물 세포를 이용하여 제조되는 경우도 있다.

* 폰 빌레브란트 인자(von Willebrand factor, vWF)는 혈소판 점착·응집의 촉진이나 혈액응고 제Ⅷ인자의 안정화 작용을 하며 혈액 응고에 관계되는 당단백질이다. 혈전성 혈소판 감소성 자반병에서는 vWF 중합체가 과도한 혈소판 응집을 일으켜 혈전이 생긴다.

제 4 장 바이오 의약품 제조

바이오 의약품은 공산품의 일종이지만 세포의 힘을 빌려서 생산되는 변형 단백질로서 그대로는 불순물이 포함되어 있으므로 충분히 정제하여 의약품으로 사람에게 투여할 수 있을 때까지 순도를 높여 원약으로 하고, 다시 제제로서 투여에 적합한 형태로 만들어야 한다.

한편 실험실에서 이루어지고 있는 단백질에 관한 연구에서는 연구 대상 단백질의 유전자를 삽입한 세포에서 재조합 단백질을 발현시켜 태그가 되는 단백질 부분에 대한 항체 컬럼 등을 이용하여 정제를 실시하여 다음 실험에 사용하는 것이 일반적이다. 이 단계는 바이오 의약품의 제조 순서와 매우 유사하다. 재조합 단백질의 발현 실험을 좀더 자세히 살펴보면, 제1단계에서는 발현 플라스미드에 목적 단백질의 유전자를 도입하고 대장균이나 동물 세포 등에 트랜스펙션하여 우선 발현주를 취득한다. 제2단계에서는 이 발현주를 삼각 플라스크나 자형 배양조에서 대량으로 배양하여 재조합 단백질을 배지 중 등에

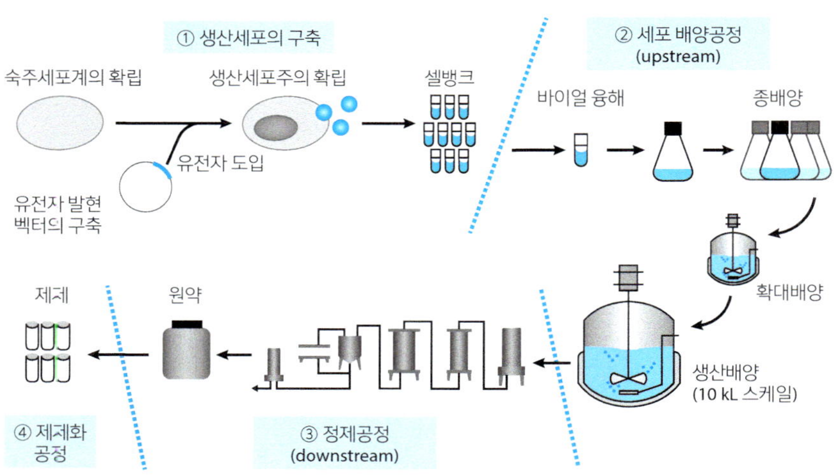

그림 4·1 바이오 의약품의 제조 공정

대량으로 발현시킨다. 제3단계에서는 정제를 실시한다. 제4단계에서는 정제한 변형 단백질을 안정적인 보존 조건, 예를 들어 0.5mL의 플라스틱 튜브에 분주하여 동결하고 실험에 대비하게 된다. 그림 4·1에 실제 바이오 의약품의 제조 공정을 모식적으로 나타냈다. 마침 제1단계가 **생산세포의 구축**에, 제2단계가 **세포 배양 공정**(업스트림)에, 그리고 제3단계가 **정제 공정**(**다운스트림**)에 상당하고, 마지막 제4단계가 제제화공정에 해당한다. 본장에서는 이 4단계에 대해 순서대로 해설을 진행시켜 나간다.

4·1 생산 세포의 구축

4·1·1 세포 기재 선택

제1단계인 생산 세포의 구축 중에는 **숙주 세포계의 확립**이 포함된다. 숙주 세포란, 변형 단백질을 발현시키는 목적 유전자를 도입하는 모세포를 말한다. 숙주세포로서 현재까지 여러 가지 세포가 검토되어 왔다. 또한 그림 4·1에서 기록한 생산세포주를 **세포 기재**라고 부르며, 목적 유전자의 도입에 의해 형질 전환한 세포주를 말한다. 또한 세포 기재라는 표현은 생소한 표현이지만 ICH Q5D에 기재되어 있고, 영어로는 cell substrate라고 표현되며, "사람을 대상으로 *in vivo* 또는 *ex vivo*로 투여되는 생물약품(바이오테크놀로지 응용 의약품/

표 4·1 시판 의약품 생산에 사용되고 있는 숙주세포(2019년 12월 현재)

생산계	시판 품목수	생산계	시판 품목수
동물 세포		미생물	
중국 햄스터 난소(CHO) 세포	60	대장균(*E. coli*)	53
쥐 골수종 세포	11	효모	21
베이비 햄스터 신장(BHK) 세포	3	기타	2
인간 세포	6	합계	76
기타	11	곤충 세포	
합계	91	Sf21 세포	3
		Hi-5 세포	1
		합계	4
동물		식물 세포	
트랜스제닉(Tg) 동물	3	당근 배양세포	1

생물 기원 유래 의약품)을 생산하는 데 필요한 능력을 가진 미생물 세포 혹은 사람 또는 동물 유래 세포주"라고 되어 있다.

지금까지 제품화된 의약품의 주요 숙주 세포를 표 4·1에 나타냈다. 가장 많은 것은 인간 유래 세포를 포함한 동물 세포이다. 주로 항체 의약품이나 일부 사이토카인, 혈액 응고 인자류 등의 생산에 이용된다. 다음으로 많은 것이 대장균이나 효모 등의 미생물로서 비교적 분자량이 작고 단순한 구조의 재조합 단백질인 인슐린이나 성장 호르몬 등의 생산에 사용된다. 그 이외로 수는 적지만 곤충세포나 식물세포를 이용하는 예가 알려져 있다.

그런데, 이 숙주세포들은 어디에서 공급된 것일까? 또, 어떠한 경위를 거쳐 생산에 사용되게 된 것일까? 사실, 이 미생물과 세포들의 이력은 그 생산물을 인간에게 투여할 때의 안전성을 확보하는 데 매우 중요한 과제이다. 즉, 지금까지의 과정에서 사람에게 유해한 가능성이 있는 바이러스나 병원균 등의 외래성 오염물질과 접촉했을 가능성이 없는지의 이력을 확인하는 동시에 안전성을 확보하기 위한 시험을 실시할 필요가 생긴다. 예를 들어 동물세포의 경우에는 숙주 세포주를 확립하고 유전자를 도입시켜 형질을 전환시키는 과정에서 초대배양이나 계대 배양 등의 배양작업을 실시하고 있으며, 그러한 단계에서 이용한 시약이나 배지, 특히 혈청이나 계대 배양 시에 이용한 돼지 트립신 등의 오염이 없는지를 조사하여 관리할 필요가 있다.

또한 기초연구라면 도입한 유전자 배열에 오류가 있거나 돌연변이에 의해 배열이 변화하더라도 연구결과에 영향을 줄 뿐인데 이것이 바이오 의약품의 경우에는 도입했을 유전자 배열이 다르거나 생산 배양 도중에 변이가 들어가는 일이 있으면 생산물인 재조합 단백질에 변이가 생겨 의약품으로서의 유효성이나 안전성을 담보할 수 없게 된다. 그러므로 모세포에 미생물을 이용하든 동물세포를 이용하든 어느 경우든 도입하는 유전자는 플라스미드 컨스트럭션의 이력을 기록하고 유전자 도입한 발현 벡터의 삽입 배열과 그 근방의 핵산의 염기서열을 분석하여 도입한 유전자의 배열이 예상대로임을 확인하고 그 데이터를 보전해 둘 필요가 있다. 이들 발현 벡터의 구축과 그 분석에 관해서는 ICH Q5B "재조합 DNA 기술을 응용한 단백질 생산에 이용하는 세포 중의 유전자 발현 구성체 분석에 대해"에 상세히 기재되어 있다. 또한 ICH Q5B에서 말하는 유전자 발현 구성체란 발현 벡터를 말한다. 또한 발현 벡터 구축에 관해 여기에서는 상세하게 설명하지 않지만 복제 시작점, 항생물질 내성 유전자, 프로모터 등의 기본적인 구성요소로 되어 있다.

최근 바이오 의약품으로서 항체 의약품의 제품 수가 증가하고 있다. IgG형 항체 의약품은 N결합형 당사슬을 가진 재조합 단백질로서 항체로서의 생물 활성을 나타내기 위해서는 N결합형 당사슬의 부가가 중요한 경우가 있다. 동물 세포에서는 인간의 당사슬 구조와 유사한 N결합형 당사슬을 재조합 단백질에 부여하는 것이 가능하며, 이 때문에 항체의약의 생산은 동물 세포를 이용하는 경우가 많으며, 그 중에서도 경험이 축적된 중국 햄스터 난소(CHO) 세포를 이용하는 것이 일반적으로 되어 있다. 또한 동물 세포에서 생산된 재조합 단백질은 입체적인 구조를 가지고 있으며 배양액 속에서 배양된다. 이것도 미생물에는 없는 동물 세포의 특징이다. CHO세포가 세포주로 수립된 것은 약 50년 전으로 상당히 오래되어 현재까지 많은 아종이 알려져 있으며(그림 4·2), 그 중에서도 바이오 의약품의 제조에는 CHO-K1 세포 CHO-DG44 세포가 가장 많이 이용되고 있다. 각각의 아종에 적합한 발현 벡터나 배지 개발이 이루어지고 있다. 최근에는 의약품 제조를 위한 배양 공정에서 페드 배치 배양

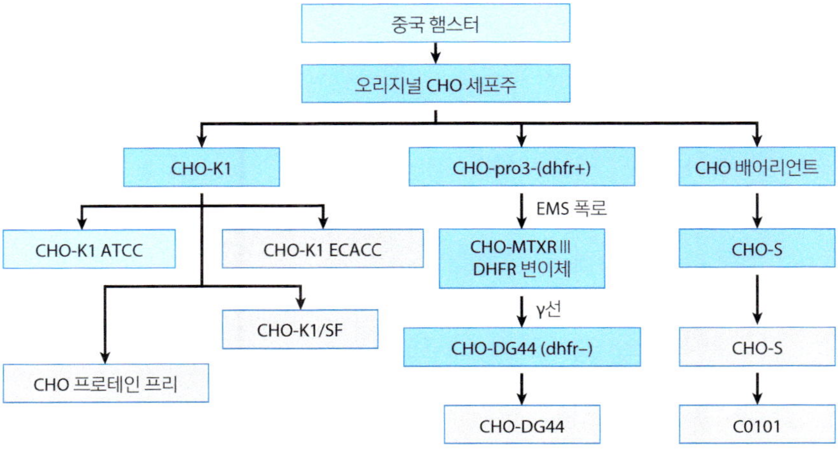

그림 4·2 CHO 세포주의 계통도

[B.O. Palsson, *et al.*, *Nat. Biotechnol.*, 31(8), 759–765(2013)]

(§4·2c 참조)이 가능하도록 이 모세포 단계에서 세포의 부유화나 혈청에 비의존적으로 배화 시간이나 세포 생존율 등의 증식성을 유지한 채 무혈청 순화가 이루어진다. 배양 공정에서 생산되는 변형 단백질인 항체의 발현량과 품질에 크게 영향을 미칠 가능성이 높기 때문에 어떤 세포주를 모세포로 선택할지는 신중하게 결정할 필요가 있다.

4·1·2 셀 뱅크의 구축, 평가, 관리

a. 싱글 셀 클로닝 전절에서 설명한 숙주세포에 발현 벡터를 도입하여 얻은 생산세포는 이 단계에서는 증식속도나 단백질의 발현량 등도 다양한 발현 세포의 혼합물이다. 만일 이 혼합물인 발현 세포에서 다음 공정의 "세포 배양 공정"에 의한 생산 배양을 실시했다고 하자. 이 경우, 생산 시 세포군의 비율이나 세포수를 일정하게 유지하거나 생산물인 변형 단백질의 품질이나 생산량을 일정하게 유지하기는 어려울 것으로 예상된다. 그러므로 미생물이든 동물 세포든 생산 세포의 혼합물 중에서 하나의 세포를 골라내는 **싱글 셀 클로닝**을 한다. 단일 복제주를 취득하면 세포 증식성과 생산성이 일정량의 세포주를 얻을 수 있다. 미생물의 싱글 셀 클로닝은 비교적 간단하며 백금귀에서 한 곳에 집중적으로 바른 발현 세포의 혼합물인 균체를 한천배지 전체에 희석하여 확산시키는 획선 배양법으로 싱글콜로니가 된 것을 선택하는 것이 좋다. 이에 반해 동물세포의 싱글 셀 클로닝은 획선배양법과 같은 간편한 방법이 없어 좀 복잡하다. 여러 가지 방법이 알려져 있지만, 싱글 셀의 단리를 목적으로 하는 고전적인 기법으로 한계 희석법이 있다. 계산상 1세포/웰 이하가 되도록 생산세포의 혼합물을 희석하여 뿌리고 현미경으로 각 웰당 1개 이하의 세포가 존재하고 있는지를 확인하는 방법이다. 그 상태로 배양하여 조금 늘린 복제 후보주를 희석하여 뿌리고, 이를 반복하여 단일성을 확보한다. 최근에는 이를 대신하여 셀 소터를 이용하여 싱글 셀을 얻는 방법 등에 대한 새로운 방법론이 개발되고 있다. 이때 셀 소터를 교체하는 세척 절차, 셀 소터를 조작할 때의 시약이나 단일 클론이라는 증거를 제시할 근거 자료 준비 등 새로운 방법에 대한 규제 과학적 요건을 충족해야 한다. 또한 싱글 셀 클로닝을 하기 전에 유전자 증폭을 통해 생산력을 높일 수 있는 연구를 하는 것이 일반적이다.

b. 셀 뱅크 시스템 다음으로 단일 클론화된 생산 세포주를 이용하여 항구적, 안정적으로 바이오 의약품인 생산물을 공급하는 구조인 셀 뱅크 시스템에 관하여 설명한다. 단일 클론화된 세포를 어느 정도까지 증식시킨 후 동결용 시약에 현탁하여 1mL정도의 양을 넣을 수 있는 플라스틱 바이알 수백 개에 분주하여 동결하여 보관한다. 이 단일 클론주의 생산 세포가 분주 관리된 바이알군을 **셀 뱅크**라고 부른다. 셀 뱅크에는 성능이 일정한 생산 세포주가 분주되어 동결 보존되어 있으므로 필요할 때 어떤 바이알을 융해하여 다음 공정의 세포 배양 공정에 공급해도 언제든지 재현성이 높은 배양을 할 수 있게 된다. 또, 처음에 조제한 셀 뱅크를 **마스터 셀 뱅크**(master cell bank, MCB)라고 부른다. MCB로부터 얻은 바이알을 소규모로 배양하여 세포를 증식시켜 이것도 MCB와 마찬가지로 수백 개 단위로 플라스틱 바이알로 분주하여 동결하고 액체 질소 하에서 냉동 보관한 바이얼군을 워킹 셀 뱅크(working cell bank, WCB)라고 부른다. MCB는 만일의 경우에 보관용으로 평상시에는 사용하지 않으며, 통상의 제조에는 WCB로부터 바이얼을 공급한다. MCB와 WCB의 2단계 셀 뱅크 시스템은 의약품 제조에 있어서 생산 세포주(세포 기자재)를 공급하기 위해 가장 안전하고 실용적인 방법으로 받아들여지고 있다. 제약회사 등의 제조업자에게는 이 셀 뱅크가 안정적인 공급을 위해 가장 중요한 기재이므로 지진이나 화재 등의 재해에서도 셀 뱅크가 파손되어 안정적으로 공급할 수 없게 되는 일이 없도록 MCB와 WCB를 국내 외딴 지역이나 국외에서 분산 보관하는 등

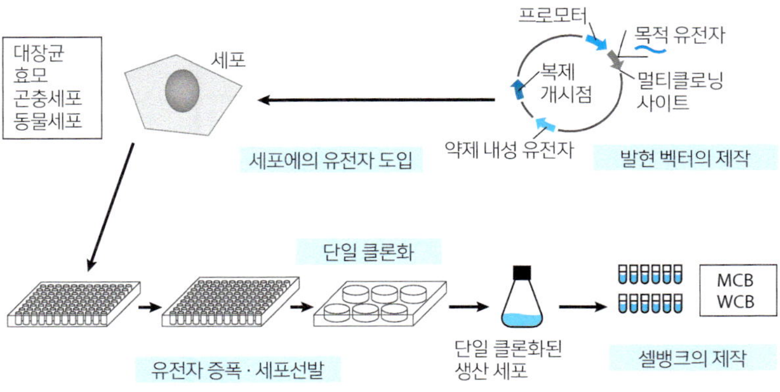

그림 4·3 생산세포 구축

셀 뱅크가 사용할 수 없게 되지 않도록 관리하고 있다. 또한 이 셀 뱅크의 구축부터는 일반적으로 GMP*하에서의 작업이 된다. 지금까지의 흐름을 그림 4·3에 나타냈다.

또한 §4·1·1에서 나타낸 숙주세포/친세포도 셀 뱅크화하는 경우가 많다. 그로 인해, 특히 동물세포의 경우는 부유화나 무혈청 순화 등 반년 이상 걸리는 작업을 한 번 하면, 다음 제품의 셀 뱅크를 작성할 때, 시간을 크게 절약할 수 있다.

c. 셀 뱅크의 평가와 관리 다음으로, 조제한 MCB나 WCB의 평가와 관리 방법에 대해서 동물 세포를 이용하여 제조하는 바이오 의약품을 대표 예로서 설명한다.

MCB나 WCB의 평가에서는 세포 자체의 성질을 평가하는 **특성 해석 시험**과 목적의 세포 이외에 셀 뱅크 중에 존재하는 다른 세포나 미생물의 혼입 가능성을 평가하는 **순도 시험**을 실시한다. 특성 해석 시험의 방법은 다방면에 걸쳐 있으며, 어떤 세포를 숙주세포 및 생산주로 할 것인가에 따라 크게 달라진다. CHO세포나 기타 바이오 의약품 생산 실적이 있는 세포주를 사용할 때는 어느 정도 선례가 있으므로 그것이 된다면 좋으나 신규 생산 세포를 스스로 수립했을 경우에는 ICH Q5D에 따라 스스로 검사 항목을 설정해야 하기 때문에, 번거롭다. CHO 세포에서는 특성 해석 시험 항목으로 세포 종류를 판별하는 **아이소자임 분석**, 유전자 구성체의 모세포 삽입 상태를 조사하는 서던블롯, 삽입 유전자 복사 수를 평가하는 DNA 복사 수 해석, 삽입 유전자 염기서열이 기대대로 되는지 확인하는 DNA 염기서열 분석 등을 들 수 있다. 또한 순도 분석으로는 셀 뱅크가 미생물에 오염되지 않았는지를 보는 **무균 시험**, 감염되면 세포의 성질을 변화시키기 위해 감염되는 것을 피하고 싶은 마이코플라스마의 유무를 보는 **마이코플라스마 시험**을 실시할 필요가 있다.

* GMP는 good manufacturing practice의 약자로, "의약품 및 의약부외품의 제조관리 및 품질관리 기준에 관한 성령"에 기재되어 있으며, 의약품 제조업자와 판매업자가 지켜야 할 법령. 누가 언제 작업해도 반드시 같은 품질의 제품을 만들기 위해서 해야 하는 '결정사항'이며, 소프트웨어(각종 기준서 등 체계화된 문서류)와 하드웨어(제조설비 등)로 이루어진다.

외래성 오염 물질로는 바이러스도 들 수 있는데, 이에 대해서는 §4·4에서 설명한다.

WCB를 출발점으로 배양 공정에서는 스케일 업도 하기 때문에 그 과정에서 세포분열이 상당하게 진행된다. 몇 세대분, 분열이 진행되었는가는 실제 세포 밀도와 배양 스케일로 계산할 수 있다. 그러한 실제조의 세포령 상한을 넘은 세포주에서도 MCB나 WCB와 거의 같은 평가시험을 실시하여 바이오 의약품을 항상 제조할 수 있는지 확인한다.

이 문서에 제시된 셀 뱅크의 구축, 평가, 관리에 관해서는 세포 기질뿐만 아니라 ICHQ5B "재조합 DNA 기술을 응용한 단백질 생산에 사용되는 세포에 유전자 발현 구성체 분석" 및 ICH Q5D "생물 약품 (생명 공학 응용 의약품 / 생물학적 의약품) 제조용 세포 기질 유래, 제조 및 특성 분석"에 주의해야 할 점 등이 상세하게 기재되어 있다. 미생물에 대해서도 기본적으로는 동물 세포와 마찬가지로 셀 뱅크를 준비하여 생산 세포주 (세포 기질)을 평가, 관리한다.

4·2 세포 배양 공정

본 절과 다음 절에서 바이오 의약품의 원약 제조 프로세스에 관해서 개략적으로 설명한다.

세포 배양 공정의 목적은 사람에게 투여하는 데 필요한 양의 재조합 단백질을 대량으로 얻는 것이다. 예를 들어 항체 의약품의 경우 적응 질환에 따라 다르며 상당한 폭은 있지만 연간 수 kg~수십 kg의 단백질을 공급할 필요가 생긴다. 한편 바이오 의약품으로 사용하는 사이토카인 등의 경우 생산량은 이보다 훨씬 적다. 어느 쪽이든 그림 4·1에 나타낸 바와 같이 바이알 융해 → 종 배양 → 확대 배양 → 생산 배양의 순으로 스케일을 크게 하여 상정되는 필요량의 생산물을 충분히 얻을 수 있는 스케일로 최종적으로 생산 배양을 한다. 미생물에 의한 생산과 동물 세포에 의한 배양에서는 다른 점이 있으므로 몇 가지를 고찰한다. 그리고 그것이 배양 공정의 설계에 어떻게 영향을 주는가. 우선, 1) 세포의 배화 시간이 크게 다르다. 미생물로는 수십 분에서 몇 시간이라고 알려져 있으며 하룻밤에 대량의 대장균이 생기는 것은 잘 알려져 있다. 한편 동물 세포의 배화 시간은 20시간 전후인 것이 일반적이다. 또한 2) 미생물과 달리 동물 세포는 어느 정도의 세포 밀도가 없으면 충분히 생육할 수 없다. 따라서 대략 5~10배 정도의 스케일 업 배율을 유지할 필요가 있다. 따라서 종배양이 수 백 mL, 확대 배양 전기가 수 L, 확대 배양 후기가 수 십 L이고 생산배양이 2,000L 혹은 2,000L의 확대 배양을 거쳐 20,000L의 생산 배양이 되도록 프로세스가 만들어져 있다. 생산 세포일 때의 항체 발현량이 2g/L이라고 하면, 생산 배양 2,000L에서 4kg의 생산량, 또 20,000L에서 배양한 경우에는 40kg의 생산량이 된다.

a. 동물세포 배양 세포 배양 공정은 세포 자체와 배지, 배양장치, 배양 방법과 배양조건, 스케일 업 대응능력 등의 요소로 구축되어 있다. 세포 배양 공정의 프로세스 구축(산업상으로는 프로세스 개발이라 칭하는 것이 일반적이다)에서는 이미 얻어진 MCB, WCB와 같은 세포주에 맞추어 배지, 배양 방법, 배양조건 등을 선택하고 세포주의 증식성·안정성이나 생산물의 발현량 및 그 품질 등을 검토하면서 프로세스를 최적화한다.

배지는 주로 ① 해당계를 통해 에너지원이 되는 당류, ② TCA회로 등의 대사경로에 내장되어 질소원이 되는 아미노산이나 유기산, ③ 세포분열이나 증식에 관여하는 비타민류, ④ 각종 대사의 보조인자가 되는 미량금속, ⑤ 세포의 구성에 필요한 지질, ⑥ 배지의 pH를 유지하는 탄산수소나트륨 등의 완충액 성분, ⑦ 성장인자 등, 세포의 보조인자 같은 CHO 세포의 아종이라도 세포주에 따라 상당히 영양 요구성이 다르기 때문에 각각의 목적 유전자를 넣은 세포주마다 최적화할 필요가 있다. 배지는 국내외 시약 공급회사로부터 여러 종류가 시판되고 있는데, 배지의 성능뿐만 아니라 장차 상업 생산에 이르렀을 때에도 품절이나 지연 없이 안정적으로 공급받을 수 있는가에 대해서도 중요한 선택사항이 된다. 특히 CHO세포 전용에는 무혈청 순화배지, 페드배치 배양용 무혈청배지 등 CHO세포 개발단계별로 여러 회사에서 많은 최적의 배지가 시판되고 있다. 따라서 처음부터 자신만이 선택하는 것은 거의 어렵기 때문에 복수의 배지 공급 회사로부터 정보를 얻거나 세포 배양에 정통한 연구자에게 가르침을 구하면서 기존의 정보를 수집함과 동시에 실제로 바이얼 오픈에서 수십 mL 정도의 스케일에서의 배양을 검토하여 선택하면 된다. 단, 배지의 성분 및 그 함량은 기밀성이 있는 기술 지식이므로 배지 제조 회사로부터 공개되지 않은 경우도 많다. 배지의 종류와 조성은 생산물의 품질에 크게 영향을 줄 가능성도 있으므로 특히 제1상 시험용 치험약을 만들 무렵에는 고정하고, 그 이후의 개발에서는 크게 변경하지 않는 것이 바람직하다.

b. 배양 장치 배양 장치 역시 배지처럼 많은 장비 공급 회사로부터 판매되고 있으므로 선택할 필요가 있다. 그림 4·4에서는 (a)에 종래의 스테인리스 배양조를 주체로 한 전통적인 제조라인을, (b)에 최근 급속히 보급이 진행되는 싱글 유스백을 이용한 제조라인을 나타냈다. WCB의 바이알 용해에서 **종 배양**이라고 하는 수십 mL까지의 스케일에서는 (a), (b) 공통으로 세포 배양용 항온조 안에서 일반적으로는 삼각 플라스크로 배양한다. 그 후, 수 L~수십 L의 스케일까지의 **확대 배양 1**은 교반 날개가 붙은 유리제의 스피너형 배양조 (a) 또는 진동 타입의 플라스틱 백의 배양조 (b)를 이용하여 실시되며, 최종 생산 배양 용량을 고려하면서 5~10배 용량의 배양 규모로 약 수일의 배양기간으로 확대된다. 수 십 L에서 수 백 L의 **확대 배양 2**에서는 교반 날개가 붙은 스테인리스제 배양조 (a)나 교반 날개가 붙은 플라스틱 백의 배양조 (b)가 이용된다(이 확대 배양 2를 N-1 배양이라고 부르는 경우가 있음). 그리고 10~20 kL 정도의 **생산 배양**은 (a)의 기존법에서는 교반 날개가 부착된 스테인리스제 배양조를 이

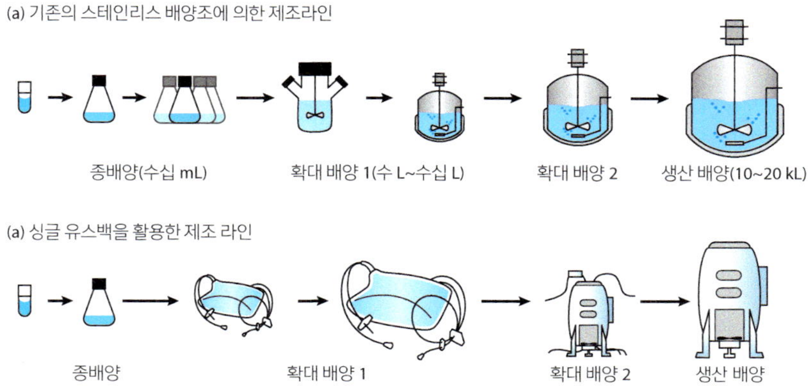

그림 4·4 배양장치에 의한 제조라인

용하여 실시한다. 한편, (b)의 싱글 유스법에서는 확대 배양 1에서 직접, 혹은 확대 배양 2를 경유해서 교반 날개가 붙은 플라스틱 백의 배양조에서 생산 배양이 이루어진다. 생산 배양은 약 2주 정도의 기간 동안 이루어진다. 기존의 제조 라인에 걸리는 시간은 바이알 융해에서 생산 배양까지 한 달 정도가 소요되어 효율성이 떨어졌다. 그래서 최근에는 싱글 유스로 배양하는 제조 라인을 채용하여 종 배양에서 확대 배양까지의 전체에서 세포농도를 높이고, 생산배양으로 가져오는 시간을 단축하거나 확대 배양 2(N-1배양)로 환류 배양을 실시함으로써 상시 세포 밀도도 높은 확대 배양액에 상당하는 배양액을 공급함으로써 WCB에서 확대 배양 2를 반복하지 않고 생산배양을 실시하는 등, 배양 기간 전체를 단축하여 생산성을 향상시킬 수 있는 노력이 보인다. 종래의 항체 의약품은 한 제조 라인에서 소품종 대량 생산되었고, 스테인리스 탱크를 조합한 배양 장치를 사용하는 경우가 많았다. 그러나 항체 의약품이 소량 생산되기 시작한 것과 싱글 유즈 플라스틱 제품을 주체로 한 배양 기기가 발달해 왔기 때문에 현재는 그 기법이 주류를 이루고 있다. 또한 싱글 유스 제품은 γ선 등에 의해 멸균되어 판매되고 있어 구입 후 조립만으로 즉시 사용할 수 있지만, 스테인리스로 된 배양조는 세척과 멸균이라는 번잡한 공정이 사용 전에 필요하므로 사용하기에 편리한 점에서도 싱글 유즈 제품이 사용되는 경우가 증가하고 있다. 단, 싱글 유즈 제품에서는 1회용이 되기 때문에 소모품으로서의 비용이나 폐기물로서의 처리를 하는 등 환경에 대한 배려(국가에 따라 산업 폐기물로서의 폐기 방법은 다르다) 등도 고려할 필요가 있다.

c. 배양 방법 배양기기의 선정과 병행하여 배양 방법과 배양조건의 검토도 필요하다. 배양 방법은 현재는 크게 세 가지로 분류할 수 있다(표 4·2).

회분 배양(배치 배양)은 1회의 배양마다 새로운 배지를 준비하고 거기에 세포주를 파종하여 세포 회수까지 배지를 가하지 않는 배양법이다. 장점은 배양법이 단순하고 오염 리스크가 낮으며 스케일 업이 비교적 용이하다는 점이다. 한편 단점으로서 생산성은 일반적으로 낮고 배양기간은 길지 않다. 이 특징을 살려 종배양 및 확대 배양 공정에서 사용되고 충분한 영양분을 바탕으로 수일간 세포의 생존율이 100%에 가깝고 계속 증식하도록 한다.

유가 배양(페드 배치 배양)은 회분배양의 배양 중에 서서히 부족해지는 성분을 보충하기 위해 배지 자체나 특정 성분을 추가로 첨가(피드)하는 방법으로 생산배양 과정에서 현재의 주류인 배양법으로 되고 있다. 장점은 기질 농도를 임의로 제어할 수 있으며, 경우에 따라서는 추가한 용액의 부피만큼, 배지 내에 축적한 유해 물질을 희석하여 생산성을 높일 수 있다는 점이다. 그러나 무리하게 배양을 하기 때문에 세포의 생존이나 증식을 저해하는 물질이 축적되는 등 배양기간은 2주일 전후에 머문다는 결점이 있다.

연속 배양(환류배양)은 일정한 속도로 배지를 공급하고 동시에 같은 양의 배양액을 뽑아내는 배양법이다. 따라서 배양 환경을 항상 일정하게 유지하기 쉽고 높은 세포밀도를 장기간 유지할 수 있다(경우에 따라서는 수개월간). 그러나 배지를 대량으로 사용하기 때문에 생산성이 페드 배치 배양에 비해 낮고 설비·조작이 복잡하여 오염 위험이 증가하는 것이 결점이다. 이전에는 페드 배치 생산에 적합하지 않은 효소류 등의 불안정한 단백질 생산에 사용되어 왔으나,

표 4·2 배양 방법의 차이와 그 특징

배양 방법	특징	배양 용도	장점○과 단점×
회분 배양 (배치 배양)	배양기로 조제한 배지에 세포를 파종하고 세포를 증식시켜 일정기간 지수함수적으로 세포 증식시킨 후 배양상청을 회수한다.	미생물에 의한 생산 배양이나 CHO 세포의 확대 배양에 사용되는 가장 표준적인 배양법	○오염 위험이 낮다 ○스케일 업이 용이함 ○실 용량(배양 시 실제의 배지의 용적)이 일정함 ×배지 성분이 곧 고갈되기 때문에 생산성은 낮고, 배양기간은 상대적으로 짧다
유가 배양 (페드 배치 배양)	회분 배양 중인 어떤 기간에 주로 부족한 특정 영양분, 배지 성분을 배양기에 첨가하여 세포 증식이나 생존율 유지 등을 노리고 생산물을 높은 농도로 생산한다.	CHO 세포를 이용하는 바이오 의약품 제조에서 생산 배양으로서 주류가 되고 있는 배양법	○배지 성분의 농도를 임의로 제어하여 배양 조건의 컨트롤 가능 ○생산성은 비교적 높다 ○오염 리스크는 중간 정도 ×실제 용량이 늘다 ×배양기간은 2주 정도로 한계 있음
연속 배양 (환류 배양)	투석막이나 필터로 세포와 상청을 과분리하여 세포를 배양액으로 되돌림과 동시에 새로운 배양액을 연속적으로 첨가함으로써 고세포 밀도로 장기 배양이 가능.	CHO 세포 배양의 페도배지 생산배양 전 최종확대 배양(N−1배양) 및 연속생산배양에 사용	○높은 세포밀도로 세포생존율이 높은 상태를 장기간 유지할 수 있으므로 앞으로 다양한 상황에서의 활용이 기대된다. ○실제 용량은 일정 ×배지를 대량으로 사용하기 때문에 생산성은 아직 페도배지에 비하여 낮다. ×설비·조작이 복잡하고 오염 위험도 높아진다.

최근 생산성을 향상시키기 위한 기술로서 항체 의약품의 생산배양 공정에 사용하는 등 재평가가 진행되고 있어 제약회사에서도 채용되는 사례가 나오고 있다.

d. 배양 조건의 최적화 어떤 배양 방법을 채용하더라도 각각의 세포, 배지별로 높은 생산량, 높은 증식성능 및 충분한 품질을 얻을 수 있는 배양조건의 최적화를 실시하다. 배양 조건을 결정하는 파라미터는 배지 성분, 첨가 물량, 대사물의 종류와 그 양의 변화를 보는 화학적 파라미터와 ① 혼합 교반/통기/배지의 첨가와 배양액 유출의 제어 ② 온도의 계측과 제어 ③ pH의 계측과 제어 ④ 용존 산소 농도의 계측과 제어와 같은 물리적 파라미터로 나뉜다.

물리적 파라미터를 변화시키면서 화학적 파라미터도 계측하여 배지 성분의 과부족분을 보충하면서 생산량과 품질을 최적화한다.

①의 혼합 교반은 배양 스케일 업 시에 세포의 침강이나 부착 등에 의한 편재를 방지할 뿐만 아니라 세포에 영향을 주는 다양한 인자(기질 농도, 생산물 농도, 온도, pH, 용존 산소 농도 등)를 균질하게 하는데 중요하다. 통기는 배양액 속에 산소를 용해시키기 위하여 스파저라고 불리는 소결금속으로 이루어진 배관을 통하여 배양조 내에 산소를 공급하는 조작을 가리킨다.

②의 온도의 계측과 제어에 대해서는 무균적인 온도의 계측은 열전쌍 등의 온도 센서를 접속한 온도 지시계를 이용해서 이루어지고, 실온 이상의 온도 설정에서는 센서와 히터의 조합에 의해 통상 36~37°C에서 제어한다.

③의 pH의 계측과 제어도 무균적으로 접속한 pH 지시계를 이용하여 이루어진다. pH는 배양조 내로의 산 또는 알칼리 공급 시스템의 조합하여 제어한다. 완충제로서 배지 성분에는 $NaHCO_3$ 등이 포함되어 pH를 내릴 때는 CO_2를 불어넣고, pH를 올릴 때는 $NaHCO_3$를 첨가하는 방법도 있지만, 더 강한 산, 알칼리를 이용하기도 한다. 특히 페도배치 배양 후반에 젖산의 축적으로 pH가 내려가는 경향이 있어 알칼리 첨가를 하는데, 그로 인해 삼투압이 상승하는 등의 악영향도 나타날 수 있다.

④의 용존산소 계측과 제어도 무균적으로 연결된 용존 산소계를 이용한다. 배양 개시시의 용존산소 농도는 100%에 가깝지만 배양이 진행됨에 따라 증식한 세포가 산소를 소비하므로 용존산소가 저하된다. 만약 용존산소가 적어지

칼럼 8

바이오 의약품 연속생산

2015년 7월에 낭포성 섬유증 치료제 Orkambi®정(루마카프톨/이바카프톨)이라는 저분자 의약품이 연속 생산법으로 미국 식품의약국으로부터 승인을 받았다. 이것이 연속 생산으로 제조된 의약품의 제1호로 되어 있다. 식품공업이나 석유화학품공업 등에서는 프로세스를 연속적으로 하여 제조하는 연속 생산이 일반적이지만, 의약품 제조공업에서는 바이오 의약품은 물론 합성 화합물인 저분자 의약품에서도 배치 제조로 생산되어 연속 생산이 이루어지지 않았다. 이것은 연속 생산에 적합한 제조 장치와 분석 장치와 그에 대한 규제가 충분하지 않았기 때문인데, 최근 바이오 의약품을 생산해도 연속 생산할 수 있는 토양이 갖추어져 왔다.

연속생산의 정의는 원료 또는 중간체를 연속적으로 제조 공정 내에 추가하여 제조 후의 제품을 연속적으로 추출하는 생산 방법·프로세스이며, 그 프로세스를 장기간 가동시켜 적절한 품질을 가진 최종 제품을 필요한 양, 필요한 시기에 제조할 수 있는 유연성이 특징이다. 의약품 개발면에서는 연속화로 스케일 업이 불필요해지고 스케일 업 시에 필요한 제조 방법의 개발이나 품질 관리 관련의 막대한 업무가 삭감되어 개발 기간의 단축도 기대된다. 제조면에서는 설비를 보다 공간 절약에 설치할 수 있어 제조 장소의 설치·이동도 용이하게 되어 비용 절감으로 이어진다. 종래의 배치 제조에 비해 유연성이 증가하여 개발 시간 단축, 제조 비용 삭감 등이 기대되며, 향후의 의약품의 조류인 개별화 의료에 대응한 다품종, 소량 생산에도 적합한 생산 방법이다.

현재 필요한 기술 개발이 진행되고 있으며 다음과 같은 점이 과제이다.

- 원약(배양 공정, 정제공정), 제제의 일부 공정의 자동화로부터 전 시스템의 자동화
- 환류배양법의 장치적 개선과 유사 연속되는 컬럼 스위칭법을 통한 연속 정제 시스템 통합
- 무균 환경을 쉽게 제공할 수 있는 싱글 유스 장치의 발달과 그 임베디드
- 공정분석(PAT[1]) 등 고정밀 모니터링 기술(특히 무균, 비접촉 모니터링법 개발)
- 공정 파라미터 및 모니터링 분석, 품질 분석을 통합하여 판단할 수 있는 IT 시스템 개발
- 연속생산에 적합한 무균기술 개발, 바이러스 안전성 평가법 개발

현재, 연속 생산에 관한 규제상의 대응도 진행되고 있으며, ICH에서는 2018년부터 Q13로서 "원약 및 제제의 연속 생산"과 같은 가이드라인의 논의가 시작되었다. 국내에서도 관민이 협력하여 "고려해야 할 포인트" 작성을 위해 움직이기 시작했다.

---

1. process analytical technology의 약자. 실시간으로 제조 중인 제품을 분석하는 것을 특징으로 하는 프로세스 해석 공학.

칼럼 9 항체 생산을 위한 CHO 세포에서의 메타볼롬에 의한 대사플럭스 해석과 Multi-Attribute Method에 의한 품질분석

바이오 의약품의 배양과 정제의 제조 과정을 상세하게 해석하여 그 결과를 프로세스 개발에 피드백하려는 디자인 스페이스의 개념에 기초한 여러 연구의 흐름이 있다. 그 중에서도 주목되는 것은 주로 배양 프로세스의 해석에 주목한 연구 방법으로서 **메타볼롬에 의한 대사 플럭스 해석**과 **Multi-Attribute Method에 의한 품질 분석**(많은 품질 특성을 동시에 분석하는 방법)을 들 수 있다.

대사플럭스 해석은 물질생산의 효율화를 목표로 대사계를 디자인하기 위하여 대장균 등 미생물의 배양분야에서 발달한 기술로, ^{13}C 표지된 글루코스나 아미노산 등의 기질을 대사시켜 세포 내에 축적한 대사물질의 동위원소 탄소수 비를 질량분석계 등으로 분석하는 방법이다. 최근에는 동물 세포의 대사 해석에 이용되기 시작하여 성과를 올리고 있다. 대사에 관여하는 주요 경로를 망라하여 해석하기 때문에 종래와 같이 어느 시점에서 세포의 생존율, 증식 속도, 산소 소비, 세포 외 대사물 등의 세포의 상태를 해석하는 것이 아니라 환경 인자에 의한 영향을 대사모델의 범위 내에서 빠짐없이 해석할 수 있다. 이 때문에 배양 환경인자의 최적화에 있어서는 단순히 생산성 향상뿐만 아니라 영양성분의 검토 외에 전단 응력, 용존산소, 용존 이산화탄소 등의 환경인자의 최적화에 관해서도 적용 가능해진다. 최근에는 안정동위 원소를 이용하지 않고 메타볼롬을 해석할 수 있는 시스템의 개발도 진행되고 있다.

Multi-Attribute Method(MAM)은 Multi-Attribute Monitoring이라고도 하며 바이오 의약품의 새로운 개발방법으로서 주목받고 있다. MAM은 품질관리에서 현재 사용되고 있는 몇 개의 전기영동 및 크로마토그래피를 대신하여 액체크로마토그래피/질량분석에 의해 데이터를 취득하는 방법으로, 종래에는 공정분석이나 제품분석 등의 정해진 단계에서 얻었던 목적물질이나 불순물에 관한 데이터를 배양 시작부터 정제의 모든 단계에서 얻을 수도 있다. 그 때문에, PAT의 일종이라고 생각하는 것이 가능하며, 리얼타임 릴리스 시험(공정내 데이터에 근거하여 공정 내 제품이나 최종 제품의 품질을 평가하는 시험)에 의한 출하 판정이 가능하게 될 것으로 기대되고 있다. 특히 바이오 의약품 MAM에서는 활성에 직접 관계되는 당사슬이나 아미노산 잔기의 수식 등의 번역 후 수식을 신속하게 분석하는 것이 가능한 것이 이점이다.

메타볼롬에 의한 대사 플럭스 해석과 MAM에 의한 품질 분석을 통합적으로 조합하고 IT에 의해 적절한 판단을 할 수 있게 되면 칼럼 8에서 나타낸 연속 생산과 같은 복잡한 계통에서도 실시간 릴리스 시험이 가능하게 될 것으로 기대된다.

2000년 이전에는 바이오 의약품의 프로세스 개발에는 경험과 감각이 중요했지만, 2010년대 중반에 나온 새로운 사고방식이나 IT시스템, 제조, 분석기기의 발달로 인해 본격적인 프로세스 과학의 이해와 활용이 중요해졌다. 약학, 물리, 이학, 의학 같은 기존의 학문 영역을 뛰어넘는 인력이 필요하게 된다.

면 세포는 사멸하므로 산소를 공급하여 용존산소 농도를 40% 정도로 유지한다.

배지, 배양기기, 배양조건 등의 목표가 서면 최종적인 배양 스케일을 목표로 하고, 프로세스의 스케일 업 연구가 개시된다. 생산 배양의 스케일은 통상 싱글 유즈백의 경우, 1~2 kL가 되는데, 스케일 업이 가능한 같은 형상의 배양조를 준비하여 수 L의 배양조에서 스케일 다운하여 배양 데이터를 취득한다. 구체적으로는 배양 프로세스 면에서 통기/교반 컨트롤, 교반 동력, 가스 이동 용량계수(K_La), pH 컨트롤, 피드 배지 투입 타이밍이나 피드 배지, 알칼리 용액, 소포제 등의 양을 정한다.

4·3 정제 공정

정제 공정(그림 4·1 참조)의 첫 단계는 배양 종료 시의 세포 배양액에서 세포만을 제외하고 정제 공정에서 컬럼에 첨가해도 컬럼이 막히지 않도록 청징화된 배양 상청을 얻기 위한 세포 분리 공정이다*.

세포 분리 공정의 회수율을 향상시키기 위해서 다양한 연구가 필요하다. 현재는 약 2kL까지의 배양 규모에서는 종이와 같은 뎁스 필터에 의한 여과와 막 표면에 뚫린 구멍의 크기로 분리하는 멤브레인 필터에 의한 분과를 조합하는 방법이 일반적이다. 또한 2kL를 넘는 배양 규모의 경우에는 원심분리기로 세포나 그 파쇄물을 대략 제거한 다음, 뎁스 필터와 멤브레인 필터 여과를 조합하는 방법으로 보다 확실히 청징화되어 있다. 각종 멤브레인이 복수의 해외 회사로부터 판매되고 있다.

세포 분리 공정에 이은 정제 공정은 불순물이나 외계로부터 혼입되는 바이러스를 제거하고 사람에게 투여해도 문제가 없도록 안전성을 향상시키고 목적에 적합한 품질을 달성하는 역할을 한다. 정제 공정에서는 유효 성분이 되는 목적 물질이나 목적 물질 관련 물질과 응집체나 분해물 등의 목적 물질 유래

* 본서에서는 세포 분리 공정을 정제 공정에 추가했지만, 세포 배양 공정에 포함해도 좋으며, 제조 회사별로 관리상의 판단이 되어 특별히 통일된 것은 아니다.

불순물 및 배지 성분이나 숙주 세포 유래 단백질(HCP), 숙주 세포 유래 DNA와 같은 제조 공정 유래 불순물을 분리하는 것이 목적이 된다. 정제 공정은 목적의 단백질을 흡탈착시키는 수지와 수지를 충전하는 컬럼, 나아가 분리를 위한 완충액, 용출액 등을 송액하는 크로마토그래피 장치 등을 주체로 하여 구성된다. 컬럼에 충전하는 수지를 충전제, 레진이라고 부르기도 한다.

정제 공정의 개발은 **품질**, **견고성**, **경제성**의 세 가지를 고려하면서 방향성이 다른 세 가지를 충족시키는 균형 있는 프로세스를 설계한다.

품질에 대해서는 각 스텝에서의 달성 목표(순도, 불순물 제거 수준, 당사슬 구조 등)를 정하고 제조 공정 자체가 목적 물질에 변화를 주지 않도록 주의할 필요가 있다. 예를 들어 부적절한 화학적 스트레스(pH, 염 농도 등)나 물리적 스트레스(열, 교반, 진동, 펌프, 빛 등)을 주는 조건이 정제 공정에 포함되면 불용화, 응집, 분해·단편화, 번역 후 수식 등에 의한 불순물이 반대로 생겨버린다.

견고성은 강건성(로버스토네스)이라고 바꾸어 말하기도 하며 정제 프로세스에 영향을 줄 만한 파라미터의 변화가 있다 하더라도 실제로는 품질에 변화를 일으키지 않는 프로세스 내의 구조나 성질을 말하며 견고성이 높은 프로세스를 설계할 필요가 있다. 견고성을 확보하기 위해서는 다른 원리나 모드의 크로마토그래피나 필터 등을 조합하여 배양 공정에서의 발현량의 변동이나 품질변화가 일어나도 일정한 수량이나 품질을 얻을 수 있도록 한다.

경제성은 품질이나 견고성과 상반되는 부분도 있지만 회수율과 불순물 제거의 균형을 이루고 스텝 수는 가능한 한 줄이고 프로세스 운영과 관련된 인원을 줄이거나 저렴한 원자재를 사용하는 등의 연구를 한다.

세 가지 포인트를 충족한다고 생각되는 전형적인 항체 의약품의 정제 공정을 그림 4·5에 표시한다. 특히 항체 의약품은 각 회사마다 조금씩 다르지만 기본적으로는 거의 같은 유사한 정제 공정을 채택하고 있다. 최초의 캡처 크로마토그래피에는 배양액에서 항체만을 효율적으로 회수하기 위해 단백질 A 수지에 의한 어피니티 크로마토그래피를 이용한다. 배지 성분, 배지 첨가물, 숙주 세포 유래 단백질, 숙주 세포 유래 DNA와 같은 불순물은 컬럼에 흡착하지 않고 그냥 지나간다. 따라서 용출된 항체는 이미 상당히 높은 순도를 지니고 있다.

다음 단계에서는 남은 불순물을 더욱 제거하여 정제도를 높이는 것을 목적

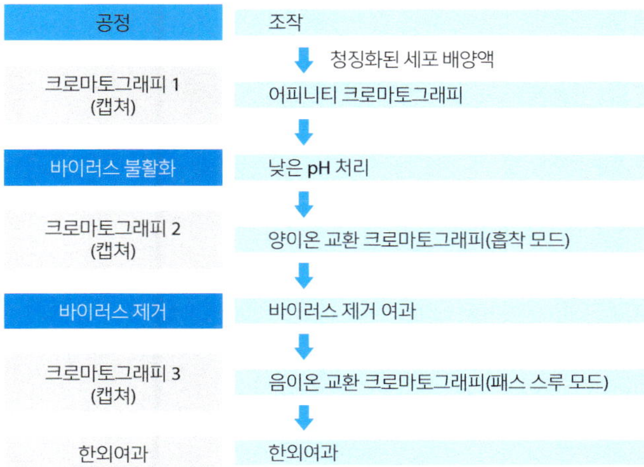

그림 4·5 **전형적인 정제 공정**

으로 양이온 교환 크로마토그래피, 음이온 교환 크로마토그래피나 분리기구가 섞인 믹스트모드 크로마토그래피 등이 이용된다. 앞의 불순물과 더불어 항체의 응집체, 어피니티 크로마토그래피용 담당체인 단백질성 물질인 프로테인 A, 바이러스, 엔도톡신을 제거한다.

§4·4에서 설명하는 바이러스 안전성도 정제 프로세스로 대응하고 있다. 바이러스가 혼입했을 경우에도 정제 공정에서 항상적으로 제거할 수 있도록, 메커니즘이 다른 2개 이상의 견고한 바이러스 제거, 불활성화 공정이 짜여지고 있다. 단백질 A 어피니티 크로마토그래피에서는 pH 3~4의 산성 조건에서 용출을 하는 것이 일반적이다. 용출 후 수십 분 동안 낮은 pH 상태로 유지하면 항체의 품질에는 영향을 주지 않고 엔벨로프를 가진 바이러스를 효과적으로 비활성화시킬 수 있다. 이 낮은 pH처리를 **바이러스 불활성화 공정**이라고 부르고 있다. 또, 막 표면의 기공의 차이에 의해 바이러스만을 필터로 제거하는 바이러스의 제거막에 의한 **바이러스 제거 공정**이 짜여지고 있다. 항체와 바이러스를 전하의 차이에 따라 분리할 수 있는 이온교환 크로마토그래피도 바이러스 제거 공정이라고 할 수 있다.

정제 프로세스의 마지막 공정으로서 항체 농도를 제제화에 적합한 농도로 조제하고 안정적으로 보존할 수 있는 처방으로 완충액을 교환하는 것을 목적으로 한외여과를 행한다. 목적 단백질에 맞춘 분자량의 컷오프 값을 갖는 한외여과막이 이용된다. 항체의 경우 30 kDa나 50 kDa의 한외여과막을 이용하여 완충액을 교환을 실시한다. 분자량이 컷오프 값보다 작은 일부 불순물은 이 단계에서도 제거된다. 최근에는 원약과 제제의 성분을 가능한 한 같게 만들기 위해 노력하기 때문에 실질적으로 제제의 처방 공정에 해당하는 경우가 있다.

또, 크로마토그래피를 실시하기 위해서는 충전제, 컬럼, 크로마토그래피 장치나 크로마토그래피용 완충액을 만들어 저장하는 탱크 등 각종 기재가 필요하다. 이러한 기재는 국내외의 수지 제조 회사, 기기 제조 회사에서 시판되고 있으며 자유롭게 선택해도 좋다. 수지에 관해서는 선행 실험으로서 수 mL의 수지를 이용하여 흡착 용량이나 회수율, 불순물의 양 등을 기준으로 스크리닝을 하여 최적의 수지를 선택해야 한다. 단, 한 번 사용할 수지를 결정하면 개발 과정에서 수지 변경에 의한 품질에 대한 영향을 평가하는 동등성/동질성 시험을 하는 것을 최대한 피하기 위해 안이하게 변경해서는 안 된다. 또한 정제 공정은 배양 공정과 달리 무균성에 연연할 필요는 없지만, 세정 시간을 줄이고 생산 효율을 높이기 위해 크로마토그래피 용출액이나 완충액의 조제, 저장에는 싱글 유스 백을 이용하는 경우가 많아지고 있다.

정제 공정도 배양 공정과 마찬가지로 사용하는 수지나 컬럼의 종류가 정해지면 최종적인 정제 스케일을 목표로 스케일 업 또는 스케일 다운을 검토한다. 항체 발현량 2g/L에서 2,000L의 생산 배양을 했다고 가정하면, 1회의 페도배치 배양을 통해 항체 약 4kg을 얻을 수 있다. 프로테인 A 크로마토그래피로 수지 당 40g/L 흡착시키면 1회 크로마토그래피 처리 시 100L의 수지가 필요하다. 프로테인 A 수지는 1억엔 정도의 수지 비용이 든다. 비용을 줄이기 위해 배양액을 여러 번 분할하여 크로마토그래피 처리를 하는 경우가 많다. 예를 들어 4분할하면 25L의 수지로 해결된다. 일반적으로 충전제의 높이는 20cm 정도로 하므로 25L를 충전하기 위해서는 직경 40cm의 컬럼을 준비하게 된다. 이 계산처럼 생산 스케일에서는 컬럼의 수지 높이는 20cm 정도로 고정하고, 컬럼의 직경은 수십cm~1m가 넘는 컬럼이 이용되는 것이 일반적이다. 컬럼의 스케일 다운 시험은 충전제의 높이를 바꾸지 않고 작은 지름의 컬럼을 준비해서 검토한다. 예를 들어 직경 1.6cm 정도의 컬럼 지름의 것으로 스케일 다운하면 수지 높

표 4·3 정제 공정에서의 조작 파라미터와 공정관리 예

공정	조작 파라미터	공정관리 항목	평가 항목
크로마토그래피 1 (캡처)	· 부하량 · 유속 · 액량 · pH · 도전율 · 재사용 횟수	· 단백질 농도 · 회수율(회수조건) · 미생물 한도 · 엔도톡신	· 응집체, 분해물 · 숙주세포유래 단백질 · 숙주세포유래 DNA · 용출 단백질 A · 엔도톡신 · (바이러스)
크로마토그래피 2, 3 (폴리싱 1, 2)	· 부하량 · 유속 · 액량 · pH · 도전율 · 재사용 횟수	· pH · 도전율 · 단백질 농도 · 회수율(회수조건) · 미생물 한도 · 엔도톡신	· 응집체, 분해물 · 숙주세포유래 단백질 · 숙주세포유래 DNA · 용출 단백질 A · 엔도톡신 · (바이러스)
한외여과 또는 투석 여과.	· 부하량 · 조작 압력 · 유속	· pH · 삼투압 · 단백질 농도 · 회수율 · 미생물 한도 · 엔도톡신	· 응집체, 분해물 · 숙주세포유래 단백질 · 숙주세포유래 DNA · 용출 단백질 A · 엔도톡신

이 20cm, 40mL 정도의 수지를 사용하여 직경 대비 1/25로 스케일 다운할 수 있다.

크로마토그래피 스케일 다운에서는 표 4·3에 나타낸 평가 항목이나 공정관리 항목을 모니터하면서 조작 파라미터를 정한다. 그리고 최대 규모의 전후에서 버퍼 조건 (pH, 전도도, 버퍼 농도 등) 부하량 (수지 1L 당) 및 머무름 시간 (=선유속과 컬럼 높이)은 변경하지 않도록 하고 컬럼으로서의 성능 [컬럼의 분리·분산에 관한 매개 변수 (이론 단수, 비대칭성)]과 크로마토그래피 성능 [용출 패턴, 불순물 제거, 회수율 용출액량 등]이 작은 스케일과 동일한지 확인한다.

4·4 바이러스 안전성

지금까지 수많은 바이오 의약품이 출시되어 임상에서 사용되고 있다. 지금까지 바이오 의약품이 외래성 바이러스에 오염된 예는 없지만, 제조 공정 중에 오염이 발견된 여러 사례가 해외에서 실제로 보고되고 있다. 본 절에서는 바이오 의약품의 개발이나 제조 공정 중에서 어떻게 바이러스 오염의 위험에 대응하고 있는지에 대해 개략적으로 설명한다.

인간 또는 동물 세포주를 이용한 배양을 통해 유전자 재조합 기술을 이용하여 제조되는 '세포주 유래의 바이오 테크놀로지 응용 의약품'의 바이러스 안전성에 관한 평가는 ICH Q5A에, 또 생산에 이용하는 세포 기재에 관해서는 ICH Q5D에 각각 기재되어 있다. 게다가, 일본에서는 생물 유래 원료 기준을 참조할 필요가 있다.

최종 제품에서의 바이러스 오염을 막는 기본적인 생각은 1) 세포주나 배지 성분을 포함한 제조에 있어서의 원재료의 바이러스 부정 시험을 실시하는 것과 2) 제조 프로세스의 감염성 바이러스의 불활화와 제거 능력을 나타내는 것 그리고 3) 제조 공정의 적절한 단계에서 중간 제품의 바이러스 부정 시험을 실시하는 것의 조합이라고 생각되고 있다.

재조합 바이오 의약품의 바이러스 오염은 세포주에 기인하는 **내재성 바이러스**에 의한 것과 제조 공정 중에 바이러스가 미입·혼입되어 오는 **외래성 바이러스**에 기인하는 것으로 나눌 수 있다.

MCB는 내재성 바이러스에 의해 오염되어 있을 가능성이 있으며 1) 감염된 동물로부터 세포주의 입수 2) 세포주를 수립하기 위한 바이러스의 사용 3) 오염된 생물 기원 유래 시약(예: 동물 혈청 성분)의 사용 4) 세포 취급 중의 오염 등이 혼입 경로라고 생각된다. 자신이 세포를 입수한 후에는 적절히 관리되었다 하더라도, 입수 전 단계에서의 계대 배양 시 바이러스에 오염된 혈청의 사용이나 돼지 유래의 바이러스에 오염된 트립신으로부터의 감염이 의심된다. 또한 배양이나 정제 작업을 하는 작업자로부터의 오염이나 정제용 수지의 바이러스 오염 등의 가능성도 부정할 수 없다.

그래서 그림 4·6에 정리한 바와 같이, 구체적으로는 1) 원재료의 바이러스 부정 시험의 대표적인 예로 MCB, WCB 등 셀뱅크 시험 2) 중간 제품의 바이러스 부정 시험의 대표적인 예로 미가공/미정제 벌크 = 배양 종료시 배양액의 시험 3) 제조 공정의 전염성 바이러스 불활성화 및 제거 능력 평가로 정제 공정의 바이러스 제거 시험 3점을 억제하는 것으로, 바이오 의약품의 바이러스 안전성

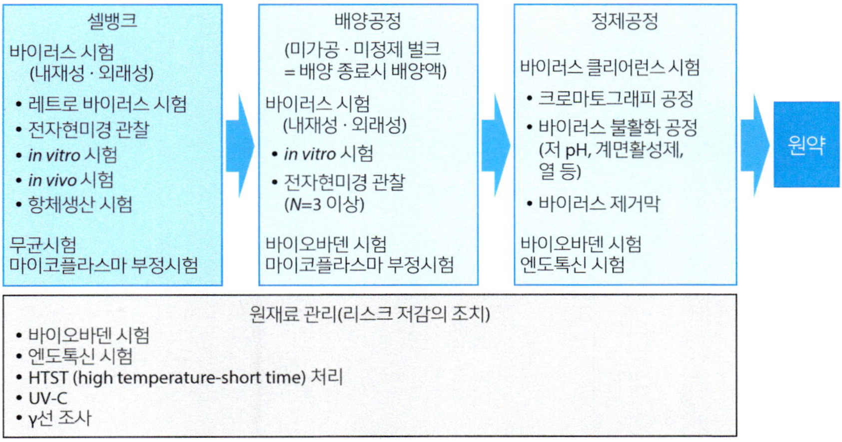

그림 4·6 바이오 의약품 제조 공정에서의 오염물질 대응

을 담보하고 있다.

그림 4·6의 상단에 나타낸 시험항목 중 셀 뱅크에 관한 시험과 정제 공정의 바이러스 클리어런스 시험에 대해서는 승인 신청 시에만 실시하면 되지만, 미가공/미정제 벌크에 관한 시험은 승인 신청 시뿐만 아니라 제조할 때마다 매회 실시한다.

다음으로 바이러스의 **제거 공정**, **불활성화 공정**, **바이러스 클리어런스 시험**에 대해서 해설한다. 바이러스의 제거 공정으로서는 프로테인 A크로마토그래피 공정이나 음이온 교환 크로마토그래피 공정도 포함되지만, 가장 확실히 제거를 실시할 수 있는 것은 **바이러스 제거막**을 사용한 공정이다. 바이러스 제거막 공정에서는 데드 엔드 여과를 이용해 존재할 가능성이 있는 바이러스를 크기로 걸러냄으로써 필터상에 걸러내어 제거하고, 목적 물질의 항체는 막을 그냥 지나가게 한다. 국내외 막업체에서 각종 공경, 재질, 여과 특성이 다른 막이 시판되고 있다.

또한 바이러스 비활성화 공정에서 항체 의약품에서는 일반적으로 프로테인 A 크로마토그래피의 낮은 pH 용출액 중에서 30~60분 정도 유지함으로써 비활성화를 한다. 재조합 혈청 단백질 등 낮은 pH에 내성이 없는 목적 단백질의 경우에는 solvent(유기용매)와 detergent(계면활성제)에 의한 S/D처리로 불활성화를 한다.

바이러스 클리어런스 시험은 바이러스 불활성화나 제거에 유효하다고 생각되는 각각의 공정에 대해 평가하는 것과 그러한 각 공정을 아울러, 전체적으로 바이러스가 어느 정도 감소했는지를 정량적으로 평가하는 것이 목적이다. ICH Q5A에서는 바이오 의약품 전체에 대해 설명되어 있는데, 여기에서는 항체 의약품을 CHO 세포에서 생산하는 가장 전형적인 사례로 요약해서 설명을 계속한다.

바이러스의 불활성화나 제거의 평가는 미가공/미정제 벌크나 제조 공정에 있어서의 다양한 단계로, 적절한 양의 바이러스를 의도적으로 첨가한 이후의 각각의 공정을 거치는 동안에, 첨가된 바이러스가 어느 정도 제거 또는 불활성화되는지를 나타내는 것으로 행해진다. 실제의 의약품을 제조·개발하는 공장의 실제 프로세스에서 실시하면 공장의 프로세스 기기가 바이러스에 오염되므로 이러한 시험을 공장에서 실시할 수 없다. 그 때문에 스케일 다운계를 확립하고 바이러스가 취급할 수 있는 바이오 세이프티 레벨 2의 실험실에서 실시한다.

CHO 세포는 설치류에서 유래한 세포주이므로 일반적으로 내재성 레트로바이러스 입자나 레트로 바이러스의 입자가 존재할 수 있으며 감염성 또는 비감염성이 있는 것으로 알려져 있다. 거기서, 그 제조 공정이 설치류 레트로 바이러스를 불활성화/제거하는 능력을 가지고 있는 것을 밝혀 나간다. 그 때문에 마우스 백혈병 바이러스(murine leukemia virus, MuLV)를 **특이적 모델 바이러스**로서 이용하여, 스케일 다운한 프로세스를 구축해, 그 계에서 모델 바이러스를 단백질 용액에 가세하고, 실제로 각 공정을 실행한다. 프로테인 A 크로마토그래피 공정, 낮은 pH 불활성화 공정, 음이온 교환 크로마토그래피 공정, 바이러스 제거 여과 공정에서는 큰 바이러스의 제거, 불활성화를 기대할 수 있으므로 각각의 공정에서 바이러스가 어느 정도 감소했는지를 정량적으로 검증하고, 나아가 프로세스 전체를 통한 감소의 정도를 평가한다. 이 특이적 모델 바이러스를 이용한 시험을 **클리어런스 공정 평가 시험**이라고 부른다. 또, MCB에 내재하는 바이러스와 동등의 특이적 모델 바이러스가 아니라, 개발 중의 제조 공정이 넓고 여러 가지 바이러스의 제거나 불활화에 관해서 어느 정도의 능력을 가지는지의 능력을 해석하는 것을 **바이러스 클리어런스 특성 해석 시험**이라고 부른다. 이 경우는 다른 성질을 가지는 다양한 **비특이적 모델 바이러스**를 이용할 필요가 있지만, 1종류의 바이러스를 선택한다고 하면, 엔벨로프를 가지지 않는 구조로 S/D 처리나 낮은 pH처리에 내성이 있고, 또, 입자 지름도 약 20 nm로 가장 작은 부류에 들어가는 파르보 바이러스과의 마우스 미소 바이러스(minute virus of mice, MVM)를 선택한다. 구미에서 제1상 시험 등의 임상 시험 실시 신청(IND)을 실시할 때는 MuLV와 MVM의 바이러스 클리어런스 시험 결과를 제출하는 것이 일반적이다. 또, 후기 개발이 진행되어, 유럽과 미국에서 승인 신청을 실시하기 위해서는 이들 2종의 바이러스에 가세해 한층 더 성질이나 형태(바이러스의 사이즈, 엔벨로프의 유무, 핵산의 종류)가 다른 레오 바이러스-3(Reo-3), 가성 광견병 바이러스(PRV), 시미안 바이러스 40(SV40) 등 중에서 2종류를 선택해, 합계 4종류의 바이러스 클리어런스 시험 결과를 제출하는 것이 일반적이다.

4·5 제제화 공정

보통 치험약의 공급 단계부터 원약을 만드는 시설과 제제를 제조하는 시설은 다른 건물 내에 설치하고 제조 과정에서는 분리되어 있는 것이 일반적이다. 원약의 제조는 미생물 오염을 제어하면서 이루어지지만, 일반적으로 무균성을 보증하는 제조 시설로는 되어 있지 않다. 한편, 제제 공장은 무균제제의 제조시설로서 무균제제를 충전하는 Grade A의 환경을 정비하고 운영하며 이를 유지하기 위한 하드웨어와 소프트웨어를 갖춰야 한다.

제제에는 **동결 건조 제제**와 **액제**라는 성상의 차이나 유리의 **바이알 제제**와 주사침이 일체화된 프리필드 시린지와 같은 용기의 차이 등이 있으며 바이오 의약품이 가진 물성과 질환에 따라 다른 의료측의 요청에 따라 어떤 제형으로 해야 하는지 검토가 이루어진다.

다음은 항체 의약품을 예로 설명한다.

a. 제형의 선택 원래 단백질 제제는 원래 안정성을 유지하기 쉬운 동결건조 제제로 시작한다. **동결 건조 제제**는 동결된 단백질 용액을 감압하에서 건조시

켜 고체로 만든 것으로 의료 현장에서 증류수 등을 넣어 액체로 되돌려 사용한다. 그 때문에 제조 공정의 복잡성, 사용 현장에서의 작업의 번잡함, 재용해했을 때의 용해성이 나쁜 점도 있어 안정화제의 첨가에 의해 액체에서도 안정적인 제제가 개발되어 **액제**로 전환되었다. 또한 류머티즘 등의 환자가 자택에서 투여할 수 있도록 주사 바늘과 약제를 넣는 플라스틱 용기가 일체화되어 피하 주사용 **프리필드 시린지**가 개발되었다. 또한 암 등의 질환으로 병원에서 투여되는 경우에는 정맥 주사용 액제의 **바이알 제제**로 개발되는 경우가 많다.

이제 액제나 프리필드 시린지에 충전되어 있는 약의 양이나 항체 의약품의 농도 등에 대해서 설명한다. 환자에게는 약 100mg의 항체를 투여한다고 가정한다. 정맥투여 제제에서는 수~10mg/mL 정도 농도의 항체용액을 10~100mL 정도 바이알에 충전하는 것이 일반적이다. 한편 프리필드 시린지가 되면 1회의 피하 주사에서의 투여량은 1mL 정도가 한계이므로 100~200mg/mL 농도의 약액 0.5~1mL 정도를 프리필드 시린지에 충전하게 된다. 항체 의약품은 단백질 용액이므로 수~10mg/mL 정도라면 어떤 처방이라도 그다지 어려운 것은 없으나 100~200mg/mL가 되면 상당히 고농도 용액이기 때문에 침전의 발생이나 응집체의 생성을 억제하기 위한 안정화 처방의 개발이 필요하다(§3·3·3 참조).

제제 개발상의 최근 과제는 프리필드 시린지 제제의 개발과 관련된 것을 들 수 있다. 100mg/mL가 넘는 고농도 제제에서는 프로세스에서의 소량의 액체 손실도 수율 저하로 이어지므로 낭비가 발생하지 않는 제조 프로세스의 설계가 중요하다. 또, 고농도 제제에서는 다량체나 응집체 등의 불순물이 생기기 쉬우므로 이것들이 발생하지 않는 처방의 개발이 필요하다. 게다가 고농도 제제는 점도도 높아지므로 시린지의 피스톤이 잘 미끄러지지 않거나 주사 바늘의 직경이 가늘기 때문에 액제가 충분한 속도로 돌출할 수 없다는 과제도 발생한다.

b. 처방 검토 제제화 공정 개발은 원약의 공정 개발과 거의 동시에 이루어진다. 최초의 공정은 **처방 결정**으로 개발 후보의 정제 항체를 이용하여 제제의 처방으로 상정되는 여러 종류의 베이스가 되는 완충제와 거기에 첨가하는 등장화제, 안정화제인 당류나 아미노산을 첨가한 처방을 스크리닝을 실시한다. 구체적으로는 제제화의 조건이 되는 pH, 염 농도, 첨가제량, 그 단백질 제제 자신

의 농도, 저장 방법(온도나 차광 유무)에 대해서 수개월 단위의 실시 기간으로 경시적으로 샘플링하여 항체 원약과 동일한 품질시험을 실시하고 최적의 처방을 선택한다. 원약의 품질 시험에 더해, 불용성 미립자 수 측정 등 제제 특유의 항목이 추가된다. 이 처방의 스크리닝은 장기간 보존해도 품질에 영향을 주지 않는 개발해야 할 항체에 적합한 처방을 결정한다. 제제의 처방은 항체 의약품에서는 제품이 달라도 상당히 유사한 경우가 많다. 또한 각 회사마다 플랫폼 처방으로서 기본형을 갖고, 각 회사마다 개발 항체별로 일부 변경하여 최적화함으로써 제제 개발의 수고나 기간을 단축하려고 한다. 단, 제제 처방에 관해서는 많은 특허가 나와 있으므로 플랫폼 처방을 결정하기 전에 충분히 선행 특허 조사를 실시하여 성립 특허에서 클레임되고 있는 공정과 차별화할 필요가 있다.

현재의 제제 공정 개발은 원약의 과정 개발과 밀접하게 연관되어 있다. 종래에는 원약에 안정화제의 첨가와 항체 농도·pH 조정 등의 공정을 실시하여 제제화하였으나, 현재는 원약의 최종 공정의 한외 여과 공정에서 제제 처방과 같도록 원약 측에서 항체 농도나 완충액 농도 등을 조제하여 원약을 배송하는 경우가 많다.

c. 안정성 시험 처방이 결정된 후에 원약과 마찬가지로 제제의 안정성 시험을 실시한다. 안정성 시험에서는 항체의약의 농도나 생물 활성, 기타 품질에 관한 시험항목을 설정하고 시험온도도 실제 저장조건(실제 저장방법)으로 하여 가속, 가혹한 조건을 설정하여 처방이 적절한지를 평가한다. 바이오 의약품의 경우에는 이 안정성 시험에서 얻을 수 있는 저장법(실보존 조건)에서의 안정성 기간이 중요하며 이 기간에 따라 제제의 유효기간이 설정된다. 일반적으로 공장의 출하부터 시장에서 유통, 의료 기관에서의 보관 등을 고려하여 연간 유효기간을 설정할 수 있도록 처방이 최적화되어 있다.

d. 충전 공정 제제의 최종 공정은 충전 공정으로, 모든 조제가 완료된 용액을 0.22μm의 멤브레인 필터를 통과시켜 멸균한 후, 자동분주 기능을 가진 충전기로 바이알이나 프리필드 시린지에 충전한다. 1로트당 수 천에서 수 만 개 단위로 생산되며 라벨 부착, 상자 포장 등을 거쳐 출하 판정 시험에 합격한 제품이 시장에 공급된다.

바이알 제제에서 프리필드 시린지로 진화해 온 것처럼 환자측이나 의료측의 요청에 의해 새로운 제형이나 용기가 나올 가능성이 높다. 그러한 신규 제형·용기에서는 지금까지의 개발에 덧붙여 시험 항목이 증가하고 개발 시간이나 안정성 시험에 필요로 하는 노력도 증가하므로 제제화 공정도 개발 초기부터 원약과 병행하여 앞당겨 검토할 필요성이 높아지고 있다.

제 5 장 바이오 의약품의 품질 평가·관리

5·1 품질 확보

5·1·1 바이오 의약품의 특성

펩타이드나 단백질을 구성 성분으로 하는 바이오 의약품은 화학 합성에 의해 제조되는 저분자 의약품보다 분자량이 크고 복잡한 구조를 가진 의약품이다. 그러므로 품질을 확보하고 의약품으로서 요구되는 유효성이나 안전성을 보장하기 위해 최신 기술을 도입한 포괄적인 품질관리 전략이 필수적이다. 바이오 의약품의 품질 확보를 어렵게 하고 있는 특성으로서 1) 수식의 다양성을 포함한 구조상의 불균일성(heterogeneity)을 갖는 것 및 2) 복잡한 고차 구조를 형성하는 것을 들 수 있다. 이 구조상의 불균일성이 일관되고 있음을 실증하고 고차 구조 형성에 의해 발휘되는 생물 활성을 적절히 관리하는 것이 바이오 의약품의 품질관리에서 중요사항이라 할 수 있다.

1) 구조상의 불균일성: 바이오 의약품은 동물 세포나 미생물에 있어서의 생합성을 이용하여 제조된다. 유전자 배열의 설계도에 근거하여 번역된 단백질은 배양에서 환자에게 투여될 때까지의 기간을 통해 당사슬의 부가라는 생리 기능에 관한 특이한 수식과 더불어 배양액이나 시약, 첨가제에 포함된 물질과의 반응에 의해 화학적인 수식을 받는다. 단백질과 같은 큰 분자는 수식에 의한 구조상의 약간의 차이를 식별하는 것이나 목적 물질만을 단리 정제하는 것은 기술적으로 어렵다. 바이오 의약품은 다양한 수식이나 구조상의 차이를 가진 분자종의 혼합물이 되어 불균일성을 갖게 된다. 이 점은 컬럼 크로마토그래피나 정석 같은 확립된 기술에 의해 원하는 단일 성분을 고순도로 단리·정제할 수 있는 저분자 의약품과의 큰 차이점이다.

IgG1항체를 예로 바이오 의약품이 갖는 불균일성을 그림 5·1에 정리하였다. 단백질의 불균일성은 배양 중인 세포 내외에서 효소 반응 등에 의해 특이적으로 발생 수식 (당사슬 부가, 인산화, C 말단 Lys 결손 등), 정제 공정이나 저장 중에 일어날 수있는 화학적 수식 (Asn의 탈아미드, Met / Trp의 산화, N 말단 피로글루타밀화, 가수분해 등), 이황화 결합에 기인하는 수식 [환원 (프리 티올의 생성), 티오에테르화, 트리술피드화, 디술피드화 결합 재조합] 외에도 유전자 서열의 돌연변이에 의한 아미노산의 치환도 포함된다. 그 중에서도 당사슬은 길이, 분기의 유무, 구성하는 단당의 종류와 배열의 조합으로부터 무한한 다양성을 나타낸다. 각각의 수식은 동일한 분자 내에서 중복되어 일어나기 때문에 불균일성이라는 품질의 "폭"은 더욱 복잡해진다. 이러한 구조상의 차이가 생물 활성이나 체내 동태에 영향을 미칠 수 있으므로 이들 불균일성의 프로파일을 항상적으로 유지하는 것이 중요하다. 만일 이 불균일성의 분포가 바뀌어 버린다면, 그 변화가 유효성이나 안전성에 미치는 영향을 검증할 필요가 있다.

2) 고차 구조 형성: 단백질은 고차 구조를 형성함으로써 원하는 생물 활성을 발휘한다. 동일한 1차 구조(아미노산 배열)라도 완전히 또는 부분적으로 변성되어 있는 상태에서는 원하는 생물 활성을 얻을 수 없는 경우가 있다. 한편, 단백질이 원하는 고차적 구조를 형성하고 있다는 것을 물리화학적 방법으로 실증하기 위해서는 기술적인 장벽이 높다. 그러므로 생물 활성을 측정함으로써 간접적으로 고차 구조 형성을 확인하는 방법이 이용된다. 일반적으로 생물 활성은 규격 및 시험방법으로 설정되어 있으며 바이오 의약품의 품질관리에 필

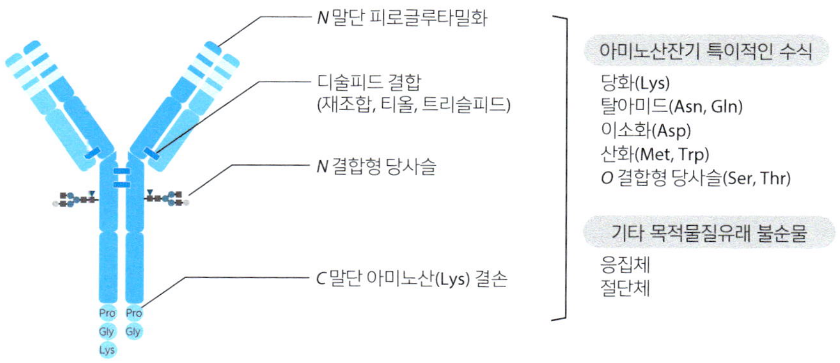

그림 5·1 IgG1 항체에 있어서 구조상의 불균일성

수적인 시험항목이다.

5·1·2 바이오 의약품의 구성 성분

바이오 의약품은 유전자 배열의 설계대로의 구조를 가진 목적 물질(desired product)과 구조상의 차이를 포함한 변화체 외에 제조 공정 유래 불순물과 같은 목적 물질에서 유래하지 않은 불순물로 구성된다. 또한 제조 공정에는 본래 존재하지 않는 화학물질이나 미생물류인 혼입 오염물질이 잔존하는 경우가 있다(그림 5·2). 저분자 의약품에서는 목적 물질과 다른 구조의 분자를 불순물로 취급하지만 바이오 의약품에서는 목적 물질과 동등한 유효성 및 안전성을 나타내는 변화체를 반드시 불순물로 취급할 필요는 없다. 이러한 목적 물질에 필적하는 성질을 갖는 변화체는 목적 물질 관련 물질(product-related substance)로 정의된다(ICH Q6B). 목적 물질 관련 물질의 예로 항체의 C 말단 Lys 잔기의 결손체를 들 수 있다. C말단 Lys 잔기 결손은 항원에 대한 결합부위나 이펙터 기능과 관련된 부위에서 떨어진 위치의 수식이므로 유효성, 안전성 및 체내 동태에 영향을 미치지 않는 것으로 알려져 있다. 한편, 목적 물질과 확연히 다른 특성을 나타내는 변화체는 목적 물질 유래 불순물(product-related impurities)로 정의된다. 항원 결합 부위에서의 수식은 항원에 대한 결합 친화성, 생물 활성을 저하시킬 가능성이 높으며, 이 경우에는 목적 물질 유래 불순물로 관리해야 한다. 목적 물질 관련 물질은 제조 일관성을 담보하는 느슨한 기준으로 관리할 수 있다. 한편, 목적 물질 유래 불순물은 품질에 중대한 영향을 미치기 때문에 규격 및 시험 방법이나 공정 내 시험 등에서 적절히 관리해야 한다. 제조 공정에서 유래된 불순물과 혼입 오염 물질의 잔존은 안전성과 관련이 있으므

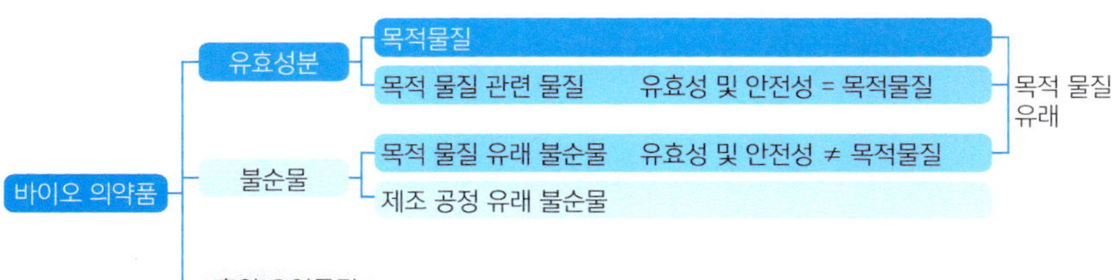

그림 5·2 바이오 의약품의 구성 성분

로 엄격한 관리가 필요하다.

5·2 특성 해석

특성 해석이란 유효성이나 안전성, 나아가 안정성에 영향을 주는 중요한 특성을 이해하기 위해 분자가 가진 성질을 상세하게 해석하는 것이다. 바이오 의약품의 특성 해석에는 구조 · 물리적 화학적 성질, 생물 활성, 면역화학적 성질, 순도 및 불순물, 물질량에 관한 해석이 포함된다. 특성 해석에서는 바이오 의약품의 특징인 불균일성 및 고차 구조에 관한 정보도 중요하다. 복잡한 구조를 가진 바이오 의약품은 하나의 분석법으로 각각의 특성을 완전히 규명하기는 어려우며 여러 분석 기술을 조합하여 다각적으로 해석해야 한다. 단백질의 대표적인 특성과 유효하다고 여겨지는 분석 방법을 표 5·1에 나타낸다. 특성 해석에서 얻을 수 있는 정보는 품질 확보의 큰 축인 규격 및 시험 방법의 설정을 포함하여 품질관리 전략을 구축하는 데 중요한 정보가 된다.

5·2·1 구조·물리적 화학적 성질

a. 1차 구조(아미노산 배열) 유전자 배열에서 추정되는 1차 구조(아미노산 배열)임을 실증한다. 펩타이드 맵핑은 1차 구조의 특정에 유효한 분석 기법이며, 나아가 번역 후 수식에 관한 정보도 얻을 수 있다. 펩타이드 맵핑의 개요를 그림 5·3에 나타낸다. 측정 대상인 단백질을 효소적으로, 또는 화학물질을 이용하여 배열 특이적 또는 비특이적으로 절단한다. 생성하는 펩타이드 단편을 HPLC에서 분리 후, 각 펩타이드 단편의 아미노산 배열을 질량분석(MS 또는 MS/MS 분석)에 의해 동정한다. 통상적으로 사전에 측정 대상을 변성시키고 환원 처리에 의해 디슬피드 결합을 절단하지만, 이 경우 디술피드 결합의 유무나 위치에 대한 정보는 잃게 된다. 디술피드 결합이 분자구조의 유지나 생리기능에 중요한 역할을 담당할 경우에는 비환원 조건하에서 펩타이드 맵핑을 함으로써 디술피드 결합을 유지한 채 배열정보를 얻을 수 있다.

b. 고차 구조 고차 구조의 해석에는 원편광 이색성 스펙트럼(CD), 적외 흡수 스펙트럼(IR), 형광 스펙트럼과 같은 분광학적 방법이 이용된다. 이들 분광

표 5·1 바이오 의약품의 특성 해석

특성		분석방법 (예)	얻은 정보
구조·물리적 화학적 성질	분자량	· 질량분석, SDS겔 전기영동, 크기 배제 크로마토그래피, 정적 광산란, 분석용 초원심	분자량
	조성분석	· 아미노산 분석	아미노산 조성
	1차 구조	· 펩타이드 맵핑, 질량 분석, 에드먼 분해	아미노산 배열, 번역 후 수식, 디술피드 결합
	고차 구조	· 원편광 이색성 스펙트럼, 푸리에 변환 적외 흡수 스펙트럼, 시차 주사 열량 분석, 생물 활성, 수소/중수소 치환(질량 분석), NMR	폴딩 상태, 2차 및 3차 구조, 도메인별 T_m, 표면구조
	당사슬 구조	· 형광 라벨화법, 질량분석, 단당 분석(비색법 등)	당사슬 구조·조성, 단당조성
생물 활성	역가	· 동물시험 · 세포 시험 · 생화학 시험(효소 반응 속도 측정 등)	작용 메커니즘, 약리활성
	항원 결합시험	· 표면 플라즈몬 공명, ELISA, · 등온 적정형 칼로리메트리	결합 친화성, 결합 양식 (아비디티)
	이펙터 기능 (항체의 경우)	· 표면 플라즈몬 공명, ELISA, *in vitro* 시험	ADCC 활성, CDC 활성, ADCP 활성
면역화학적 성질	1차/고차 구조	· ELISA, 웨스턴 블롯	동일성, 균일성, 순도
순도시험	전하 프로파일	· 이온교환 크로마토그래피, 등전점 전기영동	변화체(탈아미드체, 산화체, 절단체 등), 등전점
	크기 프로파일	· 크기 배제 크로마토그래피, 필드 플로우 플렉셔네이션, 분석용 초원심(침강 속도법), SDS 전기영동 · 광차폐, 광산란, 플로우이미징	응집체, 절단체, 미립자 미립자수, 사이즈
	소수성 프로파일	· 역상 크로마토그래피, 소수성 상호작용 크로마토그래피	변화체(산화체 등)
	제조 공정 유래 불순물	· ELISA, qPCR, HPLC, 질량분석	프로테인 A, 숙주유래 단백질, 숙주유래 DNA
	혼입오염물질	· *in vitro* 시험, qPCR	외래성 바이러스, 마이코플라즈마
물질량	단백질 양	· 자외 가시 흡광도 측정법, 비색법	총 단백질 양

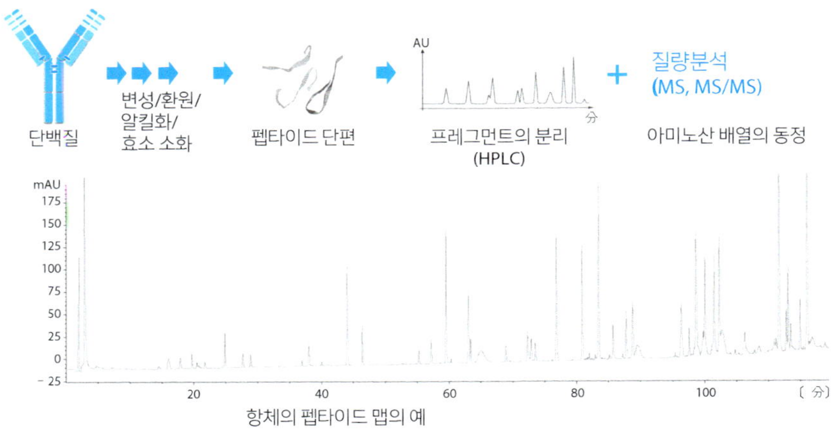

그림 5·3 펩타이드 맵핑에 의한 1차 구조 해석

학적 기법으로부터 얻어지는 2차 구조나 3차 구조에 특징적인 스펙트럼으로부터 입체구조를 부분적으로 확인할 수 있다. 시차 주사 열량 측정법(DSC)은 가열 변성에 따른 열량 변화나 변성 중점 온도(Tm)로부터 도메인별 입체 구조의 안정성을 평가할 수 있으며 간접적으로 고차 구조의 형성을 확인할 수 있다. 또한 수소/중수소 치환과 질량 분석을 조합한 HDX-MS법도 표면 구조를 통해 입체 구조를 추정하는 방법으로 이용된다. 한편, 이러한 분석법은 직접적으로 그들이 원하는 고차적 구조가 만들어지고 있음을 판단하기는 어렵다. 그 때문에, 이것들과 함께, 생물 활성으로부터 간접적으로 목적으로 하는 고차 구조의 유지·형성을 실증한다.

c. 당사슬 구조 당사슬은 결합양식에서 2종류로 대별되며, Asn잔기의 아미드기를 매개로 결합하는 ***N*결합형 당사슬**과 Ser 또는 Thr잔기의 히드록시기를 매개로 결합하는 ***O*결합형 당사슬**이 존재한다. 각 당사슬의 대표적인 구조를 그림 5·4에 나타낸다. N결합형 당사슬은 **당사슬 결합 컨센서스 배열**이라 불리는 특정 아미노산 배열(Asn-X Thr/Ser)에 결합하며 항체에서는 Fc 영역의 Asn에 부가한다. 이 Fc 영역에 부가된 당사슬 구조에 의해 항체가 갖는 생리 기능이 변화시키는 것으로 알려져 있다. 예를 들어 코어 구조에 푸코스가 결합되어 있지 않은 당사슬에서는 **항체의존성 세포 상해(ADCC) 활성**이 현저하게 상승한다. 고만노오스형 당사슬에서는 마찬가지로 ADCC 활성의 상승에 더해 체

내에서의 클리어런스가 빨라지는 예도 알려져 있다. 항체 이외에도 조혈인자인 에리스로포에틴에서는 시알산을 많이 함유한 당사슬이 결합함으로써 혈중 반감기가 연장되는 것으로 알려져 있다. 또한 일반적으로 바이오 의약품은 인간 이외의 세포에서 생산되므로 인간에 존재하지 않는 당사슬이 부가됨으로써 **면역원성**을 나타낼 위험이 높아진다. 이와 같이 당사슬은 유효성이나 안전성과 관련된 생리 기능에 영향을 미치기 때문에 그 구조와 함량을 적절히 평가하고 관리해야 한다.

당사슬 구조의 분석방법은 여러 가지가 존재하는데, 대표적인 것으로서 단백질에서 당사슬을 잘라내고 형광 라벨화한 후에 HPLC에서 정량하는 방법(형광 라벨화법)이 범용되고 있다. 형광 라벨화법에 의한 항체의 당사슬 프로파일의 분석 예를 그림 5·5에 나타낸다.

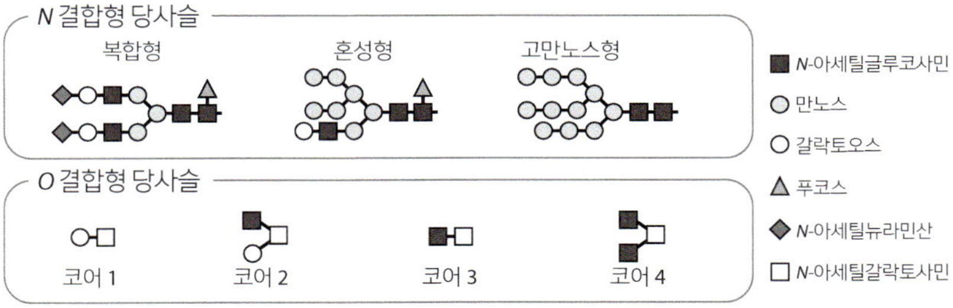

그림 5·4 **바이오 의약품에서 대표적인 당사슬 구조**

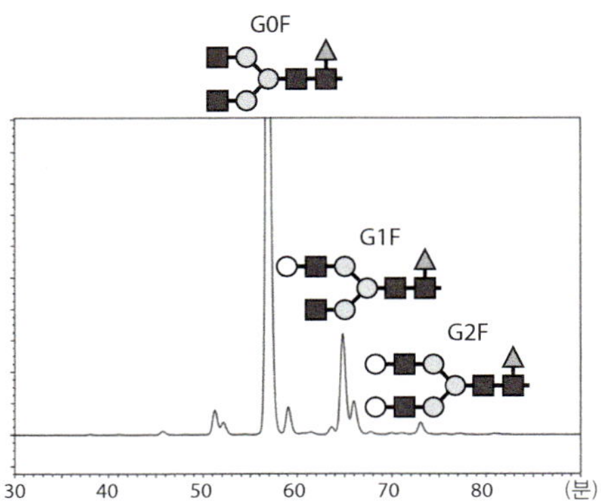

그림 5·5 **형광 라벨화 당사슬 분석 예(항체)**

5·2·2 생물 활성

제품의 작용 메커니즘을 나타내는 동시에 목적으로 하는 생물 활성을 정량적으로 평가한다. 생물 활성의 측정에는 동물이나 배양세포를 사용하는 방법이나 효소반응을 이용하는 것과 같은 생화학적 방법이 이용된다. 각각의 바이오 의약품에서 기대하는 약리효과는 다르므로 제품마다 생체 내에서의 작용 메커니즘(mode of action)을 반영한 분석계가 필요하다. 가령 항종양작용을 기대하는 의약품에서는 암세포에 대한 상해작용(세포생존율)을 측정하는 계, 호르몬 등의 수용체에 대한 작용을 통해 약리작용을 발휘하는 의약품에서는 시그널 전달을 담당하는 2차 메신저를 측정하는 계 등이 이용된다. 표적 분자에 대한 결합 활성이 목적인 생물 활성에 상관할 경우에는 ELISA법이나 표면 플라즈몬 공명(SPR)법 등으로 표적 분자에 대한 결합성을 평가한다. ADCC나 보체 의존성 세포 상해(CDC)와 같은 항체 특유의 이펙터 기능이 목적으로 하는 생물 활성인 경우는 방아쇠가 되는 Fcγ 수용체(Fcγ RⅢa)나 보체(C1q)로의 결합을 ELISA법이나 SPR법을 이용하여 평가하는 것도 유효하다.

5·2·3 면역화학적 성질

항체는 항원 분자상의 특정 구조(에피토프)를 특이하게 인식하고 결합한다. 이 성질을 이용하여 단백질 표면에 존재하는 에피토프를 특이하게 인식하는 항체를 사용하여 그 반응성에서 바이오 의약품의 동일성, 균일성 및 순도를 평가한다. 이러한 면역 화학적 성질을 이용한 분석법으로서 ELISA법과 웨스턴 블롯법이 사용된다. 동일한 바이오 의약품에서 다른 에피토프를 인식하는 항체를 사용함으로써 동시에 여러 구조를 확인할 수도 있다.

5·2·4 순도, 불순물 및 혼입 오염물질

바이오 의약품은 불균일한 분자의 혼합물이며 그림 5·1에 나타낸 것과 같은 다양한 수식을 받은 분자 변화체를 포함한다. 이러한 분자 변화체는 가능한 한 구조를 특정하고 생성 기구의 해명, 나아가 유효성 및 안전성에 미치는 영향을 고찰한다. 한편 바이오 의약품에서는 모두 변화체를 단리하여 정량하는 것은 기술적으로 어렵고 저분자 화합물과 같이 단일 분자 변화체를 만드는 것도 어렵다. 따라서 평가하고 싶은 특성에 따라 복수의 분석 방법으로 상보적으로 해석할 필요가 있다.

a. 목적물질 관련물질 및 목적물질 유래 불순물

i) 전하 변화체*: 단백질을 구성하는 아미노산 잔기의 수식이나 고차 구조의 변화에 의해 분자의 정전적 성질이 변화한다. 가령 Asn잔기나 Gln잔기는 탈아마드됨으로써 중성 관능기인 아미드기가 산성 관능기인 카르복시기로 변환되므로 분자의 등전점은 산성측으로 변화한다. 염기성 아미노산인 Lys잔기가 결손되면 역시 분자 전체로서 산성 쪽으로 변화한다. 그 밖에 입체구조가 변화한 경우에도 표면 전하가 변화한다. 이러한 정전적 성질에 영향을 주는 아미노산 잔기는 단백질 내에 많이 존재하므로 결과적으로 매우 복잡한 전하 변화체의 혼합물이 된다. 예를 들어, 항체는 1300잔기 정도의 아미노산으로 구성되는데, Lys와 Asn은 수십 개에 달하기 때문에 매우 복잡한 전하 프로파일을 나타낸다. 이러한 전하 변화체의 분석은 이온교환 크로마토그래피와 등전점 전기영동이 효과적이다. 항체의 이온교환 크로마토그래피 분석 예를 그림 5·6에 나타낸다.

ii) 응집체: 단백질의 대부분은 분자량 수만~수십만인데, 분자끼리 회합·응집하여 형성되는 응집체나 특이적 또는 비특이적 부위에서 펩타이드 결합이 절단된 절단체와 같은 크기가 다른 변화체가 존재한다. 응집체는 이량체나 삼량체 등 수십 nm 정도의 가용성의 것부터 수만 개의 분자로 이루어진 수백 μm

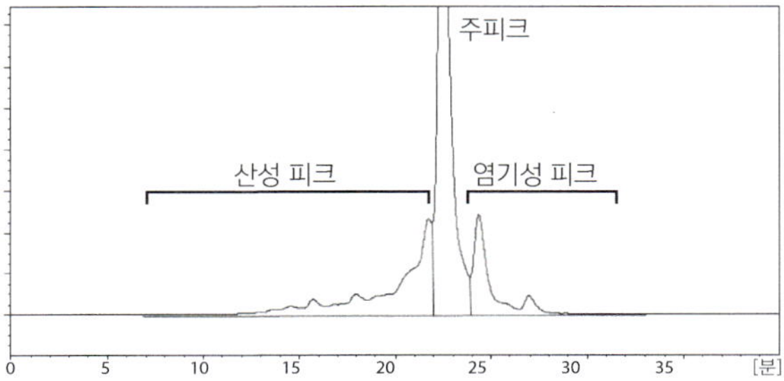

그림 5·6 양이온 교환 크로마토그래피에 의한 전하 변화체 분석 예(항체)

---

* 이 책에서 전하 변화체는 챠지 배리언트를 의미한다.

에 이르는 불용성 미립자까지 폭넓은 크기로 분포한다(칼럼 10 참조). 응집체를 형성하면 생체 내에서 이물질로 인식되기 쉬워지고 면역원성의 위험이 높아진다고 여겨진다.

응집체 분석은 그림 5·7과 같이 크기에 따라 적절한 분석 방법을 선택한다. 100nm 정도까지의 가용성 응집체에는 크기 배제 크로마토그래피(SEC-HPLC), 분석용 초원심 침강속도법(AUC-SV) 및 필드 플로우 플렉셔네이션(FFF) 등이 이용된다. 특히 SEC-HPLC는 뛰어난 정량성 및 높은 재현성 때문에 바이오 의약품의 규격 및 시험방법으로 범용된다. 그림 5·8과 같이 SE-

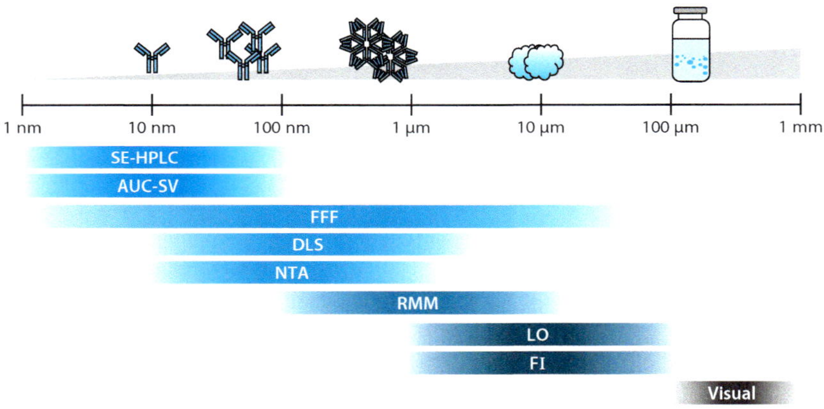

그림 5·7 응집체의 분석 방법

SEC-HPLC: 크기 배제 크로마토그래피, FFF: 필드 플로우 플렉셔네이션, AUC-SV: 분석용 초원심 침강 속도법, DLS: 동적 광산란, NTA: 입자 나노 트래킹 해석, RMM: 공진식 질량 측정, LO: 광차폐법, FI: 플로우 이미징법, Visual: 육안 검사

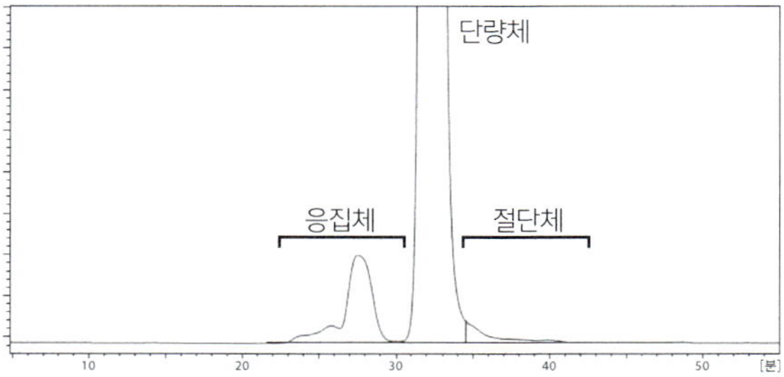

그림 5·8 크기 배제 크로마토그래피에 의한 응집체 분석 예(항체)

HPLC에 의해 항체는 단량체, 이량체 및 그 이상의 응집체로 분리될 수 있다. 또한 정적 광산란 검출기(SLS)를 직렬로 연결함으로써 각 피크의 평균 분자량에 대한 정보도 얻을 수 있다. 응집체 자체의 안정성도 다양하다. 예를 들어 매우 약한 분자간의 상호작용에 의해 회합하고 있는 가역적인 응집체는 SE-HPLC나 FFF에서는 분석 과정에서 해리가 되어 버리는 반면, AUC-SV에서는 측정할 수 있는 경우도 있다. 그러므로 복수의 측정 원리에 근거한 방법으로 상보적으로 해석하는 것이 바람직하다. 큰 불용성 응집체(미립자)는 종래부터 10μm 이상의 미립자를 대상으로 하는 광차폐(LO)법이 주사제 약국방 일반시험법으로서 사용되어 왔는데, 최근 플로우이미징(FI)법 등의 신기술 탄생에 의해 서브비저블 미립자(1~100μm 정도)나 나노 미립자(100~1,000nm)를 보다 정확하게 측정할 수 있게 되었다. FI법은 미립자를 영상으로 촬영할 수 있기 때문에 형상이나 형태와 같은 정보도 얻을 수 있다. 일반적으로 투명성이 높고 LO법으로 인식할 수 없는 미립자도 FI법으로 인식할 수 있으며 특히 단백질 미립자 측정에 적합하다.

iii) 절단체 : 절단체는 효소나 화학물질에 의해 특이적 또는 비특이적으로 펩타이드 결합이 가수분해되어 형성된다 항체의 경우 Fab과 Fc의 접속 부분인 힌지 영역에서 절단된 Fab 프래그먼트나 Fab결손체, L사슬 결손체가 절단체로 생성되기 쉽다. 절단체의 분석은 SE-HPLC나 SDS 캐필러리 겔 전기영동(CE-SDS)이 효과적이다. 크기 분리는 아니지만 이온교환 크로마토그래피나 역상 크로마토그래피와 같은 분석법으로도 절단체의 분석이 가능하다.

b. 제조 공정 유래 불순물 바이오 의약품의 제조 공정 유래 불순물에는 표 5·2에 나타내는 것과 같이 세포 기재에서 유래하는 불순물, 배양세포액에서 유래하는 불순물, 나아가 정제 공정 유래의 불순물이 포함된다. 숙주 세포 유래 단백질(HCP, host cell protein)은 그 이름대로 생산 세포 유래 단백질로서 면역원성을 나타낼 리스크가 있다. HCP의 분석에는 항HCP 폴리클로널 항체를 사용한 ELISA법이 자주 이용되는데, 방대한 종류의 HCP를 망라하여 커버할 수 있는 항HCP 폴리클로널 항체의 취득이 분석법 구축의 과제가 되고 있다. 최근에는 질량 분석에 의한 망라적 해석도 보고되고 있다. 마찬가지로 숙주세포 유래의 암 유전자가 전이될 위험이 있어 숙주 유래의 DNA도 일정 수준 이

표 5·2 제조 공정 유래 불순물 및 혼입오염물질

종류	유래	불순물
제조 공정유래 불순물	세포 기재	DNA, 숙주세포 유래 단백질(HCP)
	세포 배양액	인듀서, 항생제, 배지성분, 소포제
	정제 공정	프로테인 A
혼입오염물질	외래성	외래성 바이러스, 마이코플라즈마, 미생물, 엔도톡신

하로 제어할 수 있다는 것을 보여줄 필요가 있다. 대표적인 정제 공정 유래 불순물로서 항체의 정제 공정에서 사용되는 프로테인 A 컬럼에서 누출되는 프로테인 A를 들 수 있다. 또한 혼입 오염 물질로서 마이코플라스마, 미생물, 엔드톡신은 혼입을 부정하거나 안전성에 영향을 주지 않는 수준임을 보여줘야 한다. 또한 내재성 및 외래성 바이러스는 확실하게 제거되거나 비활성화되어야

칼럼 10

단백질 응집체의 다양성

"응집체"라고 한마디로 나타내도 그 성질은 매우 다양하다(그림 5·9). 용액 속에 용해된 것, 석출되어 있는 것, 그 크기는 광범위하다. 공유 결합성인 것, 그렇지 않은 것, 결합/회합 양식도 다양하다. 비공유 결합 중에는 환경에 따라 분리되는 것도 있고, 형성 요인도 다양하며, 생성 기구는 완전히 풀리지 않았다. 오히려 생성 기구는 여러 개 있다고 할 수 있지만 응집체가 반드시 생물 활성을 잃고 면역원성을 나타내는 것은 아니다. 이러한 다양성을 갖는 응집체는 "생성을 막는 것"이 첫째이며, 요인을 잘 이해하고 리스크를 평가하는 것이 품질관리의 첫걸음이 된다.

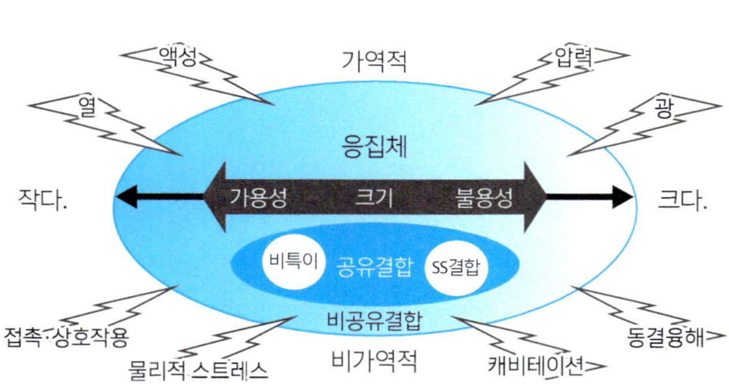

그림 5·9 응집체의 다양성

한다. 그 때문에, 정제 공정이 내재성 및 외래성 바이러스를 불활성화/제거할 수 있는 능력을 가지는 것을 보증하고, 한층 더 적절한 공정으로 바이러스 부정 시험을 실시하는 것이 요구된다.

5·2·5 물질량

물질량은 목적 물질이나 그것을 포함한 단백질의 총량(질량)으로서 나타난다. 펩타이드와 같이 목적 물질을 분리할 수 있는 경우에는 HPLC법과 같은 분석법을 이용하여 목적 물질로서 관리한다. 불균일성이 높은 큰 단백질에서는 목적물질을 포함한 단백질의 총량으로서 관리하는 것이 일반적이며 자외 가시 흡광도 측정법(UV·VIS법)이나 비색법(롤리법이나 BCA법) 등 다양한 단백질 정량법이 이용된다. UV법은 간편하고 쉽게 측정할 수 있으며 같은 파장에 흡수 물질에 의해 방해를 받는다. 비색법도 처방된 성분에 의해 방해를 받을 수 있으므로 적절한 방법을 선정할 필요가 있다.

5·2·6 정리

바이오 의약품의 품질을 확보하기 위해서는 다양한 특성을 깊이 이해해야 한다. 특성 해석은 유효성 및 안전성에 영향을 미치는 중요한 품질 특성에 대한 정보를 주고 규격 및 시험방법을 비롯한 품질관리 전략의 타당성을 검증할 때 필요한 기초적인 정보를 제공한다. 바이오 의약품 해석의 기술적 장벽은 여전히 높지만 나날이 진보하는 기술을 적극적으로 도입하여 대응하는 것이 중요하다.

5·3 품질관리 전략

의약품은 제조에서 환자에게 투여될 때까지의 기간 동안 높은 품질과 일관성을 확보해야 한다. 이를 위해 원재료 및 자재의 수용에서부터 원약 및 제제* 의 제조, 임상 현장에의 제공에 이르기까지 단계별로 품질을 확보하기 위한 방

* 원약이란 제제를 제조하기 위한 의약품 원료이며, 의약품의 유효 성분이 되는 것을 가리킨다. 제제란 의약품의 제품 형태이며, 원약에 첨가제를 포함하여 적합한 용기에 충전된 것을 말한다.

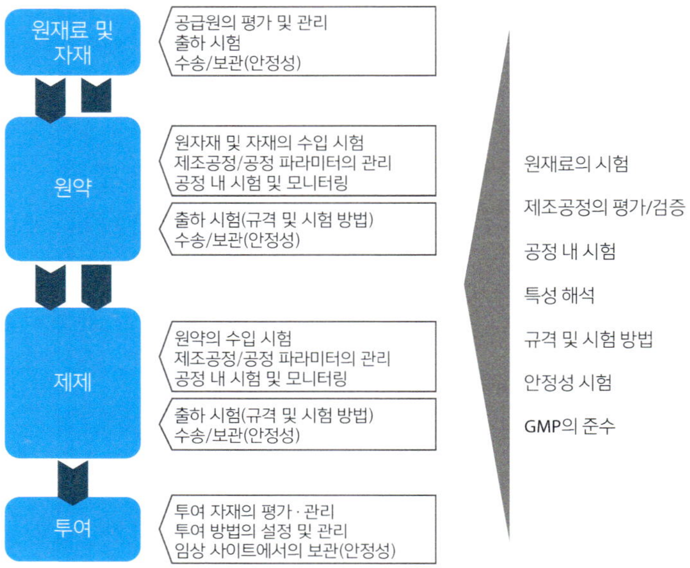

그림 5·10 바이오 의약품의 품질관리

책이 요구된다(그림 5·10). 완성된 제품의 시험인 규격 및 시험방법은 중요한 방책 중 하나이지만, 그 밖에 개발단계에서의 충분한 특성 해석, 제조 공정의 평가/검증, 원재료의 시험, 공정 내 시험 및 안정성 시험, 나아가 GMP의 준수라는 요소도 고려하여 품질을 보증하기 위한 포괄적인 관리전략이 중요하다. 본 절에서는 바이오 의약품의 **규격 및 시험 방법**과 **안정성 시험**에 대해 설명한 후에 품질을 확보하기 위한 관리 전략을 다룬다.

5·3·1 바이오 의약품의 규격 및 시험 방법

규격과 시험 방법은 규제 당국이 의약품을 제조 판매하기 위한 조건으로 승인된 지켜야 할 품질의 기준이다. **시험방법**과 판정기준(**규격값**)으로 구성되며 유효성 및 안전성을 확보하기 위해 필요한 특성이 포함된다. 규격값은 제조 공정의 일관성(로트의 불균형)이나 수송 또는 보존 중에 일어날 수 있는 변화(제품의 안정성), 비임상 시험이나 임상 시험에서 확인된 유효성 및 안전성과 관련된 품질(투여 실적), 분석법의 능력 등을 고려해서 설정한다. 또한 규격 및 시험 방법의 정의 및 기본적인 개념은 ICH Q6A 및 Q6B에 상세히 제시되어 있다.

표 5·3 **바이오 의약품(항체) 원약의 규격 및 시험방법 예**

항목	목적	원약	
		시험방법	판정 기준
확인시험	목적물질임을 특정한다.	HPLC, ELISA, 펩타이드 맵핑 등	표준품과의 비교 외
성상·외관	색, 청명성, 물리적 상태를 정성적으로 규정한다.	육안	색, 청명성
pH 삼투압	시정값을 규정한다.	약국방 약국방	pH 삼투압(비)
당사슬 프로파일	불균일성을 규정한다.	형광표지판+ HPLC	각 당사슬의 존재비
순도시험			
유연물질	목적물질 및 목적물질 유래 불순물의 양을 규정한다.	크기 배제 크로마토그래피 이온교환 크로마토그래피 등전점 전기영동 환원 CE-SDS 비환원 CE-SDS	단량체, 응집체, 단편체 전하 변화체 중쇄, 경쇄, 단편체 주 피크(단량체), 단편체
잔류 DNA† 잔류 HCP† 프로테인 A†	제조 공정 유래 불순물의 양을 규정한다.	qPCR 외 ELISA 외 ELISA 외	잔류량 잔류량 잔류량
엔도톡신 미생물 한도시험	혼입 오염 물질의 양을 규정한다.	약국방 약국방	엔도톡신 농도 미생물의 수
정량법	단백질 양(농도)을 규정한다.	UV, 비색법	물질량
역가	생물 활성을 정량적으로 규정하다	세포시험, 생화학시험	표준물질에 대한 상대활성 외

† 원약 특유의 시험

a. 규격 및 시험방법 바이오 의약품에서는 다양한 특성을 평가하기 위해 저분자 의약품보다 시험항목이 많고 특유의 시험항목도 많이 포함된다. 아래에 바이오 의약품의 전형적인 규격 및 시험방법에 대해 설명함과 동시에 항체원약의 규격 및 시험방법의 한 예를 표5·3에 제시한다. 바이오 의약품의 경우, 원약과 제제에서는 처방 조성이 유사한 경우도 많고, 공통의 시험 방법이 많은 것도 특징이다.

i) 확인시험: 의약품 또는 의약품 안에 포함된 유효 성분에 관해 그 특성에 근거하여 동일성을 확인하기 위한 시험이다. 즉 제조한 원약 및 제제가 목적으로 하는 효과를 나타내는데 필요한 유효 성분을 포함하고 있음을 확인한다. 그

때문에 유효 성분을 확실히 식별할 수 있는 특이성이 높은 시험방법이 필요하며 펩타이드 맵핑이나 ELISA법과 같은 분석 방법이 이용된다.

ii) 성상·외관: 색이나 선명성 등의 물리적 상태를 정성적으로 규정하는 시험이다.

iii) 당사슬 프로파일: 결합되어 있는 당사슬의 종류 및 양을 정성적 또는 정량적으로 규정하는 시험이다. 동일한 단백질이라도 숙주세포, 배지성분, 제조스케일 및 제조설비의 차이로 당사슬 프로파일은 변화할 가능성이 있다. 같은 배양액에서 얻어지는 단백질이라도 당사슬 구조는 단일하지 않고 다양한 당사슬 구조를 가진 분자종의 혼합물이 된다. §5.2에서 말했듯이 당사슬은 많은 생리 기능과 관계되므로 바이오 의약품에서는 당사슬 구조 프로파일의 항상성을 나타내는 것이 요구된다.

iv) 순도 시험: 의약품의 순도를 규정하는 시험이며 불순물의 종류 및 양의 한도를 규정하는 시험이다. 목적물질 유래 불순물 및 제조 공정 유래 불순물로 나누어 생각할 수 있다.

① 유연물질: 바이오 의약품은 다양한 분자 변화체를 포함한 불균일성을 가지고 있다. 이들 변화체에 대해 유효성 및 안전성에 미치는 영향을 고려하여 목적물질, 목적물질 관련물질 및 목적물질 유래 불순물로 분류하여 관리한다(§5.1 참조). 일반적으로 다양한 변화체의 모든 것을 하나의 분석 방법으로 평가하기는 어려우며 원리가 다른 여러 분석 방법을 조합하여 종합적으로 평가한다. 예를 들어 응집체는 크기 배제 크로마토그래피, 전하 변화체는 이온교환 크로마토그래피나 등전점 전기영동, 절단체는 SDS 캐필러리 겔 전기영동처럼 특성에 따라 분석방법을 구분할 필요가 있다.

② 제조 공정 유래 불순물: 생합성을 이용하여 목적 물질을 제조하기 때문에 숙주 세포에서 유래한 단백질이나 DNA가 제품에 잔류할 위험이 있다. 이것들은 다양한 단백질이나 DNA의 혼합물이며 면역원성에 대한 우려가 있다. 또한 동물시험에서는 인간의 면역원성을 추정하기 어렵기 때문에 저분자 의약품에서의 잔류용매나 원소 불순물과 같이 보편적인 허용 한도값을 마련하는 것은 어렵다. 그러므로 라이프 사이클을 통해 충분히 낮은 수준으로 일관되게 억제되고 있음을 보증한다. 이 밖에 항체 의약품에서

는 정제용 컬럼 기재에서 용출되는 프로테인 A가 대표적인 제조 공정 유래 불순물로서 관리되어야 한다. 이들 제조 공정에서 유래된 불순물은 정제공정에서 충분히 제거할 수 있는 것과 일관성을 보여 줌으로써 규격 및 시험방법을 설정하지 않을 수도 있다.

v) 정량법: 유효 성분의 물질량(§5·2·5)을 규정하는 시험으로 바이오 의약품에서는 단백질량으로서 규정하는 경우가 많으며 적절한 표준품*이나 표준물질에 대하여 정량하는 경우나 흡광계수와 같은 물질 고유의 시성값을 이용하여 단백질량을 산출하는 경우도 있다.

vi) 역가: 고차 구조를 형성하지 않는 저분자 화합물에서는 함량시험만으로 목적으로 하는 약리작용을 보증할 수 있다. 이에 비해 특정 고차 구조가 약리작용에 필수적인 바이오 의약품에서는 함량시험(정량법)만으로는 약리작용을 보증할 수 없다. 그러므로 일반적으로 생물 활성을 직접 측정하는 **역가**를 규격으로 설정한다. 역가시험은 생체 내에서의 의약품의 작용 메커니즘을 반영한 측정계를 사용한다. 또한 인슐린처럼 생물 활성과 상관하는 이화학시험이 있는 경우에는 역가시험이 설정되지 않고 물질량에서 역가를 환산하는 경우가 있다.

vii) 기타: 주사제인 바이오 의약품에서는 pH, 삼투압, 엔도톡신, 미생물 한도 시험이 원약으로 설정된다. 또, 제제에서는 불용성 미립자, 불용성 이물질, 실용량 시험, 질량 편차 시험/함량 균일성 시험, 무균 시험이 설정된다. 이 시험은 통상 약국방 일반 시험법에 준하여 실시한다.

b. 표준물질 바이오 의약품에서는 품질의 항상성을 유지하기 위해, 혹은 제조방법 변경 시의 품질 변동을 평가하기 위해 표준물질을 확립하여 품질시험의 기준으로 사용할 것이 요구된다. 표준물질은 원약이나 제제의 품질을 대표하는 로트로부터 조제하여 적절히 특성 해석된 것이어야 한다. 또한 정기적인 품질 시험이나 안정성 시험을 통해 사용하는 기간의 품질을 적절하게 관리할 필요가 있다.

---

* 표준품이란 특정한 용도에 적합한 품질이 공적으로 보증되고 공급되는 표준물질을 가리킨다.

5·3·2 바이오 의약품의 안정성

바이오 의약품은 저분자 의약품보다 불안정한 경우가 많으므로 제조 공정, 보관이나 수송, 투여 시의 환경·조작 등을 엄밀하게 관리할 것이 요구된다. 그러므로 열, 광, 동결융해, 나아가 물리적 스트레스와 같은 외적 요인에 대한 안정성은 우수한 개발 후보품의 선택이나 제제 설계, 나아가 규격 및 시험 방법 설정에 있어서 중요한 요소가 된다.

바이오 의약품의 **저장법** 및 **유효기간**은 신청하는 용기 시전계* 및 보존조건에서의 실보존 기간에 실시된 안정성 시험 성적에 근거하여 설정된다. 저분자 의약품과 달리 가속 조건의 시험 성적에서 실보존 조건으로 실시된 시험 기간보다 긴 유효 기간을 설정하는 것은 인정되지 않는다. 그러므로 저장법이 되는 조건에서 실시하는 **장기 보존 시험**이 저장법 및 유효기간을 보증하는 기본이 되는 안정성 시험이 된다. **가속 시험** 및 **가혹 시험**은 장기 보존 시험보다 분해가 일어나기 쉬운 조건에서 실시되는 안정성 시험이며 보존 조건으로부터의 단기적인 일탈에 의한 영향 평가, 잠재적인 분해 리스크나 분해 특성 해명, 안정성 시험에 이용하는 분석 방법의 적합성 평가와 같은 의약품 개발에 유용한 정보를 제공한다. 마찬가지로 **광안정성 시험**도 빛에 의한 분해특성의 규명, 취급, 포장형태를 결정하는 데 중요하다.

5·3·3 바이오 의약품의 품질관리 전략

바이오 의약품의 품질관리에 있어서는 모든 품질특성이 유효성 및 안전성 확보의 관점에서 설정된 허용범위에 높은 확실성을 가지고 적합하다는 것을 보증하기 위한 **관리전략**이 필요하며, ICH Q10에서는 "최신 제품 및 제조 공정의 이해로부터 이끌어지는 제조 프로세스의 가동성능 및 제품품질을 보증하는 계획된 관리의 일환"이라고 정의되어 있다. 의약품의 품질은 원약 및 제제의 제조에 사용하는 원재료나 구성 자재, 설비 및 장치의 운전조건(절차나 인력을 포함한다), 공정관리, 완제품 규격과 같은 원재료로부터 완성품에 이르기까지의 중요한 스텝(관리요소)을 적절히 관리함으로써 "종합적"으로 확보된다. 요

---

* 용기 시전계란 원약 및 제제를 수용하고 보호하는 포장의 구성요소를 가리킨다.

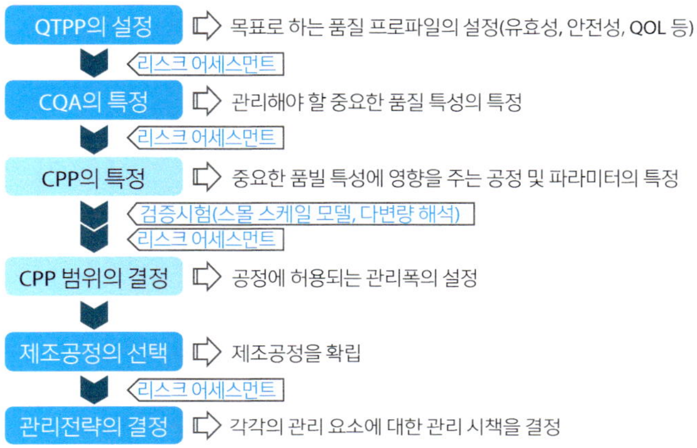

그림 5·11 **관리전략의 구축과정**

QTP(목표 제품 품질 프로파일): 제제의 안전성 및 유효성을 고려했을 경우에 기대하는 제제의 품질 특성(ICH Q8), CQA(중요 품질 특성): 요구되는 제품 품질을 보증하기 위해 적절한 한도 내, 범위 내, 분포 내여야 하는 물리적, 화학적, 생물학적 특성 또는 성질(ICH Q8), CPP(중요공정 파라미터): 중요 품질 특성에 영향을 미치는 공정 파라미터.

구되는 품질의 제품을 일관되게 생산하기 위해서는 의약품의 유효성 및 안전성에 미치는 품질 특성을 특정하고 각각의 관리 요소에 필요한 관리 시책을 마련하여 이를 계획적으로 실시하는 관리 전략의 구축이 중요해진다.

관리 전략을 구축하는 과정의 한 예를 그림 5·11에 나타낸다. 첫 번째 단계에서는 의약품으로서 목표로 해야 하는 품질 특성인 목표 제품 품질 프로파일(QTPP, quality target product profile)을 설정한다. 유효성 및 안전성에 영향을 주는 특성에 더해 제형이나 투여 형태 등 환자의 QOL에 영향을 주는 요인도 고려한다. 다음으로 유효성 및 안전성에 중대한 영향을 주고 QTPP를 확보하기 위해 중요하다고 생각되는 중요 품질 특성(CQA, critical quality attributes)을 특정한다. 또한 CQA에 영향을 주는 중요한 공정 파라미터로서 CPP(critical process parameter)를 특정한다. 이와 같이 특정한 CQA의 보증 및 그 관리에 필요한 CPP에 근거하여 제조 공정의 각 단계에서의 관리방법을 결정하고 종합적인 관리전략을 구축한다.

표 5·4에 항체 관리 전략의 한 예를 제시한다(A-Mab 사례 연구법, 칼럼 11

표 5·4 **항체의 관리 전략(예)**[a)]

관리 요소	요소의 정의	관리전략의 설정†		
		응집체	당사슬	HCP
원재료(물질 특성) 관리	공급원에서의 품질관리나 원재료 규격과 같은 제조에 사용하는 원재료, 첨가제, 자재의 관리 시책	유	유	무
제조 공정의 관리	시설, 설비 및 품질 시스템의 관리 시책 (절차서에 의한 관리)	유	유	유
공정 파라미터의 관리	CQA에 영향을 주는 공정 파라미터의 관리 시책	유	유	유
공정 내 시험	품질을 확보하기 위해서 특정 공정에서 제조 공정을 검증하는 시험(관리 기준 있음)	무	무	무
규격 및 시험방법	규격 및 시험방법에 따라 실시하는 출하시험 및 안정성시험	유	무	무
특성해석 및 동등성/동질성 평가	단속적인 제조 공정 모니터링 및 동등성/동질성 평가를 목적으로 한 규격 및 시험방법으로 설정되지 않은 시험	유	유	유
공정 내 모니터링	제품의 트렌드 해석을 목적으로 특정 특성이나 공정 파라미터에 대해서 실시하는 시험 또는 평가	유	유	유

† 공정을 통한 관리 전략을 적었다(실제로는 각 공정마다 관리 전략을 설정한다)

a) A-Mab : a Case Study in Bioprocess Development로부터

칼럼 11
바이오 의약품의 품질관리 전략 구축 예 : A-Mab 케이스 스터디

품질 리스크 관리의 개념을 도입한 바이오 의약품의 품질 관리 전략 구축의 예로서 구미의 제약기업을 중심으로 조직된 CMC-Biotech Working Group이 가공적인 항체 의약품(A-Mab)을 모델로 작성한 A-Mab 사례 연구법이 잘 알려져 있다. 이 사례 연구에서는 이미 얻은 지식, 리스크 관리, 디자인 공간과 같은 ICH Q8, Q9, Q10 개념을 적극적으로 도입한 제품 개발 및 관리 전략이 입안되었으며 모델 항체 의약품인 QTPP, CQA, CPP 등이 구체적으로 제시되어 있다. 특히 CQA를 특정하기 때문에 각 품질 특성의 변동이 생물 활성·유효성, PK/PD, 면역원성, 안전성에 미치는 영향을 점수화한 리스크를 분석하는 방법은 그 후 다양한 바이오 의약품에서 활용되고 있으며, 이 사례 연구법은 ICH 가이드라인에 근거한 바이오 의약품의 품질관리 전략 구축을 실천하는 데 공헌한 좋은 예라고 할 수 있다. A-Mab 사례 연구 전문은 아래 웹사이트에 공개되어 있으므로 품질관리 전략에 대해 관심 있는 독자에게 일독을 권장한다.

- A-Mab : a Case Study in Bioprocess Development
  https://ispe.org/system/files/magazine-issues/a-mab-case-study-version.pdf
  (2019년 12월 현재, 열람하려면 등록 로그인 필요)

참조). A-Mab에서의 관리 전략은 CPP와 특정된 공정 파라미터의 관리를 축으로 원재료(물질 특성)의 관리, 제조 공정의 관리, 공정 파라미터의 관리, 공정 내 시험, 규격 시험(안정성 시험을 포함한다), 특성 해석 및 동등성/동질성 평가, 공정 내 모니터링의 7가지 요소로 구성된다. 각 CQA와 공정을 관련지어 포괄적인 리스크 평가를 실시하여 응집체, 당사슬, HCP의 3가지 CQA에 대한 관리 전략이 제안되고 있다. 그 결과에 근거하여 관리가 필요하다고 판단한 각각의 관리 요소에 구체적인 관리 시책을 설정함으로써 관리 전략이 구축되어 있다.

5·4 바이오 의약품 제제의 특징, 품질평가·관리에서의 주의점

펩타이드나 단백질을 주요 구성 성분으로 하는 바이오 의약품은 소화관에서 분해되므로 경구 투여는 적합하지 않으며 피하, 근육 내, 혹은 정맥 내와 같은 경로로 주사에 의해 투여된다. 그러므로 필연적으로 무균제제가 된다. 정맥 내 주사는 링거로 투여할 수 있으므로 약액의 농도나 부피에 비교적 넓은 폭이 허용되지만 투여에 장시간이 소요되고 자기 투여를 할 수 없는 등 환자에게 부담이 큰 것이 과제이다. 한편 피하 주사나 근육 내 주사는 자기 투여가 가능한 경우가 있으며 환자의 QOL 관점에서 바람직하지만 1회에 투여할 수 있는 액량에 한도가 있다(통상 1.0mL 정도). 그러므로 투여량이 많은 항체 의약품 등에서는 약액을 고농도화하여 액량을 줄일 필요가 있다. 일반적으로 단백질은 고농도화하면 응집체의 생성 위험이 높아지고 또한 약액의 점도가 높아진다. 점도가 너무 높으면 약액이 주사 바늘을 통과할 때의 저항이 커져서 투여가 곤란해지는 경우가 있다. 한편 응집체의 생성이나 점도 상승에 의한 과제는 최적의 처방이나 용기, 투여용 의료기기의 연구나 이러한 조합에 의해 개선될 수 있는 경우도 있다. 바이오 의약품의 용기 시전계는 통상적인 유리 바이알 제제와 함께 주사통에 약액을 충전한 프리필드 시린지(PFS) 제제도 자주 이용된다. PFS 제제는 의료 현장에서 바이알에서 약액을 채취하는 수고가 없으며 자기 투여에도 적합하다. 주사통의 소재는 유리 제품이 가장 많지만 파손의 위험 외에도 실리콘 오일이나 텅스텐 같은 용기의 구성 재료가 품질에 미치는 영향에 주의할 필요가 있다. 따라서 파손이 적고 성형이 용이하며 정밀도가 높은 플라스틱 제품도 도입되고 있다.

바이오 의약품은 일반적인 저분자 의약품보다 불안정한 경우가 많으며 용액제제 혹은 보다 안정적인 제형인 동결건조제제라 하더라도 냉장보존(2~8°C)이 저장법으로 선택되는 경우가 많다. 바이오 의약품의 품질을 적절하게 관리하기 위해서는 그 안정성을 충분히 이해하는 것이 중요하다. §5.2에서 항체에 있어서의 대표적인 변화체를 나타냈듯이 단백질은 다양한 요인에 의해 다양한 변화체를 생성한다. 탈아미드나 산화, 가수분해와 같은 화학적 수식의 대부분은 열이나 빛에 의해 촉진된다. 한편 바이오 의약품에 특징적인 응집이나 변성은 열이나 빛 외에 동결융해, 물리적·기계적 스트레스(교반, 진동, 거품 외), 기재 표면과의 접촉·상호작용 등 의약품으로 환자에게 투여될 때까지의 기간 동안 발생할 수 있는 스트레스로 인해 촉진되므로 주의가 필요하다. 이러한 화학적 수식이나 응집체, 변성에 대한 안정성은 용액 환경에도 의존하기 때문에 처방의 최적화나 최적의 용기 시전계를 선택함으로써 개선을 기대할 수 있다.

처방 성분은 단백질의 안정성과 점도를 좌우하는 매우 중요한 요소이다. 표 5·5와 같이 바이오 의약품의 일반적인 처방은 통상 완충제(pH 조정), 등장화제(삼투압 조정), 안정화제, 계면 활성화제로 구성된다. 제제의 처방은 유효성·안전성에 영향을 주는 품질 특성, 제조 및 보존에 있어서의 안정성, 생체 적합성, 첨가제의 사용 실적을 고려하여 성분 및 조성이 선택된다. 전술한 바와 같이 pH는 화학적 수식에 큰 영향을 줄 뿐만 아니라 단백질 주위의 정전적 환경을 변화시켜 따라서 입체 구조의 안정성이나 콜로이드 안정성에도 영향을 준다. 지적 pH는 각각의 단백질에 따라 다르지만 항체에서는 화학적 수식이 억제되고 변성이나 응집도 잘 일어나지 않는 약산성(pH 5~6) 부근에 설계되는 경

표 5·5 바이오 의약품 (항체)의 처방

용도	성분(예)
완충액 성분(pH 조정)	히스티딘염산염, 아세트산나트륨, 인산염, 인산수소염 외
등장화제/안정화제	당(백당, 트레할로오스 등 이당류 외) 염(염화나트륨 외) 아미노산 외
계면할성제	폴리솔베이트 20/80 외

우가 많다. 또한 등장화제의 종류나 농도에 따라서도 안정성은 변화한다. 수액으로 희석하는 링거 투여의 경우는 반드시 등장일 필요는 없으나 안정성의 관점에서 당 혹은 염이 많은 바이오 의약품에서 첨가되고 있다. 계면활성제는 약액과 용기 시전계나 투여 기재와의 접촉(고액계면), 약액과 공기와의 접촉(기액계면)에서의 변성이나 응집을 줄일 것으로 기대할 수 있다. 최적의 처방 조건은 개별 단백질에 크게 의존하기 때문에 모든 단백질에 적용할 수 있는 처방은 존재하지 않는다. 입체 구조의 안정성, 콜로이드 안정성 등의 관점에서 처방 스크리닝을 하고 최적의 처방을 선택할 필요가 있으며 일어날 수 있는 스트레스를 충분히 고려한 제제 설계(처방, 제형, 용기 시전계)가 중요하다.

5·5 제법 변경과 동등성/동질성 평가

의약품 개발에서는 의약품 후보 물질이 압축된 후에도 비임상 시험 및 임상시험에 의한 유효성·안전성 확인에 상당한 시간이 필요하다. 그 기간 동안 후보물질 제조방법의 개량 및 최적화가 이루어지는 것이 보통이며, 많은 의약품에서는 개발 중에도 **제조법 변경**이 이루어진다. 이 경우 비임상 시험 및 임상 시험에서 사용하는 의약품 후보물질에 대한 제조법 변경에 의한 영향 평가가 필요하다는 것을 개발 초기부터 개발자는 염두에 두어야 한다. 또한 제조 방법이 확립되고 규제 당국으로부터 승인을 받아 시판된 후에도 품질 향상이나 제조 규모 절감을 위해 제조 방법이 자주 변경된다. 의약품의 제조판매 승인은 신청 시의 제조 방법에 따라 만들어진 제품에 관한 평가 결과에 근거한 것으로(제8장 참조), 제조 변경 후의 의약품의 품질, 유효성, 안전성을 보증하는 것은 아니다. 따라서 제조법을 변경할 때는 변경 후의 제제의 품질, 유효성, 안전성을 보증하기 위한 검토가 필요하다. 제조법 변경은 일반적으로 의약품의 품질 향상으로 이어지며 안전성의 관점에서도 요구되는 경우가 많은데, 그때마다 신약과 같은 품질, 비임상, 임상에 걸친 모든 데이터를 제조법 변경 후의 제품을 평가하기 위해 요구하는 것은 합리적이지 못하여 제조법의 변경을 저해하는 요인이 된다. 이 점에서 다음에 기술하는 동등성/동질성 평가의 개념이 중요하게 된다.

5·5·1 동등성/동질성이란

제조법 변경은 저분자 의약품에서도 빈번히 이루어진다. 저분자 의약품에 대해서는 기기분석법 등의 진보에 의해 유효 성분의 동일성 확인이나 정량은 용이하게 할 수 있게 되고, 또 유연물질이나 불순물의 동정이나 정량도 비교적 용이하다. 따라서 제조법 변경 시의 평가에서는 제제 처방 등이 변경되었을 경우에 실시되는 제제에 대한 생물학적 동등성(=bio equivalency)의 평가가 가장 큰 과제가 된다.

한편 바이오 의약품의 경우는 고차 구조의 복잡성이나 분자 다양성 등으로 인해 목적물질이나 불순물의 동일성을 나타내는 것조차 어려운 경우가 많으므로 변경 전후 제품의 상세한 비교에 의한 유사성의 평가가 필요하다. 이러한 바이오 의약품의 제조법 변경 시에 필요한 평가의 기본원칙에 대해서는 국제적인 논의 끝에 미일EU 의약품 규제 조화 국제회의(ICH) 국제조화 가이드라인, "Comparability of Biotechnological/Biological Products subject to Changes in their Manufacturing Progress Q5E(2004년 11월 8일)"로서 작성되었다. 가이드라인 이름 중의 comparability는 이 가이드라인의 국내 통지 '생물약품(바이오테크놀로지 응용의약품/생물기원 유래 의약품의 제조 공정 변경에 따른 동등성/동질성 평가에 대하여(2005년 4월 26일)'를 공표함에 있어서 일본어역으로서 동등성/동질성이 채용되었으며, 일본의 의약품 규제에서는 현재 이 용어가 사용되고 있다. 그 의미는 "변경 전과 변경 후의 제품의 품질 특성이 똑같다는 것을 반드시 의미하는 것은 아니며, 제조법 변경 전후의 제품이 품질 특성에서 높은 유사성을 가지고 있어, 제제의 면역 원성을 포함한 안전성 혹은 유효성에 유해한(=바람직하지 않음) 영향이 발생하지 않았음을 말한다"고 정의되어 있으며, 후술하는 바이오 후속품(제10장 참조)의 평가뿐만 아니라 최근 나노 의약품이나 유효 성분이 복잡한 구조를 가진 화학합성 의약품의 제조법 변경 시의 평가에서도 같은 의미로 사용되게 되었다.

5·5·2 바이오 의약품의 동등성/동등성 평가 절차

제조법 변경 전후의 제품의 동등성/동질성 평가는 기본적으로는 승인 신청을 위해서 제조법 변경 전의 제품에서 얻어진 비임상, 임상 시험 데이터, 특히

1. 품질 특성의 유사성은 높고 안전성, 유효성에 악영향을 미친다고는 생각되지 않는 경우
   →동등/동질로 결론
2. 품질 특성에 높은 유사성이 있으나 다소의 차이도 인정된다. 그러나 기존의 경험, 관련 정보, 데이터에 근거하여 안전성, 유효성에 악영향은 없다고 판단할 수 있는 경우
   →동등/동질로 결론
3. 품질 특성에 높은 유사성이 있으나 분석방법의 한계 등으로 인해 안전성, 유효성에 대한 영향의 유무에 결론을 내릴 수 없는 경우
   →더욱 상세한 품질특성의 비교 혹은 비임상, 임상시험의 실시
4. 품질 특성에 높은 유사성이 있으나 차이도 인정되어 안전성 및 유효성에 악영향이 미칠 가능성을 부정할 수 없는 경우
   →비임상, 임상시험의 실시를 고려
5. 품질 특성에 차이가 현저하고 유사성이 높다고는 할 수 없는 경우
   →동등/동질은 아니라고 결론

그림 5·12 **동등성/동질성 평가에서의 품질 특성 비교 결과와 대응**

임상 시험 데이터를 이용하여(=경비나 시간이 걸리는 임상 시험을 반복하지 않고), 제조법 변경 후의 제제의 품질, 유효성, 안전성을 보증하기 위한 평가 작업이라고 생각할 수 있다. 구체적으로는 동등성/동질성 평가에서는 우선은 제조법 변경 전후의 제품에 대하여

1) 물리적 화학적 시험, 생물학적 시험으로 이루어진 품질 특성의 비교 시험을 실시하고, 그 결과로부터 동등성/동질성을 판정한다.
2) 품질 특성의 비교에서 동등성/동질성으로 결론을 내릴 수 없는 경우에는 비임상 시험, 나아가 임상 시험을 조합하여 비교하여 변경 전후의 제품이 동등한지 여부를 객관적으로 평가하게 된다.

동등성/동질성 평가 결과, 변경 전후의 제품이 동등/동질이 아니라고 평가되는 경우에는 통상적으로 제법 변경을 재검토하거나 제법 변경 후의 제품을 신약으로서 신청하게 된다.

실제 평가작업에서는 우선 제조법 변경 전후 제품의 품질 특성 비교에 의한 평가를 실시가, 그림 5·12에 나타내는 것과 같은 대응을 취한다.

5·5·3 동등성/동질성 평가에서의 주의점

a. 전반적인 주의점 동등성/동질성 평가의 최종적인 목표는 제조법 변경 전

후의 (중간체나 원약이 아니라) 최종 제제가 품질, 안전성, 유효성의 관점에서 동등/동질에서 있음을 나타내는 것이다. 단, 최종 제제의 동등성/동질성 평가가 목적이기는 하지만, 품질 면에서의 평가 작업은 품질 특성의 변화를 검출하는데 가장 적합한 제조 단계에서 실시해야 한다.

어떤 시험을 어느 단계에서 실시해야 하는지에 대해서는 1) 변경한 제조 공정, 2) 제조법 변경이 제품의 각 품질 특성에 미치는 영향의 정도, 3) 시험에 이용하는 분석법, 4) 비임상 및 임상상의 경험에 근거한 품질 특성과 안전성, 유효성과의 관계 등을 배려하여 정한다.

제품의 동등성/동질성의 판단은 예를 들어 다음과 같은 사항의 평가 및 배려에 근거한다. 1) 품질 특성에 관한 물리적 화학적 성질 및 생물 활성 등의 특성 해석 데이터, 2) 제조 공정의 적절한 단계에서 채취한 적절한 시험 시료의 분석 결과, 3) 목적 물질 관련 물질 및 목적 물질 유래 불순물에 있어서의 차이의 가능성(그 목적 단백질의 변화·분해 상황에 의해 제품간의 차이가 발생할 가능성의 해석), 4) 제품의 항상성을 증명하기 위해 이용한 로트 데이터, 5) 제조법 변경 시에 나타난 영향에 관한 지금까지 축적된 데이터, 6) 제품의 특성에 영향을 미치는 제조 공정 중 조작 파라미터 등 중요 관리항목, 7) 제조법 변경 후 공정관리 방법의 타당성, 8) 제제의 비임상 또는 임상적 특성과 임상 적응증.

b. 품질 특성에 관한 동등성/동질성 평가에서 배려해야 할 점

i) 특성 해석: 통상 승인 신청 시에 실시한 특성 해석의 전부 혹은 그 일부(일부로 했을 경우에는 그 타당성을 설명할 필요가 있다)에 대해서 변경 전후의 제품을 직접 비교함으로써 동등성/동질성을 판단하는데 필요한 데이터를 얻는다. 단, 추가적인 특성 해석이 필요한 경우도 있다. 예를 들어 제조 공정 변경 후의 제품의 특성 프로파일이 비임상 시험 및 임상 시험에 이용한 제품 혹은 이에 상당하는 적절한 물질(예를 들어 표준물질 혹은 실생산 로트)로 나타난 프로파일과 다른 경우에는 그 차이의 의미를 평가할 필요가 있다.

ii) 규격 및 시험방법: 기존의 원약 또는 제제의 규격 및 시험방법의 시험항목 및 분석방법은 일상적으로 품질을 확인하기 위해서 선정되었으므로 제조 공정 변경의 영향을 판정하기에는 통상적으로는 불충분하다고 생각된다. 또, 제조 공정 변경 후에 설정하는 규격 및 시험 방법은 제품의 품질을 확보하기 위해서 적절한지 확인한다. 제조 공정 변경 전에 설정된 규격 시험이 변경 후의 제품의 항상적인 로트 분석에 더 이상 적절하지 않다는 것을 나타내는 데이터를 얻어지면 시험의 변경, 삭제, 또는 새로운 시험의 추가 필요성을 고려한다.

iii) 안정성: 일반적으로 품질에 영향을 줄 가능성이 있는 제조법 변경을 받은 제품에 관해서는 적절히 실제 보존 시간 안정성 시험을 실시한다. 또한 가속 및 가혹 시험은 1) 변경 전후 제품의 분해 프로파일에 관한 정보를 제공하고, 이로 인해 양자를 직접적으로 비교하기 위한 유용한 수단이 되며, 추가 검토가 필요한 제품의 변화를 시사하는 경우도 있다. 2) 의도하지 않은 변화를 배제하기 위해 제조 공정 및 보존 중에 관리해야 할 항목을 추가 설정할 필요성에 관한 판단재료를 준다.

c. 변경 후 제조법에 관한 배려 제조법 변경 후의 공정관리가 변경 전의 공정관리와 비교하여 동등 이상으로 효과적으로 제품의 품질을 보증할 수 있음을 확인한다. 또 계획한 제조법의 변경이 그 하류공정에 미치는 영향 및 각 공정에 관련된 공정 파라미터에 미치는 영향에 대해서 신중하게 검토한다. 제조법이 변경됨에 따라 관련 공정관리를 다시 설정할 때는 새로운 공정관리 하에서 제조한 제품이 변경 전의 제품과 동등/동질임을 확인할 필요가 있다. 승인된 제품의 제조법 변경의 타당성은 일반적으로 실제 생산 스케일로 제조된 로트에서 얻은 데이터를 통해 나타낸다.

5·5·4 개발단계에서의 제조법 변경 시 동등성/동질성 평가

승인 후의 제품에 있어서의 제법 변경 전후의 동등성/동질성 평가는 임상 유효성 및 안전성의 확인을 목적으로 한 주된 임상 시험(pivotral clinical trial=제Ⅲ상 임상 시험에 상당)에 이용된 로트와 제법 변경 후의 로트 사이의 §5·5·2~5·5·3을 내용으로 한 평가이다.

한편 개발 단계의 제조법 변경은 다양한 타이밍에 이루어지기 때문에 동등성/동질성 평가는 변경 시점에 따라 내용이나 고려해야 할 포인트가 달라진다. 예를 들어 비임상 시험 실시 전의 개발단계에서의 제조법 변경에서는 유효성, 안전성에 관한 확인 시험 전이므로 원래 동등성/동질성 평가가 필요 없다면 제조법이 비임상 시험 실시 후에 임상 시험 전 단계에서 이루어진 경우, 제조법 변경 후의 제품에 대해 임상 시험을 실시할 때의 안전성 확인 및 용량 설정의 타당성 등을 설명할 수 없다면 이를 위한 비임상 시험도 실시할 필요가 있다. 한편, 제III상 임상 시험 후에 제조법을 변경하는 경우에는 동등성/동질성 평가에서는 승인 후의 제조법 변경 시의 동등성/동질성 평가와 거의 같은 평가가 필요하게 된다.

5·5·5 비임상 시험 및 임상 시험에 의한 동등성/동질성 평가에 대해

비임상·임상 시험에 의한 동등성/동질성 평가가 필요한 경우에는 내용은 다음과 같은 요소를 고려하여 경우에 따라 실시한다.

- 품질에 관한 지견: 1) 제조법 변경 전후 제품에 있어서의 차이(목적 물질 관련 물질, 불순물 프로파일, 안정성, 첨가물 등)의 종류, 내용, 정도, 2) 공정 내 관리 시험 결과를 포함한 제조법 변경 후의 신규 제조 공정에 관한 프로세스 평가/밸리데이션 시험 결과, 3) 동등성/동질성 평가에 이용한 시험법의 능력·한계 등
- 제품의 종류·특성과 지견: 1) 불균일성이나 고차 구조를 포함한 제품의 복잡도, 2) 제품의 구조 활성상관이나 품질 특성과 안전성·유효성의 관련성 강도, 3) 치료용 단백질과 내인성 단백질의 관계 및 면역원성에 대한 영향, 4) 작용 기구(해명되어 있는가, 활성 부위는 단일인가 복수인가)
- 제제에 관한 기존의 비임상 및 임상 데이터, 임상 사용 관련 사항, 의약품의 종류: 1) 적응증/대상환자 그룹 2) 용법·용량 및 투여 경로 등 3) 치료영역/용량 반응 관계 4) 과거에 관찰된 유해작용(특히 면역원성, 안전성) 5) 약물 동태와 약역학(PK/PD)의 관계, 분포, 클리어런스

비임상, 임상평가의 종류로는 약물 동태(PK) 시험, 약력학(PD) 시험, 약물 동태/약력학(PK/PD) 시험, 임상 유효성 시험, 각종 안전성 시험, 면역원성 시험, 의약품 안전 감시 등이 있다.

참고문헌

1) ICH ガイドライン Q6A“新医薬品の規格及び試験方法の設定”(2001).

2) ICH ガイドライン Q6B“生物薬品(バイオテクノロジー応用医薬品／生物起源由来医薬品)の規格及び試験方法の設定”(2001).

3) ICH ガイドライン Q8“製剤開発に関するガイドライン”(2010).

4) ICH ガイドライン Q9“品質リスクマネジメントに関するガイドライン”(2006).

5) ICH ガイドライン Q10“医薬品品質システムに関するガイドライン”(2010).

6) ICH ガイドライン Q11“原薬の開発と製造(化学薬品及びバイオテクノロジー応用医薬品／生物起源由来医薬品)ガイドライン”(2014).

제 6 장 바이오 의약품 비임상 시험

비임상 시험에는 약효약리 시험, 안전성 약리 시험, 약물동태 시험 및 독성 시험이 있다. 각각의 시험법에 대한 자세한 내용은 규제 당국으로부터 나온 일련의 비임상 가이드라인에 규정되어 있다. 원칙적으로 바이오 의약품에서도 이 가이드라인을 지침으로 하여 비임상 시험을 실시한다. 그러나 종래의 비임상 가이드라인의 대부분은 저분자 의약품의 안전성 평가를 위해 작성된 것으로 바이오 의약품에는 적합하지 않은 시험계도 포함되어 있다. 저분자 의약품을 대상으로 한 비임상 가이드라인에 따라 실시된 바이오 의약품의 비임상 시험에서 해석 불가능한 시험 결과를 얻을 수 있다는 사실이 많이 인정되었기 때문에 바이오 의약품 전용 ICH S6 가이드라인이 제정되었다.

본 장에서는 우선 바이오 의약품의 비임상 시험에서 주의해야 할 점을 설명한다. 바이오 의약품의 특징은 저분자 의약품과 상당히 다르며(표 6·1), 그러한 특징을 고려한 후에 비임상 시험을 계획한다. 바이오 의약품 특유의 비임상 시험에 초점을 맞추어 바이오 의약품에서는 왜 그러한 전략을 취해야 하는가 하는 이유를 설명한다. 또 비임상 시험을 실시하면 다양한 과제를 만난다(표 6·2). ICH S6를 참고하여 각각의 과제를 과학적으로 고찰하고 해결책을 제시한다.

다음은 비임상 시험에서 임상 시험으로 넘어가는 방법을 설명한다. 바이오 의약품의 비임상 시험에는 한계가 있기 때문에 그 정보만으로 피험약의 사람의 안전성을 반드시 충분히 담보할 수는 없다. 그러나 임상 시험이 어느 정도 진행되어 인간에 대한 안전성 정보를 얻을 때까지는 비임상 시험으로부터의 정보에 의존할 수밖에 없다. 따라서 비임상 시험에서 임상 시험으로의 중개 단계인 FIH(first in human) 시험의 최초 투여량 설정에 대해 구체적인 계산 방법을 제시한다.

6·1 바이오 의약품의 비임상 시험에서 주의해야 할 점

6·1·1 약효약리 시험

약효약리 시험의 목적은 임상개발하려는 질환에 피험약이 효과가 있는지 여부를 동물로 확인하고 [이 시험을 비임상 POC시험(POC; proof of concept)이라 한다], 동물에서의 유효량, 용량 의존성, 작용 지속 및 용법 등의 정보를 얻어 임상 시험 계획에 유용하게 사용하는 것이다. 질환마다 시험계는 다르며 질환 모델 동물을 이용하는 경우도 많다. 약효약리 시험을 실시함에 있어 바이오 의약품의 생물 활성에 종차가 있다는 점에 주의하여 생물 활성에 반응하는 시험 동물종을 선택하는 것이 중요하다(표 6·1 참조)

개발하려는 바이오 의약품(본 장에서는 이것을 임상후보품이라고 한다)이 시험동물종에서 생물 활성을 나타내지 않는 경우, 그 시험동물종에서 임상후보품과 동등한 생물 활성을 나타내는 상동단백질(사로게이트라고 부르기도 한다)을 이용하는 방법이나 시험동물종에 인간표적 분자를 발현시킨 유전자 개변동물을 이용하는 방법을 취하기도 한다. 단, 임상후보품과 상동단백질과는 다른 분자이므로 상동단백질을 이용한 방법으로는 동물의 약효약리 시험 결

표 6·1 저분자 의약품과 바이오 의약품의 특징 비교

	저분자 의약품	바이오 의약품
제조방법	화학 합성	유전자재조합·세포 배양
유효 성분	유기 화합물	펩타이드·단백질·의도적 수식단백질(ADC[1], PEG화 단백질 등)
분자량	낮다	높다
표적	세포외 또는 세포내	세포외
종 특이성	비특이적	종 특이적
면역원성	희귀	많은 경우, 있음.
독성 메커니즘	주로 오프타겟 작용[2]	주로 온타겟작용[2] (과잉 약리작용[3])
대사·분해(생성물)	대사(활성 대사물, 불활성 대사물)	분해 (아미노산)

[1] 항체약물 복합체(ADC)는 항체와 약물(예를 들어, 암세포에 대해 살세포작용을 나타내는 저분자 화합물 등)을 공유 결합시킨 의약품. 저분자 의약품과 바이오 의약품 양쪽 모두의 특징을 갖는다. 단순화하기 때문에 이 표의 다른 부분에서는 ADC에 대한 특징은 제시하지 않는다.

[2] 의약품의 약효를 나타내기 위한 표적 분자에 대한 작용을 온타겟 작용, 표적 분자 이외에의 비특이적인 작용을 총칭하여 오프타겟 작용이라고 한다.

[3] 바이오 의약품에서 관찰되는 주된 독성은 약효의 연장선상의 생체변화이므로 "과잉한 약리작용"이라고 부르기도 한다.

표 6·2 바이오 의약품의 비임상 시험에서 자주 마주치는 과제와 그 이유에 관한 고찰

	과제	고찰
최고 투여량 설정	· 약리작용 연장선상의 독성 변화 이외에 아무런 독성 소견도 인정되지 않으므로 매우 높은 용량을 최고 투여량으로 설정해야 한다.	· 최대의 약리작용이 나오는 용량을 넘어 투여량을 늘려도 약리작용(=연장선상의 독성변화)의 세기는 변하지 않는다. 작용 지속이 길어질 뿐이다
반복투여 독성시험	· 바이오 의약품을 반복 투여하고 있으면 당초 관찰되고 있던 독성 변화가 감약되어 온다. · 다른 경우에서는 반복 투여에 의해 신장의 장애가 나타난다.	· 반복 투여에 의하여 바이오 의약품에 대한 중화항체가 생성하여 독성이 약해지는 일이 있다. · 바이오 의약품과 항체가 결합한 복합체는 분자량이 높으므로 사구체 여과에 의한 뇨중 이행이 곤란하여 신장 기능을 저해하는 일이 있다.
약물동태시험	· 방사성 동위원소를 이용한 약물동태 시험에서 설명하기 어려운 결과를 얻을 수 있다.	· 단백질의 방사성 표지에 쓰이는 요오드가 단백질에서 분리되어 무기 요오드가 되어 갑상선이나 방광(뇨)에 분포한다.

과 임상으로의 외삽에는 한계가 있다. 또한 유전자 변형 동물을 이용하는 방법으로는 배경데이터가 부족하다는 사실을 주의해야 한다.

6·1·2 안전성 약리시험

안전성 약리시험은 1회 투여의 피험약에 의한 주요 생리기능(중추신경계, 심혈관계, 호흡기계)에 대한 영향을 조사하는 시험이다. 바이오 의약품에서는 생물 활성에 있어서 종차가 있으므로 생물 활성을 나타내는 동물종에서 실시되는 독성시험에 안전성 약리평가를 포함하여 실시되는 경우가 많다.

또한 저분자 의약품에서 일반적으로 실시되는 hERG 시험*은 바이오 의약품에는 적합하지 않다고 여겨지고 있다. 이 시험은 약물에 의한 심실 재분극 지연(심전도의 QTc 연장)을 일으킬 가능성을 조사하기 위해 실시되는 *in vitro*의 전기 생리학적 시험이다. 일반적으로 hERG 전류를 저해하는 저분자 의약품은 세포 밖에서 세포 내로 유입되어 hERG 채널 내의 포어 내강에 결합함으로써

* 인간 급속 활성형 지연 정류 칼륨 채널 유전자(human ether-a-go-go related gene, hERG)를 발현시킨 배양 세포에서의 전기 생리학적 시험을 말하며, 시험약의 심실 재분극 지연 리스크 평가의 일환으로 실시된다.

칼륨이온(K+) 전류를 억제하는 것으로 알려져 있다. 또한 최근의 hERG 채널 구조 해석에서 분자량 400정도의 저분자 화합물이 채널에 결합하기 쉽다고 여겨지고 있다. 한편, 고분자량의 바이오 의약품이 세포막을 통과하여 hERG 채널을 전술한 바와 같이 기구에서 저해할 가능성은 낮으며 바이오 의약품에서 hERG 시험을 실시하는 의의는 적다.

6·1·3 약물동태 시험

약물동태 시험의 목적은 피험약의 흡수, 분포, 대사 및 배설을 조사하는 것이다. 일반 바이오 의약품은 작은 펩타이드 및 각 아미노산으로 분해될 것으로 예상되므로(표 6·1 참조), 천연형 아미노산으로 구성된 바이오 의약품의 대사를 조사하는 시험은 필요 없다.

저분자 의약품에서 실시되는 약물동태 시험에서는 시험약의 방사성 표지체가 사용되는 경우가 있으며 특히 분포나 대사를 조사하는 시험에서는 일반적으로 실시된다. 단백질의 방사성 표지체를 만들 때에 ^{125}I 표지체를 이용하는 경우가 많으며, 바이오 의약품의 ^{125}I 표지체를 이용한 시험에서는 생체 내에서의 탈요오드로 무기 요오드가 생성될 가능성에 주의가 필요하다. 예를 들어 ^{125}I 표지체를 이용한 분포시험을 실시하면 생체 내에서의 탈요오드로 생성한 유리 ^{125}I가 갑상선이나 방광(뇨)에 집적되어 바이오 의약품이 갑상선이나 방광에 많이 분포하는 것처럼 보일 수 있다(표 6·2 참조).

비천연형 아미노산을 포함한 바이오 의약품이나 ADC에서는 천연형 아미노산 이외의 분해물이나 대사물이 생산될 가능성이 있기 때문에 방사성 표지체를 이용한 약물동태 시험에서 유용한 정보를 얻을 수 있다. 예를 들어 ADC에서는 약물 부분(페이로드)이나 링커를 포함한 단백질 단편의 거동을 추적할 수 있도록 설계한 이중 방사성 표지체를 이용함으로써 피험약 및 링커를 포함한 단백질 단편 각각의 생체 내 분포나 동태를 알 수 있다. 그 정보와 독성시험을 대조함으로써 피험약뿐만 아니라 링커를 포함한 단백질 단편의 독성 리스크에 대해서도 고찰할 수 있는 가능성이 있다. 방사성 표지 단백질을 사용하는 경우에는 표지체가 활성을 가지고 비표식체와 생물학적으로 동등하다는 점, 정량적인 표지, 안정성 악화, 표식의 탈락, 표식 아미노산의 무관한 단백질로의 재이용 등에 유의한다.

6·1·4 독성 시험

a. 일반 독성시험 바이오 의약품의 생물 활성에 있어서의 종차를 고려하여 피험약이 약리 작용을 나타내는 동물종을 선택하는 것이 필수 조건이다. 동물종 선택에 있어서는 바이오 의약품 표적과의 결합 친화성이나 점유율, 약물 동태, 표적과의 결합에 의해 일어나는 기능 활성의 강도 등을 지표로 하여 인간 세포/조직과 시험 동물종의 세포/조직을 이용한 *in vitro* 데이터를 비교하여 사람에 가까운 반응을 나타내는 동물종(이를 적절한 동물종이라 부른다)을 선택한다.

ICHS6에서는 바이오 의약품 특유의 접근법이 제시되어 있다. 적절한 동물종이 통상적인 독성시험에 이용되는 동물종 중에 복수 존재하며, 설치류와 비설치류가 포함되는 경우에는 각각 1종(총 2종)을 이용한다. 우선 각각의 동물종을 이용하여 단기의 일반 독성시험을 실시한다. 만일 두 동물종에 관찰된 독성 소견의 종류나 정도가 동등하거나 작용 메커니즘에서 설명 가능한 독성 소견만 있는 경우에는 보다 장기의 시험은 통상 1종류의 동물종을 이용하는 것으로 충분하다고 되어 있다. 이는 바이오 의약품의 독성이 주로 온타겟 작용(과잉한 약리 작용)이라는 특징에 근거하고 있다. (표 6·1 참조) 적절하다고 판단되는 동물 종이 1종만 있는 경우에는 모든 일반 독성 시험을 그 동물종만으로 실시한다.

또한 일반적인 시험 동물 중에 적절한 동물종이 없는 경우에는 §6·1·1에서 소개한 상동 단백질, 유전자 개변 동물 등의 대체 모델을 이용하여 피험약의 독성에 관한 정보를 얻을 수도 있다. 단, 이들 대체 모델에서 얻은 시험 결과를 사람에 외삽할 때는 여러 가지 문제점이 있다. 예를 들어 상동 단백질은 임상 후보품과는 다른 단백질이며, 이 시험에서 얻은 결과는 임상 후보품 일어날 수 있는 유해작용을 확인하기 위해 사용하는 것은 좋지만, 폭로량에 근거한 양적인 리스크 평가에는 사용해서는 안 된다. 이 때문에 상동 단백질로 독성시험을 실시할 경우에는 충분한 약리작용을 나타내는 1용량만으로 시험하면 된다. 또한 유전자 변형 동물에 대해서는 배경 정보가 부족하다는 사실에 주의해야 한다. 예를 들어 해당 분자만을 인간형화한 유전자 변형 동물과 인간 간에 바이오 의약품에 대한 반응성이 동등한지 불분명하고 동물의 계통 차이에 따라 표현형이 다를 수도 있다.

ADC의 독성시험에서 동물종은 저분자 의약품과 마찬가지로 보통 2종의 동물종(설치류 1종 및 비설치류 1종)을 이용한다. 이는 ADC분자 내의 약물 부분 및 링커는 저분자 의약품과 같은 특징을 가지며, ADC의 분해물·대사물에 의해 오프타겟 작용에 근거한 독성이 출현할 가능성이 있기 때문이다.

투여 기간은 임상의 적응증 및 폭로 기간에 근거하여 결정되지만, 만성질환에 대한 적응이 검토되고 있는 바이오 의약품의 경우라도 비설치류의 만성 독성 시험은 6개월이면 충분하다고 여겨지고 있다. 한편, 만성 투여되는 저분자 의약품에서는 9개월이 필요하다. 이 차이는 바이오 의약품의 독성은 주로 온타깃 작용에 의한 것이라는 특징에서 유래하고 있다. 즉, 장기 투여한 경우에도 관찰되는 독성 변화는 주로 과잉 약리 작용에 근거한 것으로 단기 독성 데이터에서 예견할 수 없는 신규 독성학적으로 중요한 독성 변화는 거의 일어날 수 없다고 생각되기 때문이다.

ICH S6 가이드라인이 책정되기 전에는 모종의 바이오 의약품에서는 심각한 독성 소견이 확인되지 않았으며 매우 높은 용량을 최고 투여량으로 설정해야 하는 경우가 있었다(표 6·2 참조). 현재는 바이오 의약품에서 일어나는 독성 변화는 온타겟 작용에 의하므로 최대의 약리작용이 나오는 용량을 초과하여 투여량을 늘려도 약리 작용의 연장선상에서 독성 변화의 강도는 변하지 않고 작용 지속이 길어질 뿐인 것으로 이해된다. ICH S6에서 권장하고 있는 최고 용량 설정에서는 1) 비임상 시험에 이용하는 동물종에서 의도하는 약리 작용이 최대가 되는 용량 및 2) 임상에서의 최대 폭로량의 10배 정도의 폭로를 얻을 수 있는 용량을 밝히고, 이들 2용량 중 높은 것을 비임상 안전성 시험의 고용량군으로 설정해야 한다고 되어 있다. 여기서의 "임상에서의 최대 폭로량"이란 유효성을 평가하는 임상 시험에서의 예정 최고 용량에서의 폭로량을 의도하고 있다. 또한 폭로량은 AUC* 베이스로 생각하는 경우가 많은데, 약물의 특성에 맞

* AUC : area under concentration curve (혈중 농도 곡선 아래 면적)

추어 다른 약물 동태(pharmacokinetic, PK) 파라미터를 사용하는 것이 적절한 경우도 있다. 예를 들어 최고 혈중 농도(C_{max})에 의존하여 주요한 독성을 관찰하는 것이 적절한 경우도 있다. 저분자 의약품에서도 특별한 독성변화가 확인되지 않을 경우에는 임상 최대 폭로량에 근거하여 최고용량을 설정하나 50배에 상당하는 투여량으로 되어 있다. 이 차이도 독성 기전암 표적 작용인지 설정하는데, 50배에 해당하는 투여양으로 알려져 있다.

바이오 의약품의 반복 투여 독성시험 결과 해석에서는 항체 생산 가능성에 주의가 필요하다. 항약물 항체(anti-drug antibody, ADA)가 생산된 개체에서는 약리작용이 중화되거나 폭로량이 낮아지므로 당초 관찰되었던 독성 변화가 감소한다(표 6·2 참조). 반복 투여 독성 시험에서 중화 항체 생산이 시사된 경우에는 ADA 생산의 유무를 검토하는 등 독성 감약의 원인이 ADA인지, 그 이외의 원인이 있는지를 주의 깊게 고찰한다. 단, 독성시험을 실시하기 전에 ADA의 측정 필요 여부를 판단하는 것은 곤란하므로 독성시험 시험기간 중에는 적절한 타이밍에 시료를 채취·보존해 두고, 얻은 독성시험 결과를 바탕으로 ADA의 측정 여부를 결정하는 것이 현실적이다. ADA가 검출되었을 때는 약역학(pharmacodynamic, PD) 활성을 지표로 독성시험 결과에 미치는 ADA의 영향을 평가하는 것이 가능하나 PD마커를 설정할 수 없는 경우에는 ADA의 중화 활성을 측정할 필요가 있다.

b. 생식 발생 독성 시험 바이오 의약품의 임상에서의 적응증, 대상 환자 집단이나 배경 정보 등에 따라 생식 발생 독성 시험을 실시할 필요가 있는지 여부를 검토한다. 임신부, 임신 가능성이 있는 여성에게 적용되는 경우에는 원칙적으로 생식 발생 독성 시험을 실시한다. 단, 시험약의 수태능이나 태아에 대한 유해작용을 시사하는 충분한 배경정보(작용 메커니즘, 유전자 변형 동물의 표현형, 등급 효과* 등)가 있는 경우에는 생식 발생 독성 시험을 생략할 수도 있다. 또한 진행암 환자의 치료를 목적으로 한 바이오 의약품에서는 생식 발생 독성 시험을 생략할 수 있다.

---

* 등급 효과 : 몇 가지 유약(구조 및 약리작용 메커니즘의 유사한 다른 의약품)에서 공통적으로 인정되는 독성 변화를 말함.

시험동물종은 §6·1·4a에서 나타낸 원칙에 따라 적절한 (약리학적으로 반응하는) 동물종을 선택한다. 저분자 의약품의 생식 발생 독성 시험에서는 일반적으로 설치류와 토끼가 이용된다. 피험약이 바이오 의약품이라도 설치류와 토끼에서 약리작용을 나타내는 경우에는 두 동물종을 사용한다. 또, 시험약이 설치류 및 사람 이외의 영장류(non-human primate, NHP)에서 약리작용을 나타내는 경우는 그 중 하나로 생식발생 독성을 평가하면 되며, 통상 설치류가 선택된다. 바이오 의약품에서는 NHP만이 적절한 동물종인 경우도 많다. NHP의 생식 발생 독성 시험에서는 예제 수의 제약 등의 한계가 있으므로 리스크 평가가 아니라 유해성의 동정을 목표로 설정해야 한다. NHP만이 적절한 동물종일 경우, 상동 단백질을 이용한 설치류의 생식 발생 독성 시험으로 대체하는 것도 허용된다.

통상적인 생식 발생 독성 시험은 수태능 시험, 배아·태아 발생 시험, 태아 발생 시험 등 3가지 독립된 시험으로 실시되는 경우가 많다. 한편 NHP 생식 발생 독성시험에서는 예제 수의 제약이 있으므로 배아·태아 발생과 출생 전·출생 후 발생을 평가하는 단일 시험(enhanced pre-and postnatal development, ePPND)으로 하기도 한다.

항체의 생식 발생 독성 시험을 계획할 때는 항체의 태반 통과성과 유즙 이행성의 가능성을 고려해야 한다. 일반적으로 고분자량의 단백질(분자량> 5,000)은 단순 확산에 의하여 태반을 통과하지 않지만, IgG 항체는 특이한 수송 메카니즘(신생아형 Fc수용체, FcRn)을 통해 태반을 통과하여 태아에 노출된다. 이 기구에 의한 태반 통과에는 동물 종차가 있는 것으로 알려져 있으며, 설치류나 토끼에서는 기관 형성기 후기에 태아가 태아에게 노출된다. 또한 유즙 이행성에 관해서도 종차가 있어서 레트나 마우스에서는 FcRn을 통한 수송 메카니즘에 의해 수유기에 유즙을 통해 출생아가 어머니 측의 IgG 항체에 노출되지만, 사람 및 NHP에서는 IgG 항체가 초유 중에는 이행하지만 그 이후의 수유기에는 유즙 중에 이행하지 않는다.

c. 유전 독성시험 저분자 의약품에서 실시되는 표준 유전독성 시험은 통상적인 바이오 의약품에는 적합하지 않고(표 6·2 참조), ICH S6에서도 불필요하다고 되어 있다. 이는 고분자량인 바이오 의약품이 세포막을 통과하여 DNA나

염색체 성분에 직접 작용하는 것을 생각하기 어려우며 분해되어도 천연형 아미노산이 될 뿐이라는 특징 때문이다(표 6·1 참조).

단, 비천연형 아미노산을 가진 바이오 의약품이나 ADC의 경우는 비천연형 아미노산을 포함한 작은 펩타이드 단편이나 ADC의 약물이나 링커 부분에 기인하는 분해물·대사물이 생성될 가능성이 있으므로 유전독성 시험이 필요한 경우도 있다. 이 경우에는 우려의 대상이 되는 분해물·대사물을 사용하여 유전독성 시험을 실시하거나 분해·대사가 일어나는 조건 하에서 유전독성을 시험하는 등의 연구가 필요하다. 또한, 비천연형 아미노산이나 대사물이 세포 내에 들어가지 않는 것을 증명할 수 있는 경우나, 비천연형 아미노산이나 대사물에 유전독성의 우려가 없는 것이 유사 구조를 가진 다른 바이오 의약품의 임상 사용 실적에서 분명한 경우에는 유전독성시험을 생략할 수 있다.

d. 암원성 평가 ICH S6에서 바이오 의약품의 표준적인 설치류를 이용한 암원성 시험은 일반적으로 부적절하며 시험 실시의 가치는 한정적이라고 여겨지고 있다. 이것은 바이오 의약품의 독성 메커니즘이 표적 작용에 의한 것이라는 특징에 근거한다. 예를 들어 세포 증식 작용이나 면역 억제 작용 등의 생물 활성을 가진 바이오 의약품은 암세포를 증식시킬 가능성이 있어 사람의 암원성 위험을 가정할 수 있다. 그러나 피험약의 생물 활성에 설치류가 반응하지 않는 경우에는 애초에 이러한 메커니즘에 의한 암원성 위험을 평가할 수 없다. 또 설치류를 이용한 암원성 시험이 실시 가능한 경우라도 설치류의 자연발생 암세포의 출현 빈도나 성질과 인간의 그러한 상동성은 한정적이라는 것을 생각하면 시험약의 생물 활성으로부터 이미 상정된 암원성 리스크에 대해 표준 설치류를 이용한 암원성 시험 결과로부터 유용한 추가 정보를 얻을 수 있다는 것은 생각하기 어렵다.

그러므로 ICH S6에서는 다음과 같은 암원성 리스크 평가 절차를 권장하고 있다. 우선 공표 데이터(트랜스제닉 동물, 녹아웃 동물, 질환 모델 동물, 또는 사람의 유전성 질환에 관한 정보), 클래스 이펙트에 관한 정보, 표적 분자의 생물학적 특성 및 작용 메커니즘에 관한 상세한 정보, *in vitro* 데이터, 장기 독성 시험 성적 및 임상 성적 등 입수 가능한 정보원에서 얻을 수 있는 적절한 데이터를 검토하고 과학적 근거의 가중치를 바탕으로 한 리스크 평가를 실시한다.

다음으로 이들 데이터에서 이미 인간 발암 리스크 평가가 가능한 약제의 클래스(예를 들어 성장인자나 면역억제제)에서는 설치류를 이용한 암원성 시험(평생 투여나 단기 투여 및 상동 단백질을 이용한 대체법)을 실시할 수 있는 경우에도 동물시험 데이터를 요구하는 것이 아니라 첨부문서 등에 대한 반영이나 임상으로 리스크 관리를 하는 것이 현재의 대처법으로서 타당하다. 한편 기존의 정보나 작용 메커니즘에서는 암원성의 우려가 명확하지 않은 경우에는 *in vitro* 시험 또는 장기 반복 투여 독성시험에서 세포증식 활성 파라미터를 평가항목으로서 추가하여 보다 광범위한 평가를 실시한다.

e. 면역원성 시험 인간 특이성이 높은 바이오 의약품은 동물에게 이종 단백질이므로 때로는 투여된 동물의 체내에서 항체 생산을 일으킨다(표6·2 참조). 종차에 의해 중화항체를 생성하기 쉽다는 특징 때문에(표 6·1 참조), 바이오 의약품의 면역원성 시험을 실시해도 의미가 없다.

f. 국소 자극성 시험 국소 자극성은 예정 임상 투여 경로에서의 투여 부위에서의 자극 반응을 관찰하는 것을 의도하고 있으므로 반복 투여 독성 시험에 포함시켜 국소 자극성을 평가하는 경우가 많다.

6·2 비임상 시험에서 임상 시험으로의 교두보

6·2·1 비임상 시험 정보에 의한 사람에서의 유효성·안전성의 담보

비임상 시험에서 얻은 데이터는 ① 인간에서의 약효, 약물 동태 및 독성의 예측, ② 약효나 독성의 메커니즘 해명, ③ 통상적인 임상 시험에서는 검사하기 어려운 정보 취득 등의 목적에 이용된다.

약효의 예측이나 작용 메커니즘의 규명은 시험약마다 적절한 모델 동물을 이용하여 실시한다. 동물 데이터 해석에 있어서 주의해야 할 점은 바이오 의약품의 표적 분자뿐만 아니라 표적 분자에 작용한 후의 시그널 전달 경로에 대해서도 종차가 존재할 가능성이 있다. 동물에서의 약리 작용량에 대한 정보는 §6·2·2에서 상술하는 FIH 시험의 최초 투여량 설정에 이용된다.

약물동태 시험의 동물 데이터는 사람에서의 약물 동태 예측에 사용할 뿐만 아니라 약효 및 독성의 예측이나 최초 투여량을 설정할 때에도 이용된다.

독성 예측에서는 독성시험에서 독성학적으로 의미 있는 독성 변화가 관찰되지 않는 최고 시험용량인 무독성량(no observable adverse effect level, NOAEL)이 도움이 되는 지표로, FIH시험의 최초 투여량은 NOAEL을 바탕으로 설정된다. 한편 NOAEL은 유용하나 NOAEL에만 주목해서는 안 된다. 즉, 사람에게 처음 투여되는 피험약에 의해 어떤 독성이 출현할 가능성이 있는지, 그 독성이 동물에서 인정된 용량과 임상 시험에서 예정되어 있는 용량 간의 안전 영역은 어느 정도인지, 임상 시험에서 그 독성이 발현된 경우 모니터가 가능한지, 그 독성이 회복되는가 하는 관점에서 동물 시험에서 인정된 독성 소견을 고찰함으로써 임상 시험을 안전하게 진행할 수 있는 유용한 정보를 얻을 수 있다.

임상 시험에 심각한 영향을 미칠 가능성이 있는 독성 소견이 나온 경우에는 메커니즘 규명을 위해 추가 독성시험을 실시하여 임상으로 진행해도 괜찮은지를 판단하는 데 도움이 된다. 임상 시험에서 예상외의 부작용이 확인되면 비임상으로 돌아가서 그 독성 메커니즘을 조사하기도 한다. 또한 독성의 병리 소견, 생식 발생 독성, 암원성 등은 통상적인 임상 시험에서 조사할 수 없다. 혹은 임상에서 그 정보를 얻을 때까지 오랜 시간이 걸리는 것이다. 따라서 독성 시험에서 얻을 수 있는 정보는 귀중한 것이다.

6·2·2 FIH 시험의 최초 투여량 산출

바이오 의약품의 특성 때문에 비임상에서 임상으로의 예측성에는 한계가 있으므로 비임상에서 임상으로의 가교에 있어서 처음으로 사람에게 시험약을 투여할 때의 최초 투여량을 어떻게 설정하는가가 중요하다. 최초 투여량 설정에는 독성 데이터의 NOAEL을 이용하여 인간에서 안전할 것으로 예상되는 용량을 구하는 NOAEL 접근과 약리 데이터의 *in vivo* 약효 약리 데이터, *in vitro* 바이오 어세이 데이터, 혹은 표적 분자나 수용체에 대한 해리 정수 등을 이용하여 인간에서 최소의 약리작용을 발현하는 것으로 추정되는 용량(추정 최소 약리작용용량, minimum anticipated biological effect level; MABEL)을 구하는 MABEL 접근법이 있다. TGN1412사건(칼럼 12참조)을 계기로 이 접근법의 중요성이 널리 인식되었다.

아래에 공표된 TGN1412의 데이터를 이용하여 NOAEL 어프로치와 MABEL 어프로치에 의한 최초 투여량 산출 방법을 해설한다.

a. NOAEL 접근법

① TGN 1412의 반복 투여 독성시험에서 시험 최고용량은 투여 가능 최대량(maximum feasible dose, MFD)으로 결정되었다. 이 최고 투여량에서도 독성학적 변화는 인정되지 않았으므로 NOAEL=50mg/kg으로 나타났다.

② FDA 가이던스에서 게잡이 원숭이의 변환 계수는 3.1이므로 NOAEL의 사람 상당량(human equivalent dose, HED)은 HED=50/3.1=16mg/kg으로 산출된다.

③ 디폴트 안전계수 = 10이므로 최대 권장 첫 투여량 = 16/10 = 1.6mg/kg이 된다.

④ 추가 안전계수는 경우에 따라 설정하도록 되어 있다. TGN1412의 경우는 16이 설정되고, 최초 투여량 =1.6/16 =0.1mg/kg이었다.

또한 FDA 가이던스에서는 ③의 다음 단계로서 동물에서의 약리작용 용량인 HED를 구하고 ③에서 구한 최대 권장 첫회 투여량과 비교하여 필요에 따라 이를 보정하도록 되어 있다.

b. MABEL 어프로치 이 어프로치에서는 인간에서 최소의 약리작용이 나타나는 용량을 비임상 데이터로 추정한다. 예측에 이용하는 약리 데이터로는 *in vivo* 동물시험에서 최소 약리작용이 인정되는 용량(ED_{10}치 근방), 사람조직을 이용한 *in vitro*시험에서 최소 약리작용이 관찰되는 농도(EC_{10}치 근방), 수용체 결합시험에서의 해설을 각각 이용할 수 있다. 다음에 각각의 경우의 계산 방법을 해설한다.

i) *in vivo* 약효 약리시험 데이터로부터의 계산

① 게잡이 원숭이 및 붉은털 원숭이에서 TGN1412의 약효는 2.5~25mg/kg으로 인정되었다. 또한 정상 및 질환 레트 모델에서 TGN1412의 상동 항체의 약효는 2.5~25mg/kg으로 인정되었다. 효과는 1~5mg/kg으로 인정되었으며, **최대 무작용량**(no observable effect level, NOEL)은 0.3mg/kg보다 낮다고 생각되었다. 따라서 동물의 TGN1412 최소 유효 약리 용량은 0.5mg/kg

칼럼 12

TGN1412사건

2006년 영국의 임상 제I상 시험시설에서 항CD28 아고니스트 항체를 투여 받은 정상인 피험자에게 심각한 유해현상(발열, 오한·구토·혈압 저하, 호흡곤란, 부종, 다장기 부전)이 인정되었다. 그 후의 검토에서 이들 유해현상은 사이토카인 스톰(cytokine release syndrome)이라는 약물에 의해 활성화된 T세포에서 다량의 사이토카인이 방출됨으로써 발생하는 급성의 심각한 전신반응임이 판명되었다.

이 시험에서 이용된 초회 투여량 0.1mg/kg은 게잡이 원숭이의 무독성량의 1/500임에도 불구하고 인간에서 심각한 부작용을 야기시키는 용량이었다. 사고 후 실시된 전문가 그룹에 의한 검토에서는 사고 용량 0.1mg/kg에서 TGN1412의 수용체 점유율은 약 90%였다. 즉, 이 투여량으로 체내의 거의 모든 CD28에 TGN1412가 결합되어 거의 최대의 약리학적 반응에 도달했다고 결론지었다. 이 전문가 그룹은 FIH 시험의 최초 투여량을 설정할 때 독성 데이터뿐만 아니라 약리 데이터도 고려할 것을 제안하였으며, 이 견해는 2007년에 EMA(European Medicines Agency, 유럽의약품청) 가이드라인으로서 발표되었다.

부근으로 추정된다.

② 마이크로도즈에 관한 가이드라인을 적용하여 안전계수 =100을 설정하면 최초 투여량 = 0.5/100 = 0.005mg/kg이 된다.

또한 ②에서는 동물종을 고려하지 않고 일률적으로 안전계수 =100을 이용하고 있기 때문에 CPMP(유럽전매의약품위원회)에 의한 포지션 페이퍼에 근거한 이 방법에서는 NOAEL 접근방식에 비해 상당히 낮게 산출된다. 그러므로 NOAEL 접근방식의 FDA 가이드라인에 제시된 동물종별 변환계수를 이용하여 최소 유효 약리용량의 사람 상당량(HED)을 구하는 것도 실용적일 것이다.

ii) *in vitro* 약효 약리 시험 데이터를 통한 계산

① 인간 말초 혈단구를 이용한 *in vitro* 시험에서 TGN1412는 0.1~10μg/well=0.8~80μg/mL로 사이토카인 생산을 자극하여 2~10μg/mL로 강한 임파구 증식을 일으켰다. 따라서 인간 말초 혈단구에서의 TGN1412의 최소 유효 농도<0.8μg/mL로 추정된다.

② 게잡이 원숭이의 TK 데이터(5mg/kg 투여 시의 C_{max}=110μg/mL)에서 0.8 μg/mL의 혈중 농도를 나타내는 투여량은 0.036mg/kg으로 추정된다.

③ ②의 별도 방법으로 투여 직후 TGN1412는 혈장에만 분포한다고 가정할 때, 혈장량 2,500mL 및 체중 70kg으로서 0.8μg/mL의 혈중 농도를 나타내는 투여량은 0.8μg/mL×2,500mL÷70kg=29μg/kg=0.029mg/kg이 된다.

④ 따라서 최초 투여량<0.03mg/kg이 된다.

또한 동물 약물 동태 데이터에서 사람 PK 모델링을 할 때 생체이용률, 단백질 결합, 분포 용적 등 약물 동태 파라미터의 종간 차이의 정보가 있을 경우에는 그것들을 고려함으로써 추정의 신뢰성을 높일 수 있다.

iii) 수용체 점유율로부터의 계산

수용체에 대한 약물의 결합은 (6·1)식으로 나타낼 수 있다. 여기서 K_d는 해리정수, [D]는 약물 농도, [R]는 프리 수용체 농도, [DR]는 약물과 결합한 수용체 농도이다.

$$K_d = \frac{[D]\times[R]}{[DR]} \tag{6·1}$$

총수용체 농도$[R_0]$는 프리 수용체와 약물에 결합한 수용체의 총합이므로 다음과 같다.

$$[R_0] = [DR] + [R] \tag{6·2}$$

또한 수용체 점유율 Φ은 모든 수용체에 대한 약물과 결합한 수용체의 비율이므로 (6·3)식으로 나타낼 수 있다.

$$\Phi = \frac{[DR]}{[R_0]}\times 100 \tag{6·3}$$

(6·3)식에 (6·1)식 및 (6·2)식을 대입하여 전개하면 다음과 같다.

$$\Phi = \frac{[D][R]/K_d}{([D][R]/K_d) + [R]}\times 100 = \frac{[D]}{[D] + K_d}\times 100 \tag{6·4}$$

이와 같이 (6·4)식으로 보아 어떤 혈중 약물 농도에서 수용체 점유율이 어느 정도인지 추정할 수 있다.

또한 TGN1412에 대해서 검토를 실시한 전문가 그룹의 보고서에서는 (6·1)식으로 수용체 수(즉 TGN1412의 경우, 인간 말초혈 중의 총CD28수)나 수용체와 결합한 TGN1412의 농도를 대입하여 수용체 점유율을 구하고 있다. 이 방법으로는 수용체 수를 구하지 않으면 산출할 수 없는데 반해, (6·4)식에서는 수용체수에 관계 없이 수용체 점유율이 구해진다.

다음에 (6·4)식을 이용한 수용체 점유율에서 최초 투여량을 구하는 방법을 나타낸다.

① TGN1412의 Kd=1.88nM, 분자량은 150,000이다. TGN1412는 아고니스트 항체이므로 수용체 점유율이 10%가 되는 투여량(혈중 농도)을 구한다.

② (6·4)식으로부터, $[D] = (K_d \times \Phi) / (100 - \Phi) = 0.21\ \text{nM} = 0.03\ \mu\text{g/mL}$

③ 전술한 바와 같이 혈중 농도에서 투여량을 구하려면 동물의 PK 데이터로부터 추정하는 방법과 분포용적에서 구하는 방법이 있다. 따라서 혈중 농도가 0.03μg/mL가 되는 투여량은 0.001mg/kg이 된다.

아고니스트에서는 10%, 안타고니스트(길항제)에서는 90%의 수용체 점유율이 되도록 첫 회 투여량을 설정한다. 유사 의약품의 상용량에서의 수용체 점유율 데이터가 존재할 경우에는 그것을 이용하는 것이 정밀도가 좋다.

6·3 정리

비임상 시험의 궁극적인 목적은 인간에서 사용하는 의약품의 유효성과 안전성을 규명하는 것이다. 그러나 바이오 의약품의 비임상 시험에는 한계가 있기 때문에 그 정보만으로 피험약의 사람에 대한 유효성·안전성을 반드시 충분히 담보할 수는 없다. 그렇다고 하더라도 임상 시험이 어느 정도 진행될 때까지는 비임상 시험 정보에 의존하지 않을 수 없다는 딜레마가 있다. 비임상 시험을 과신도 맹신도 하지 말고 적절하게 계획 · 실시된 비임상 시험에서 얻은 정보를 과학적으로 고찰하는 것이 중요하다.

제 7 장 바이오 의약품 임상 시험

의약품을 임상 개발을 실시함에 있어 첫째, 적절한 투여량을 설정 등 피험자의 안전을 확보하는 것이 중요하다. 따라서 적절한 엔드포인트를 선택하여 동태 특성에 따라 투여 경로, 용법 용량을 검토하고 유효성·안전성을 검증해 나가는 것이 중요하다. 또한 의약품의 특성이나 적응 질환에 따라 약물 상호작용이나 제Ⅱ상, 제Ⅲ상 시험에 편입할 수 없는 간기능/신기능부전 환자나 고령자 등 특수 집단에 대한 용량을 검토할 필요가 있다.

7·1 바이오 의약품 임상 시험의 특징과 흐름

저분자 의약품과 비교하여 바이오 의약품의 임상 개발에서의 임상 엔드포인트 선택에는 큰 차이가 없으며 ICHE [유효성(임상에 관한)] 가이드라인이나 질환별 임상평가 가이드라인 등에 따라 이루어진다. 단, 저분자 의약품에서는 흡수, 분포, 대사, 배설에 관한 상세한 검토나 약물 상호작용에 관한 검토가 많이 이루어지는 반면 바이오 의약품에서는 이러한 검토는 한정적이다. 또한 바이오 의약품 개발에서는 생체 시료 중의 약물 농도 분석에서 인간 생체 유래 성분의 영향을 질환별로 엄밀하게 검토할 필요가 있다는 점이나 항약물 항체에 관한 평가법의 확립이 필요한 점이 저분자 의약품 개발과는 다르다. 그 밖에 편리성 향상을 위해 제형 검토를 통한 투여 경로 변경(예를 들어 정맥 내 투여 → 피하 투여)이나 자기 투여를 가능하게 하는 프리필드 시린지 제제와 같은 개발이 계획되는 것도 특필할 점이다.

임상 시험의 흐름으로는 저분자 의약품의 경우와 마찬가지로 제I상 시험, 제II상 시험, 제III상 시험의 순서로 실시된다. 우선 제1상 시험은 인용성, 안전성 및 약물 동태를 확인하는 것을 목적으로 건강한 성인(암 영역 등에서는 환자)을 대상으로 실시된다. 첫 회 투여량은 MABEL 혹은 NOAEL을 바탕으로 설정된다(§6·2·2 참조). 바이오 의약품은 특히 투여 직후의 사이토카인 릴리스 증상, 항약물 항체에 의한 아나필락시스 증상 등이 생길 리스크를 사전에 고려하여 스테로이드 등의 투여를 고려할 필요가 있다. 또, 제1상~제III상 시험을 통해 항약물 항체의 생성 리스크에 대해서도 검토한다.

다음으로 제II상 시험에서는 소규모 환자를 대상으로 안전성, 유효성 평가에 근거하여 용법 용량을 결정한다.

마지막 제III상 시험에서는 제II상 시험에서 결정한 용법 용량에서 의약품의 의도된 적응 및 대상 집단에서의 사용이 안전하고 유효한지를 검증한다. 제II, Ⅲ상 시험에서는 안전성 데이터를 취득하는 피험자 수와 투여 기간에 대해 경쟁약 등을 참조하면서 충분히 검토할 필요가 있다. 또, 의약품을 투여하는 환자를 적절하게 선별하기 위해 투여 초기부터 유효성이 인정되지 않는 1차 무효증례와 투여 기간 중에 항약물 항체나 질환의 변천으로 효과가 감소하는 2차 무효증례에 대한 바이오마커 탐색 등도 중요하다.

제III상 시험 전에는 치험약의 생산규모 변경 등에 의해 제조법, 처방이 변경되는 경우가 있다. 이러한 변경이 약물 동태나 유효성·안전성에 미치는 영향을 검토할 수 있도록 투여 로트 관리 등도 중요하다. 또한 제III상 시험 전에는 적절한 바이오마커를 이용하여 투여 경로 변경, 투여량 변경(체중당 투여[mg/kg]에서 일정량 투여[mg/인])를 용량-폭로관계에서 예측식을 이용하여 변경하는 것도 가능하다.

이와 같이 바이오 의약품에서는 제III상 시험 개시 전에 용법 용량, 제형(바이알 제제에서 프리필드 주사기나 오토 인젝터로의 변경), 원약이나 제제의 제조 방법 변경(마스터 셀 뱅크 변경, 배양 조건·정제 공정 등의 생산 방식의 변경에 의한 규격 변경)이 있다는 점에 주의하고, 필요에 따라 변경 전후의 약물 동태의 유사성(최고 혈중 농도 C_{max}, 폭로량 AUC)을 비교하는 치험을 계획하도록 요구된다.

다음 절 이후에는 최근 많이 개발되고 있는 항체 의약품에 대해 임상 개발 및 임상 시험의 요점을 구체적인 예를 바탕으로 자세히 설명하겠다.

7·2 표적 분자를 통한 작용 메커니즘에 근거한 항체 의약품의 POC 증명

외상성 질환이나 감염을 제외하면, 많은 질환은 생체 내 분자의 변화에 기인하는 것으로 밝혀지고 있다. 유전 요인과 환경 요인의 상호작용에 의해 유전자 이상, 단백질 생성의 이상이나 번역 후 수식이상 등이 생기거나 생체를 구성하는 세포간의 접착이나 세포 밖의 정보(시그널)의 항상성이 파괴되는 것이 여러 가지 질환의 발병 원인이 된다고 생각된다.

창약 단계에서 탐색된 표적 분자 및 항체 의약품에 대해 조기 임상 시험에서는 '분자작용에 근거하여 얻어지는 병태적 반응과 개발하려는 의약품의 임상 유용성에 관한 가설'을 제시한다. 즉, 우선 표적 분자를 통한 작용 메커니즘에 근거한 proof of concept (POC; 제품 개념의 증명)를 제시함으로써 이후의 개발을 원활하게 한다. 그림 7·1에 나타내는 것과 같이 항체 의약품의 POC 확립을 위한 단계를 생각하면, 표적 분자를 통한 작용 메커에 의한 POC(의약품의 작용 메커니즘을 바이오마커 등으로 나타내는 것)와 임상 유효성에 관한 POC(임상상의 유용성의 싸인을 나타내는 것)에 근거하여 온타깃 효과 [PD target(표적 분자의 변화), PD pathway(표적 분자 하류의 분자의 반응)]에 관한 고찰을 할 수 있다.

지금까지 출시된 주요 항체 의약품의 작용 메커니즘은 1)리간드 또는 수용체에 결합하여 시그널 전달을 차단하는 블로킹 항체, 2) 표적 분자와 결합하여 항체 의존성 세포 상해(ADCC) 활성이나 보체 의존성 세포 상해(CDC) 활성을 유도하는 항체, 3) 표적 분자에 결합하여 시그널 전달을 상승시키는 아고니스트 항체, 4) 저분자 의약품이나 방사성 물질을 결합하여 표적 분자를 발현하는 세포 특이적으로 상해를 유도하는 항체 약물 복합체 등으로 분류된다. 시판되고 있는 항체 의약품 중에는 블로킹이나 ADCC/CDC를 작용 메커니즘으로 하는 것이 많다. 최근에는 이와 더불어 혈중 반감기의 연장으로 투여 빈도를 낮춤으로써 편리성을 향상시킨 개변형 항체 의약품이나 두 종류의 표적에 결합하는 바이스페시픽형 항체 의약품 등도 개발되고 있다.[1]

여기서 중요한 것은 개발하는 의약품의 특성이나 대상 질환을 고려하여 임상 시험에 앞서 적절한 약물 농도 측정법이나 항약품 항체 측정법을 확립하고

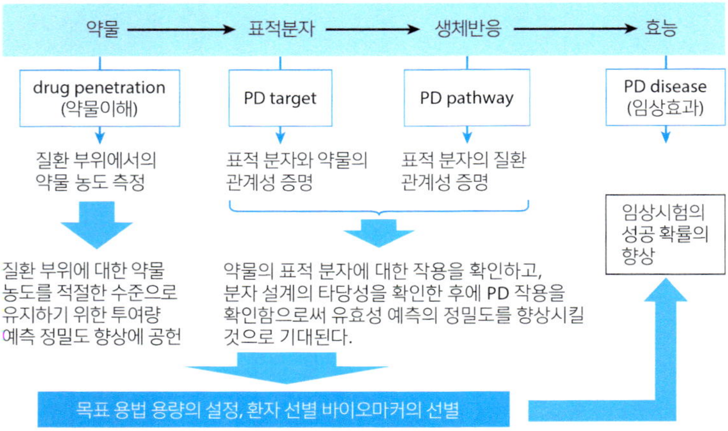

그림 7·1 **항체 의약품의 표적 분자에 기초한 POC 확립 과정**

동시에 작용 메커니즘을 고려한 적절한 바이오마커 측정법을 확립하는 것이다.

7·2·1 Target Engagement(표적 분자와의 결합을 통한 작용)

항체 의약품이 사람에게 투여되어 유효성을 발휘하기 위해서는 질환 부위에서 일정 이상의 농도를 유지하여 표적 분자와 결합하고 그 표적 분자 개발에서 가설된 질환 제어 역할을 해야 한다. 항체 의약품과 표적 분자 및 질환 유효성의 관계성에 대해서는 그림 7·1과 같이 단계적으로 증명해 나가는 것이 가능하다. 아래에 실례를 들어 설명한다.

a. 리툭시맙[2,3] 항CD20 항체인 리툭시맙은 비호지킨 림프종을 적응질환으로 하는 최초의 모노클로널 항체로 개발되어 B세포 기원의 악성 림프종 세포를 살상한다. 본 약제는 "기존 화학요법과 다른 신규 항악성 종양제로서 환자의 연명, QOL 개선에 공헌한다"는 제품 프로파일에 대하여 그림 7·2에 나타낸 바와 같이 3단계에서 항체 의약품으로서의 특성을 확인하고 표적 분자에 의한 임상 사로게이트 마커를 평가했다.

단계 1 표적 분자에 항체 의약품이 결합되어 있는지 확인

^{131}I를 부가한 마우스형 항CD20 항체를 수술 예정 환자에게 투여하여 수술 시 적출 검체 중의 총 방사능을 측정하고 항체 의약품의 분포를 사람으로 조

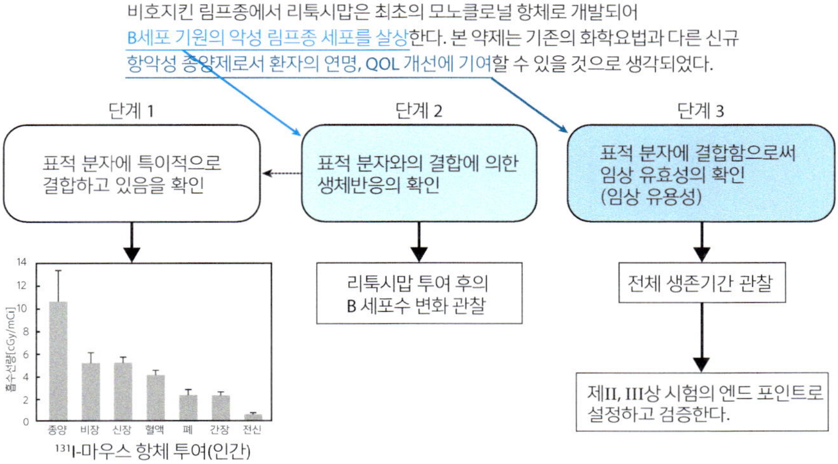

그림 7·2 리툭시맙의 개발 개략

사. 그 결과, 종양 부위에 특이하게 방사능이 분포하고 있음을 나타냈다.

단계 2 표적 분자와 항체 의약품 결합에 기초한 생체반응 확인

리툭시맙 투여 후에 리툭시맙이 CD20과 결합함으로써 생기는 혈액 중 B세포수의 감소를 확인하였다.

단계 3 표적 분자에 결합함으로써 임상 유효성

항종양약 가이드라인에 따라 전 생존기간(OS, overall survival)의 연장을 확인하였다.

b. 토실리주맙[4] 일본발 항체 의약품인 IL-6 수용체(IL-6R) 항체인 토실리주맙에서도 같은 검토를 실시하였다. 토실리주맙은 그림 7·3에 나타내듯이 표적 분자에 대한 항체 의약품 결합 비율과 생체 반응인 염증 반응의 음전화(염증으로 인해 높은 값을 나타낸 값이 정상 레벨이 되는 것)를 토대로 투여 설계를 실시하고 있다.

단계 1 표적 분자에 항체 의약품이 결합되어 있는지 확인

토실리주맙 투여 후의 혈청 중 IL-6R에 대해 겔유과법으로 항체 의약품과 결합한 면역복합체와 비결합형 IL-6R로 분별하였다. 여기에서 혈청 중의 IL-6R-토실리주맙 면역 복합체의 형성 비율을 구하고 95% 이상의 IL-6R가 면역 복합체를 형성하는 혈청 중 토실리주맙 농도를 1μg/mL로 구했다.

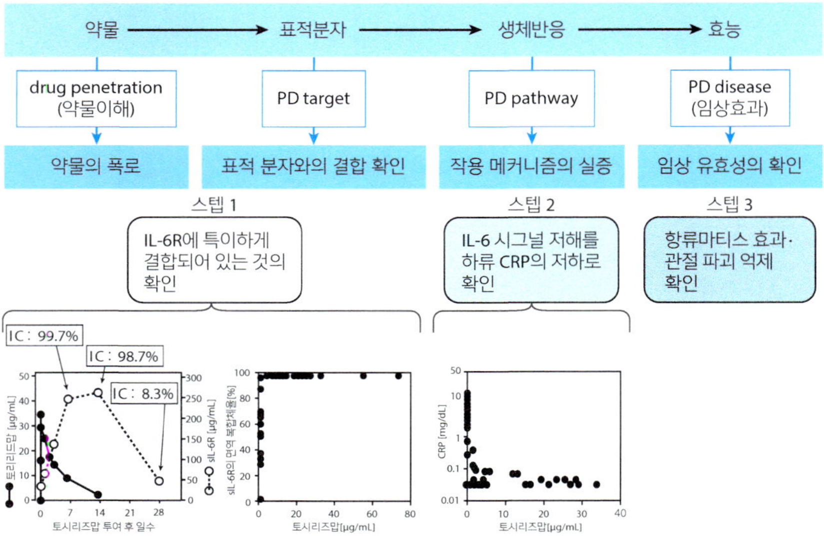

그림 7·3 토실리주맙에서 조기 임상개발의 대략

IC: 면역복합체(토실리주맙과 IL-6R의 결합체)

단계 2 표적 분자와 항체 의약품 결합에 기초한 생체반응 확인

IL-6은 IL-6R와 결합한 후 GP130과 함께 IL-6 시그널을 활성화한다. IL-6 시그널은 JAK-STAT 시그널 경로나 RAS/MAPK 시그널 경로를 통해 염증, 분화 등 다양한 생리작용으로 이어지는 것으로 그 하류에 위치한 분자로서 염증성 단백질인 CRP가 존재한다.

여기에서는 CRP와 혈중 농도의 관계를 검토하여 토실리주맙이 1μg/mL 이상 존재할 때 CRP가 음전화되었음을 보였다. 즉 여기서 결론지을 수 있는 것은 토실리주맙 농도가 1μg/mL 이상 존재할 때 IL-6R은 그 95% 이상이 토실리주맙에 결합하여 면역 복합체가 되며 동시에 CRP가 음전화되어 IL-6 시그널 전달 저해가 달성된다는 점이다. 그래서 류마티스 관절염 환자의 목표 혈중 농도를 1μg/mL로 설정하고 투여량 설계를 위해 모델링&시뮬레이션에 의한 모집단 약물 동태 해석을 실시하여 8mg/kg/4주를 최적 투여량으로 하였다.

단계 3 표적 분자에 결합함으로써 임상 유효성 확인

토실리주맙의 항류머티즘 효과 및 관절 파괴 억제에 관한 시험을 실시하여

그 유효성을 나타냈다.

7·2·2 및 기타 항체 의약품의 특징을 검토하는 임상 시험

a. 표적 조직으로의 이행성 검토 리툭시맙의 예에서 제시했는데, 암과 같이 병소 부위에 대한 항체 의약품 분포를 검토할 때 PET(positron emission tomography), SPECT(single photon emission computed tomography)를 이용한 검토가 보고된 바 있다.[5,6,7] 항체 의약품을 ^{131}I, ^{89}Zr, ^{64}Cu 등의 방사성 동위체로 표시하여 투여 후 표적 부위로의 이행성을 관찰하는 시험으로 조직 중 이행성에서 특이적 분포, 용량 설정 근거 보완 등에 활용된다.

7·3 적절한 임상용법·용량 예측의 중요성

분자 표적약인 항체 의약품 개발에서는 전술한 바와 같은 "표적 분자를 통한 작용 메커니즘(Target Engagement)"과 "임상 유효성의 관련"에 대한 이해를 높임으로써 제II상 시험 개시 전에 임상용법·용량을 예측할 수 있다. 모델링&시뮬레이션을 이용한 임상예측성 향상은 피험자에게 있어서 무익한 투여를 받을 가능성을 줄일 뿐만 아니라 의약품 개발비용의 급등 방지에도 기여할 것으로 생각된다(그림7·4).

인간의 항체 의약품의 약물 동태는 그림 7·5와 같이 초기의 빠른 소실상에 이어 완만한 소실, 그리고 가속된 소실을 나타내는 비선형 약물 동태 프로파일을 나타내는 것으로 알려져 있다. 최종 가속화된 소실은 표적 분자와의 결합에 의한 혈액 중에서의 소실에 의한 것으로 생각되며, TMDD(target mediated drug disposition)라고 불린다. 혈액 컴파트먼트에서 항체 의약품의 주요 소실 경로는 1) 인간 생체 내 단백질로서의 소실 2) TMDD에 의한 소실 3)항체에 의한 소실이다. 이 때 체내에 표적 분자의 존재수가 크면 그림 7·5 중 최종 소실상에 이르는 굴곡점의 농도가 높아져 비선형성이 나타나고, 표적 분자의 존재수가 작으면 굴곡점은 작은 농도가 되어 보다 선형에 가까운 체내 동태를 나타내게 된다. 개체 간 차이에 대해서는 최종 소실상일수록 일반적으로 커지는 것으로 알려져 있으며 투여량 설계를 할 때는 이들 개체 간 차이에 관한 예측값 설

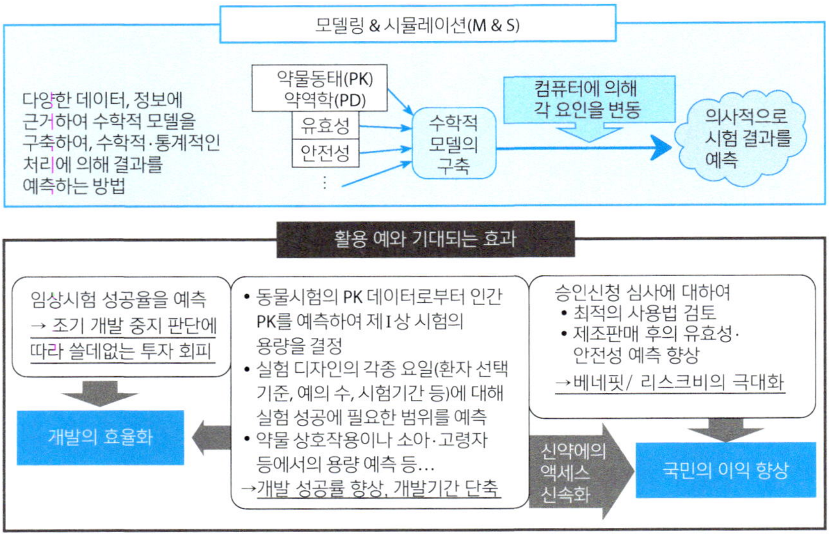

그림 7·4 의약품 개발의 임상 예측 효과

[자료 'PMDA의 차세대 심사·상담 체제 구축 상황에 대하여'(2014년 7월 24일)에서 개정]

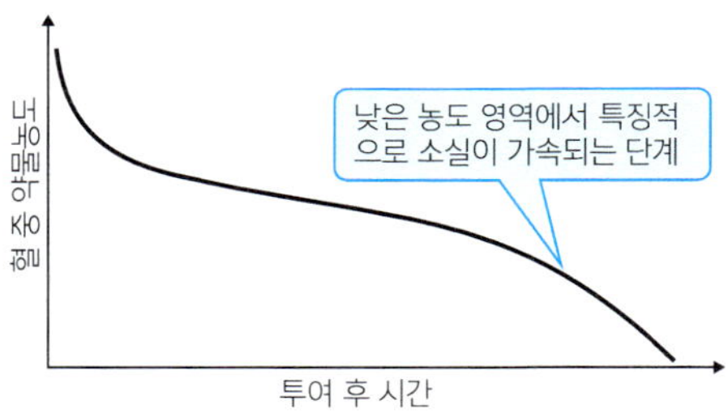

그림 7·5 항체 의약품의 전형적인 혈중 농도 추이도(정맥 내 투여 시)

저농도 영역에서 소실 속도의 가속이 나타난다. 이 가속이 TMDD에 의한 것으로 생각되며, 항원량에 호응하여 변곡점이 되는 농도에 차이가 존재한다.

정도 중요하다.

에미시즈맙을 예로 임상용법·용량 예측에 대해 설명한다.[8,9] 에미시즈맙은 혈우병A 환자를 대상으로 개발된 활성형 혈액응고 제IX인자, 혈액응고 제X인자와 결합하는 바이스페시픽 항체이다. 에미시즈맙의 제 I 상 및 제 II 상 시험에서 얻은 ① 용법·용량, ② 혈 중 에미시즈맙 농도 추이(폭로량), ③ 출혈 예방 효

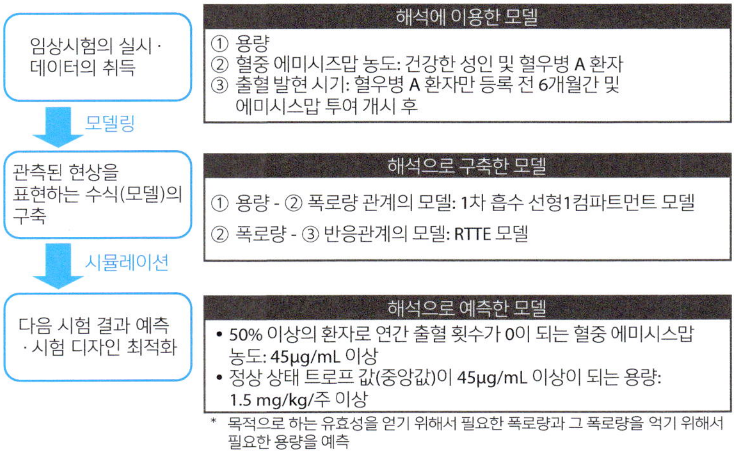

그림 7·6 에미시즈맙에서의 제III상 시험용법 용량 예측의 개략

컴파트먼트 모델이란 약물 투여 후에 생체 전체를 약물 처리계로 파악하여 생체 내부를 구획(컴파트먼트)으로 나누어 의약품의 동태를 생각하는 방법. RTTE 모델에 대해서는 그림 7·8 참조. 트로프 값이란 여러 번 투여할 때의 2회차 이후의 투여 직전의 약물 농도.

과의 관계(① 용량 ② 폭로량 ③ 반응 관계)를 모델화하기 위해 ① 용법·용량과 ② 혈중 농도 추이에 관한 데이터에 근거한 ② 폭로량-③ 반응관계의 모델화를 조합했다. 얻어진 모델을 이용해 제Ⅲ상 시험에서 목표로 하는 혈중 농도, 용법·용량의 탐색을 실시했다. 시뮬레이션에 있어서는 환자 개체간 변동을 고려해 용법·용량을 설정했다(그림 7·6)

유효성을 대체하는 바이오마커(PD 마커)에는 활성화 부분 트롬보플라스틴 시간*(activated partial thromboplastin time, APTT), 출혈 이벤트의 발현 시기 또는 발현 회수를 이용하여 제2상 시험에서의 혈 중 농도와 유효성의 관계를 나타낸 결과가 그림 7·7이다. 각 증례의 혈중 에미시즈맙 농도의 경시 추이 (—)에 대해 출혈 이벤트가 발현된 시기 (•)를 거듭해서 나타냈다 (그림 7·7b 중앙). 혈중 농도가 높아짐에 따라 출혈이 발현되기 어려워지고 반복적으로 발현되었다고 해도 그 발현 간격이 길어지고 있는 경향을 알 수 있다. 한편, 혈중 농도

* 혈액 응고 활성의 지표. 혈액 응고 과정에 존재하는 내인계, 외인계 경로에서 내인계의 혈액 응고 능력을 측정하는 검사. 기능이 저하되어 있으면 응고 시간이 연장된다.

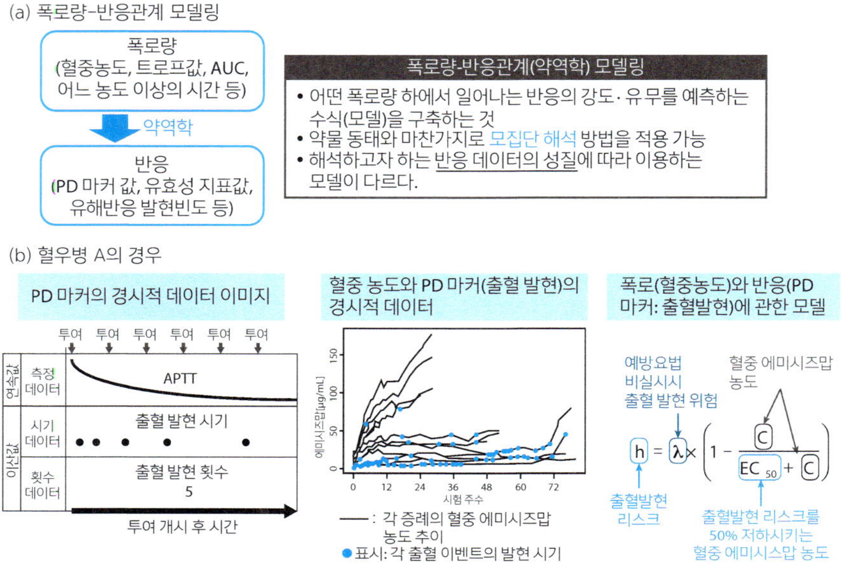

그림 7·7 에미시즈맙의 임상 제II상 시험에서의 모델링

제II상 시험에서 가설을 도출한다. 혈중 약물 농도와 임상 엔드포인트(출혈)의 관계, 시기를 비교하여 모델을 작성하였다.

값에 따라 출혈 위험이 완전히 결정되는 것은 아니며, 혈중 농도가 낮아도 출혈이 잘 발현되지 않는 경우나 반대로 혈중 농도가 높아도 출혈이 발현되기 쉬운 경우도 인정되었다.

이와 같이 폭로량-반응 관계에 개체 간 차이가 확인됨에 따라 모집단 해석법에 의한 개체 간 차이를 고려한 해석을 실시하였다. 또한 혈우병 A 환자의 출혈 이벤트는 항상 일어나고 있는 것은 아니므로 이벤트 발현에 관한 확률론적인 모델을 이용하였다. 즉, "시간 경과에 따라 이벤트를 발현하지 않고 있을 확률이 저하되어 간다" 또한 "이벤트는 반복적으로 발생한다"는 원리를 수식으로 표현하기 위해 "repeated" time-to-event modeling(RTE 모델 해석)을 채택했다(그림 7·8).

혈 중 농도에 따라 연간 출혈 횟수가 어떻게 변하는지를 시뮬레이션한 결과(그림 7·8 좌측), 45μg/mL 이상의 혈장 중 에미시즈맙 농도에서 "연간 출혈 횟수의 중앙값이 0"="50% 이상인 환자로 연간 출혈 횟수가 0"이 될 것으로 예측

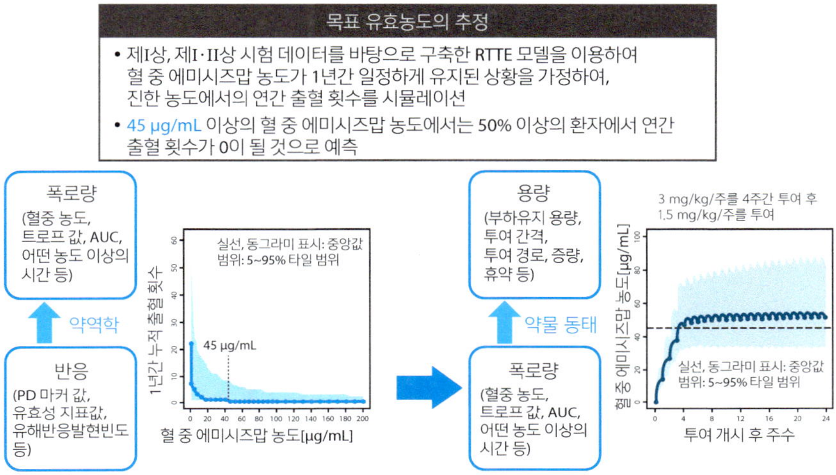

그림 7·8 모델링&시뮬레이션에 의한 에미시즈맙의 용법·용량 설정

임상증상에서 용법·용량을 예측한다(개략도). RTTE 모델을 이용하여 출혈 이벤트를 토대로 에미시즈맙 혈 중 농도의 필요량을 검토하고 용법·용량을 시뮬레이션하였다.

되었다. 목표 농도의 중앙값을 45μg/mL로 설정하고, 정상 상태 트로프 값의 중앙값이 45μg/mL 이상에 도달하는 용법·용량을 탐색한 결과를 토대로 3mg/kg/주의 4주간 부하 투여 후에 1.5mg/kg/주를 유지 투여량으로 설정하였다. 이 유지 투여량의 타당성을 제III상 시험으로 확인하고 상시에 연결하였다.

이와 같이 에미시즈맙의 경우에는 적절한 임상용법·용량 예측을 실시함으로써 전기 제Ⅱ상 시험에서 직접 제Ⅲ상 시험으로 이행할 수 있게 되었다. 이러한 수리과학을 이용한 임상효과 예측에서 현재 놓여 있는 과제에 대한 해결책의 하나는 지금까지의 혈액 마커와 더불어 웨어러블 디바이스 등을 이용하여 모니터한 활동성 바이오마커나 병리 화상, MRI, CT 등의 화상 데이터를 디지털화 해석하여 보다 임상 엔드포인트를 반영한 마커를 특정하는 것일 것이다. 초기 임상 시험에서는 피험자 수가 적기 때문에 충분한 검출력을 확보할 수 없었고 이긴 것과 같은 평가 항목(예를 들어 자각 증상)이나 앙케이트 조사에 의해서 있었던 것과 같은 통증, 불쾌감, 긁어 부스럼증 등을 객관 지표로 대체하기 위한 툴 활용이 이루어지는 시대가 오고 있다.

7·4 임상 시험 디자인의 연구

의약품 개발에서 보다 짧은 시간에 개발을 끝내는 것과 적응할 수 있는 질환을 최대한 탐색하고, 연속적인 적응 확대에 의해 제품의 가치를 최대화하는 것은 중요하기도 하고, 또 개발을 계획하는 묘미이기도 하다.

대부분의 의약품은 질환 지침에 명시된 엔드포인트를 토대로 하여 각 질환마다 개발한다. 특히 암 영역에서는 생존 기간이 공통의 엔드포인트라고 정의되어 있는데, 암종별로 개발을 단계적으로 실시하고 있다. 최근 이러한 개념을 뒤엎고 효율적인 개발을 목표로 한 바스켓 시험, 엄브렐러 시험이라는 시험 디자인으로 시험이 실시되고 있다.

바스켓 시험이란 임상 시험에서 그 약제가 표적으로 하는 유전자 변이를 비롯한 표적 분자가 있으면 어떤 종류의 암종이라도 등록할 수 있는 시험을 말한다. 특정 유전자 변이를 바탕으로 임상적으로 '암'이 된다는 가설에 따라 장기를 횡단적으로 피험자를 진입시키는 시험이다.

한편, **엄브렐러 시험**은 장기마다 약제의 수만큼 치료군을 준비하고 유전자 변이 등의 할당 인자에 의해 환자를 적절한 약제 투여군으로 할당하는 시험이다.

바스켓 시험, 엄브렐라 시험 모두 차세대 시퀀서-(next generation sequencer, NGS)와 같은 1회의 측정으로 복수의 대상 분자의 발현 등을 측정 가능한 검사계를 이용하여 임상 시험을 해석하도록 되어 있다.

또한 암 면역 요법(cancer immune therapy, CIT)에서는 임상지적용법 용량이 최대내용량(maximum tolerated dose, MTD)과는 다르다고 보고 있다. 즉, 종래의 제1상 임상 시험 설정에서의 가정은 세포독성을 갖는 화학요법이 암세포의 증식을 직접 저해하므로 MTD가 최대의 치료이익을 얻을 수 있다는 가설하에 개발이 진행되어 왔다. 그러나 암 면역 요법 약제는 일반적으로 암세포에 직접적인 영향을 미치지 않고 T세포 또는 NK세포와 같은 면역세포의 활성화를 유발하여 이들 면역세포의 세포독성 효력을 간접적으로 촉진한다. 즉, 면역종양약의 조기 개발은 MTD의 동정을 반드시 지적용량으로 하는 것이 아니라, 실제 용량보다 낮은 용량에서의 유효용량 판별이 필요할 수 있다. 예를 들어, 니볼맙에서는 최초의 3+3 디자인*을 이용하여 1, 3 및 10mg/kg의 용량으로 MTD에 도달하지 않았다. 그러나 치험 데이터가 정밀 조사되어 추가 확장 코호트가 MTD보다 훨씬 낮은 용량(0.1 및 0.3mg/kg)으로 추가된 결과, 검토되고 있는 용량 간에 용량-효력 곡선이 플라토(평형 상태)에 달하고 있는 것이 나타났다.

이와 같이 개발 계획을 수립하는 데 있어 작용 메커니즘에 따라 개발 전략을 검토하는 것이 중요하다.

참고문헌

1) A. F. Labrijn, *et al., Nature Reviews Drug Discovery*, 18, 585–608 (2019).

2) N. L. Berinstein, *et al., Ann. Oncol.*, 9(9), 995–1001 (1998).

3) K. Scheidhauer, *et al., Eur. J. Nucl. Med. Mol. Imaging*, 29(10), 1276–1282 (2002).

4) N. Nishimoto, *et al., Blood*, 112(10), 3959–3964 (2008).

5) K. Tamura, *et al., J. Nucl. Med.*, 54, 1869–1875 (2013).

6) S. Heskamp, *et al., Bioconjug. Chem.*, 28(9), 2211–2223 (2017).

7) G. A. van Dongen, *et al., Oncologist*, 12, 1379–1389 (2007).

8) K. Yoneyama, *et al., Clin. Pharmacokinet.*, 57(9), 1123–1134 (2018).

9) M. Shima, *et al., N. Engl. J. Med.* 374, 2044–2053 (2016).

* *암영역 제I상 시험에서 자주 사용되는 시험 디자인. 첫 번째 투여군에 3명의 환자가 등록되고, 만약 첫 번째 3명 중 1명도 용량 규정 독성(DLT, dose limiting toxicity)이 발현되지 않으면 다음 투여군에 3명이 등록된다. 만일 한 사람에게 DLT가 발현되면 앞으로 3명이 등록된다. 2명 혹은 3명에게 DLT가 발현되면 그 용량은 MTD를 상회했다고 판단하여 증량은 거기에서 중지된다. 6명이 치료된 경우 한 사람에게만 DLT가 발현되면 증량을 계속한다. 그렇지 않으면 증량은 거기에서 중지된다. 이 과정을 MTD를 상회한다고 판정되는 최초의 용량까지 반복한다.

제 8 장 승인신청

8·1 의약품의 제조판매 승인이란

의약품을 제조판매하려는 자는 품목별로 그 제조판매에 대해서 후생노동대신의 승인을 받아야 한다. ① 승인 신청자가 신청품목에 관련된 제조 및 품질 관리의 기준 [good manufacturing practice (GMP) 성령] 및 제조판매 후 안전관리의 기준 [good vigilance practice (GVP) 성령]에 적합하지 않은 경우, 제조판매업 허가를 받지 않은 경우, ② 품질, 유효성 및 안전성에 관한 사항의 심사 결과 신청과 관련된 효능 또는 효과를 가진다고 인정되지 않는 경우, ③ 효능 또는 효과에 비해 현저하게 유해한 작용을 가지고 사용가치가 없다고 인정되는 경우 등에는 승인이 주어지지 않는다고 법률에 의해 규정되어 있다[1960년 8월 10일 법률 제145호(2014년 11월 27일 법률 제122호에 의한 개정); 의약품, 의료기기 등의 품질, 제14조]

본 장에서는 바이오 의약품의 제조판매 승인 신청에 필요한 자료와 승인 심사, 나아가 개발 단계부터 제조 판매를 통한 의약품의 라이프사이클 관리에 대해 기술한다.

8·2 제조판매 승인 신청에 대해 실시되는 심사와 조사

의약품의 제조판매 승인신청(이후는 승인신청) 시에 제출하는 자료(이후는 신청자료)는 의약품 규제조화 국제회의(ICH, International Council for Harmonization of Technical Requirements for Pharmaceuticals for Human Use)에 의해 국제적으로 조화된 커먼·테크니컬·문서(CTD, common technical document) 형식에 따라 구성할 필요가 있다.[1)]

CTD는 제1부~제5부로 구성되어 있으며 그림 8·1의 자료를 포함한다. 신청

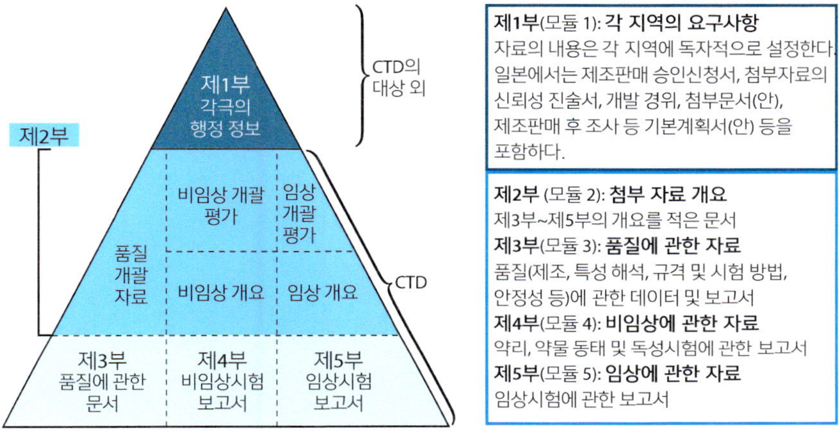

그림 8·1 CTD의 개념도 [문헌 1)로 부터]

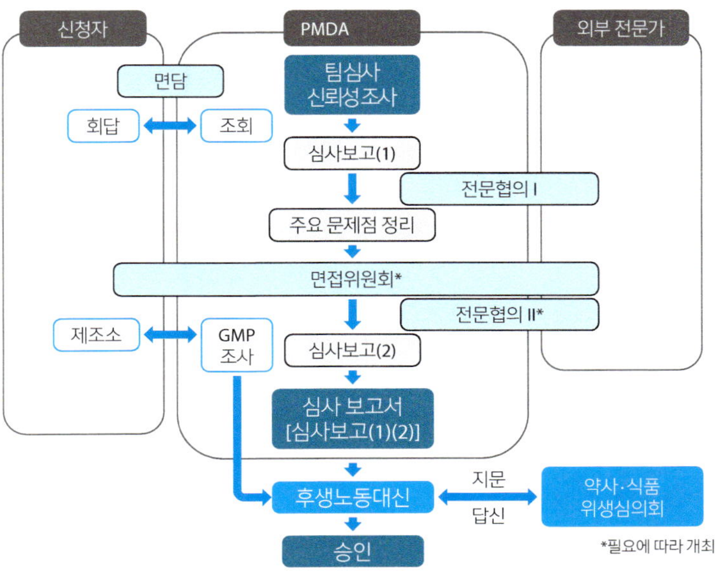

그림 8·2 신 의약품의 제조판매 승인 신청과 관련된 심사의 흐름

자료로서 첨부하는 시험 성적은 모두 적절한 시험 계획에 근거하여 실시되어 얻은 결과라는 것을 근거 자료를 제시하여 증명할 필요가 있다. 따라서 보고서가 뒷받침되는 시험 기록 등은 심사와 병행해서 이루어지는 신뢰성 조사 시에 제출이 가능한 상태로 보관해 둘 필요가 있다. 또, 시판용 원약 및 제제를 제조할 예정인 제조소에 대해 GMP 적합성 조사가 이루어지고, 조사에서는 실생산 규모의 제조 공정 평가 결과나 제조 시설의 관리 체제를 나타내고, 적절한 관리 아래 제품을 항상적으로 제조할 수 있는 체제가 갖추어져 있음을 설명할 필요가 있다.

8·3 승인 심사의 흐름

이미 승인된 의약품과는 다른 유효 성분을 함유한 의약품은 **신 의약품**으로 불린다. **신 의약품의 승인 심사 및 의약품 임상 시험 실시 기준** [good clinical practice (**GCP**) 성령]과 관련된 적합성 조사 및 GMP 적합성 조사는 **독립행정법인 의약품 의료기기 종합기구**(**PMDA**, Pharmaceuticals and Medical Devices Agency)가 의약품 의료기기법의 규정에 따라 실시한다(의약품 의료기기법 제14조의2). 단, 제조소의 조사는 공정의 내용 등에 따라 광역 자치단체에 의해 실시되는 경우도 있다. 신 의약품의 승인 심사 흐름을 그림 8·2에 나타낸다. PMDA에서는 신청 자료의 심사 및 조사를 실시하고, 기업과의 대화(조회와 회답)를 하면서, 신청 품목의 품질 특성이 밝혀지고 제조 공정 및 관리 방법이 적절하게 설정되어 있는지, 신청 효능·효과 및 용법·용량에서의 유효성과 안전성이 리스크&베네핏의 관점에서 적정한 것인지를 검토한다. 그 후, 각 영역의 외부 전문가의 의견도 토대로 최종적인 판단을 하여 심사 보고서를 작성한다. 후생노동대신은 심사 보고서를 받아 신청 품목의 승인 가부 등을 약사·식품위생심의회에 자문하여 GMP 적합성 조사 결과도 토대로 최종적인 승인 가부를 판단한다.

8·4 신청 자료

§8·2에서 나타낸 신청 자료는 모든 신 의약품에서 공통적이지만 바이오 의약품의 경우, 특히 CTD 제3부(표 8·1)의 품질에 관한 자료가 특징적이며, 제4,5장에서 설명한 많은 검토에 관한 자료를 포함할 필요가 있다.CTD 제4,5부(표 8·2, 표 8·3)는 구성하는 비임상 및 임상 시험에 관한 자료로서 기술할 필요가 있으며 종특이성이나 면역원성을 나타내는 바이오 의약품의 특징을 바탕으로 시험성적이 필요하다.

표 CTD 제3부 구성

3.1 제3부 목차		
3.2 데이터 또는 보고서		
3.2.S 원약	3.2.S.1 일반 정보	
	3.2.S.2 정보	3.2.S.2.1 제조자
		3.2.S.2.2 제조방법 및 프로세스 컨트롤
		3.2.S.2.3 원재료 관리
		3.2.S.2.4 중요 공정 및 중요 중간체 관리
		3.2.S.2.5 프로세스 밸리데이션/프로세스 평가
		3.2.S.2.6 제조 공정의 개발 경위
	3.2.S.3 특성	3.2.S.3.1 구조 기타 특성 해명
		3.2.S.3.2 불순물
	3.2.S.4 원약의 관리	3.2.S.4.1 규격 및 시험방법
		3.2.S.4.2 시험방법 (분석방법)
		3.2.S.4.3 시험방법(분석방법)의 밸리데이션
		3.2.S.4.4 로트 분석
		3.2.S.4.5 규격 및 시험방법의 타당성
	3.2.S.5 표준품 또는 표준물질	
	3.2.S.6 용기 및 시전계	
	3.2.S.7 안정성	3.2.S.7.1 안정성 정리 및 결론
		3.2.S.7.2 승인 후 안정성 시험계획 작성 및 실시
		3.2.S.7.3 안정성 데이터

표 8·1 CTD 제3부 구성(계속)

S.2.P 제제	3.2.P.1 제제 및 처방		
	3.2.P.2 제제 개발 경위	3.2.P.2.1 제제 성분	3.2.P.2.1 원약
			3.2.2.1.2 첨가제
		3.2.P.2.2 제제	3.2.2.2.1 제제 설계
			3.2.2.2.2 과량 투입
			3.2.2.2.3 물리적 화학적 및 생물학적 성질
		3.2.2.3 제조 공정의 개발 경위	
		3.2.2.4 용기 및 시전계	
		3.2.P.2.5 미생물학적 관점에서 본 특징	
		3.2.P.2.6 용해액이나 사용시 용기/용구와의 적합성	
	3.2.P.3 제조	3.2 P.3.1 제조자	
		3.2.P.3.2 제조 처방	
		3.2.P.3.3 제조 공정 및 프로세스 컨트롤	
		3.2.P.3.4 중요 공정 및 중요 중간체 관리	
		3.2.P.3.5 프로세스 밸리데이션 / 프로세스 평가	
	3.2.P.4 참가제의 관리	3.2.P.4.1 규격 및 시험방법	
		3.2.P.4.2 시험방법 (분석방법)	
		3.2.P.4.3 시험방법(분석방법)의 밸리데이션	
		3.2.P.4.4 규격 및 시험방법의 타당성	
		3.2.P.4.5 사람 또는 동물 기원의 첨가제	
		3.2.P.4.6 신규 첨가제	
3.2.P 제제	3.2.P.5 제제의 관리	3.2.P.5.1 규격 및 시험방법	
		3.2.P.5.2 시험방법 (분석방법)	
		3.2.P.5.3 시험방법(분석방법)의 밸리데이션	
		3.2.P.5.4 로트 분석	
		3.2.P.5.5 불순물의 특성	
		3.2.P.5.6 규격 및 시험방법의 타당성	
	3.2.P.6 표준품 또는 표준물질		
	3.2.P.7 용기 및 시전계		
	3.2.P.8 안정성	3.2.P.8.1 안정성 정리 및 결론	
		3.2.P.8.2 승인 후의 안정성 시험계획 작성 및 실시	
		3.2.P.8.3 안정성 데이터	
3.2.A 기타	3.2.A.1 제조시설 및 설비		
	3.2.A.2 외래성 감염성 물질의 안전성 평가		
	3.2.A.3 첨가제		
3.2.R 각국의 요구사항			
3.3 참고문헌			

표 8·2 CTD 제4부 구성

4.1 제4부 목차	
4.2 약리시험	4.2.1 효력을 입증하는 시험 4.2.2 부차적 약리시험 4.2.3 안전성 약리 시험 4.2.4 약역학적 약물 상호작용 시험
4.3 약물동태 시험	4.3.1 분석법 및 밸리데이션 보고서 4.3.2 흡수 4.3.3 분포 4.3.4 대사 4.3.5 배설 4.3.6 약물 동태학적 약물 상호작용(비임상) 4.3.7 기타 약물동태 시험
4.4 독성시험	4.4.1 단회 투여 독성 시험 4.4.2 반복 투여 독성 시험 4.4.3 유전독성시험 4.4.4 암원성 시험 4.4.5 생식 발생 독성 시험 4.4.6 국소 자극 시험 4.4.7 기타 독성 시험
4.5 주요 참고문헌	

표 8·3 CTD 제5부 구성

5.1 제5부 목차	
5.2 임상 시험 일람표	
5.3 시험보고서 및 관련 정보	5.3.1 생물약제학 시험보고서 5.3.2 인간 생체시료를 이용한 약물 동태 관련 시험 보고서 5.3.3 임상약물 동태(PK) 시험보고서 5.3.4 임상약력학(PD) 시험보고서 5.3.5 유효성 및 안전성 시험보고서 5.3.6 시판 후의 사용 경험에 관한 보고서 5.3.7 환자 데이터 일람표 및 증례 기록
5.4 참고문헌	

8·5 품질에 관한 자료

품질심사에서는 견고한 제조 공정이 구축됨과 동시에 적절하게 관리되고 있는지, 개발과정에서 제조 공정 변경 전후에서의 품질의 동등성/동질성이 확인되고 있는지, 구조나 특성에 관한 검토가 충분히 이루어지고 있는지, 제조된 원약이나 제제의 특성을 반영하여 품질의 변동을 검지할 수 있는 적확한 규격 및 시험방법이 설정되어 있는지 확인한다.

8·5·1 승인 신청서

CTD 제1부에 포함되는 승인 신청서는 의약품의 성분·분량, 제조 공정의 중요한 점을 포함한 제조 방법의 개요, 규격 및 시험 방법, 효능 및 효과, 용법 및 용량, 제조소 정보 등이 기재된 문서로, 그 의약품이 승인되었을 때는 승인서로서 국가에 등록된다. 승인 후에는 승인서에 기재된 제조방법에 따라 의약품을 제조할 필요가 있으며, 규격 및 시험방법으로서 설정된 품질규격에 적합한 것만 유통시킬 필요가 있다. 기재내용의 변경을 위해서는 이를 위한 승인신청이 필요하며, 변경사항에 관한 심사가 실시된다.

8·5·2 CTD 제3부에 포함되는 내용

품질 개발을 추진할 때는 품질에 관한 ICH 가이드라인에 근거한 검토가 필요하다.[3)]

a. 제조 바이오 의약품의 제조 공정은 배양과 정제를 포함한 원약의 제조 공정과 제제의 제조 공정으로 이루어진다. 각각의 단계에서 관련된 ICH 가이드라인의 관계를 그림 8·3에 나타낸다.

바이오 의약품의 제조는 안정공급을 위해서 셀 뱅크 시스템이 취해진다. 신청 자료에는 셀 뱅크 구축 경위, 셀 뱅크의 특성 해석, 바이러스 안전성에 대해서 ICH Q5A, B, D에 근거한 검토 결과를 포함할 필요가 있다(제4장 참조).

신청자료에는 MCB(마스터 셀 뱅크)의 구축과정과 관리방법, 정기적인 검사항목을 기재할 필요가 있다. WCB(워킹 셀 뱅크)는 바이오 의약품의 일상적인 제조 기재로서 사용되는 것으로 WCB의 관리, 갱신 단계부터 GMP에 준거한 체제로 실시하도록 요구된다.

바이오 의약품의 제조에는 다음 항에서 기술한 바와 같이 생물유래 원료가 사용되는 것이 많으며 원료 및 재료("원료 등")에 유래하는 **외래성 감염성 인자** 혼입의 리스크가 있으나 유효 성분이 단백질이기 때문에 통상 제조 공정에 유기용매에 의한 추출이나 고온처리 등의 공정을 포함할 수 없다. 그 때문에 원료 등의 엄격한 관리뿐만 아니라 정제 공정은 바이러스 등에 대한 충분한 제거·불활성화를 가질 필요가 있다.

원약의 제조 공정과 그 관리 방법에 대해서는 개발 과정에서의 검토 결과나 프로세스 평가, 프로세스 밸리데이션의 성적을 나타내고, 일정한 품질의 제품을 제조하는데 있어서 제조 공정이 적절히 설계, 관리되고 있는 것을 설명할 필요가 있다.

의약품 제조 공정의 개발에 있어서는 ICH Q8~Q11에 제시된 개념을 도입하도록 권장되고 있다. 특히 바이오 의약품에서는 제조 공정에 생물의 기능을 이용하는 등 제조에 복잡한 요인이 관련되어 후술하듯이 유효 성분이 불균일하므로 §5·3에서 설명한 개발, 관리전략을 취함으로써 튼튼한 제조방법을 구축하는 것이 중요하다.

바이오 의약품의 제조는 통상 실험실 레벨의 소규모 제조에서 개발 단계가

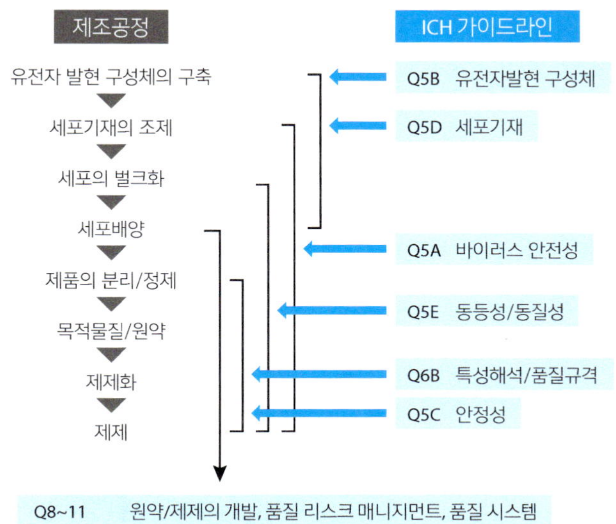

그림 8·3 바이오 의약품의 개발, 제조와 ICH 가이드라인과의 관계

진행됨에 따라 제조소로의 이관과 공정의 최적화, 시판을 위한 제조 스케일이 증대된다. 이러한 변경 시에는 각 개발 단계의 원약 및 제제를 사용하여 얻어진 비임상·임상 시험 성적이 계속 이용 가능한지를 확인하기 위해 §5·5에서 설명한 ICH Q5E에 의한 검토를 실시할 필요가 있다. 그 때 바이오 의약품 특유의 불균일성 패턴이 제조 방법의 변경이나 스케일 증대에 있어서도 유지되고 있는지 확인할 필요가 있다. 또, 제조방법 확립 후에도 제조 로트별로 그것이 유지되도록 관리할 필요가 있다.

CTD 제2부에는 이들 검토의 개요를 기재함과 동시에 CTD 제1부의 승인 신청서에 검토 결과 확립된 제조방법의 주요한 점을 포함하는 대략을 기재할 필요가 있다.

최근 항체에 세포 상해 활성을 갖는 저분자 화합물을 결합시킨 항체 약물 복합체(ADC)와 지속성을 목적으로 고분자 사슬, 지질 등을 결합시킨 바이오 의약품도 개발되고 있다. 이들 의약품에서는 항체 등의 단백질을 제조한 후에 약물 등을 첨가하는 공정이 이루어지는데, 항체 등의 단백질은 원료가 아니라 중요 중간체로서 자리매김하여 그 제조 관리에 바이오 의약품과 같은 수준이 요구된다.

b. 원료 등 바이오 의약품의 제조에는 숙주 세포, 배양 배지, 정제에 사용하는 컬럼 담체 등 원료 등으로서 생물 유래 성분이 사용된다. 따라서 이들에 유래하는 바이러스나 프리온 등의 외래성 감염성 인자의 혼입 리스크에 대한 방책이 필요하다.

의약품의 제조에는 제품의 안전성을 확보하기 위해서 생물유래 원료 기준(2003년 후생노동성 고시 제210호)에 적합한 원료 등을 사용할 필요가 있다. 생물유래 원료기준은 전달성 해면상뇌증의 발현을 발단으로 하여 마련되며, 생물유래 원료 등에 유래하는 외래성 감염성 인자에 의해 의약품 등이 오염되어 사람에게 전파되는 것을 막는 것을 목적으로 한다. 국제적인 동물 관리상황이나 과학적 지식의 집적을 바탕으로 개정이 거듭되고 있다(본서 간행 시의 최근 개정은 2018년 2월 28일).

인간 유래, 동물 유래 및 반추 동물 유래 원료 등에 대해서 각각 필요한 요건이 정해져 있으며 구체적으로는 기증자 적격성, 동물의 종류·원산지, 유래하는 장기, 사육 및 원료 등 채취 시의 관리, 바이러스 불활성화 처리 등에 관한 기준이 설정되어 있다.

또한 생물유래 원료에 대해서는 의약품의 생산 배양 시뿐만 아니라 MCB 구축 시에 사용된 배지 등의 단계부터 생물유래 원료 기준에 적합해야 하기 때문에 MCB 구축 단계부터 원료 등에 관한 기록을 보관해 두는 것이 중요하다.

또, 제조에 이용하는 원료 등 가운데 원료 등 공급업자의 지적 재산의 문제로부터 그 제조 방법, 품질 관리 등의 상세에 관한 정보가 제공되지 않아 신청 자료 중에 기재하기가 곤란한 경우가 있다. 그러한 경우에는 원료 등 공급업자가 **원약 등 등록원부**(MF, 마스터 파일의 약자)에 이러한 정보를 사전에 등록함으로써 신청자가 원료 등 공급업자로부터 상세 정보를 입수하지 않아도 MF의 이용 허락을 통해 승인 신청을 할 수 있다.[4] 단, 이 경우라도 의약품의 안전관리는 신청자/제조판매업자의 책임이다. 따라서 MF 등록된 원료 등의 생물유래 원료기준에 대한 적합성이나 기타 안전성에 관계되는 정보에 대해서는 MF 등록자로부터 정보를 공개 받음과 동시에 그 원료 등의 제조방법, 품질관리 등의 변경이 있을 때에는 사전에 정보를 제공받을 수 있도록 적절한 계약을 체결해야 한다.

c. 불순물 바이오 의약품에 포함된 불순물에는 숙주세포유래 성분이나 세포 배양에 사용한 배지성분, 제조에 사용하는 크로마토그래피 담체로부터의 탈리물과 같은 제조 공정 유래 불순물과 유효 성분인 목적물질*에 유래하는 분해물·응집체 등의 목적물질유래 불순물이 있다. 신청 자료에는 제조공정유래 불순물 및 목적물질유래 불순물의 제거 현황과 관리 방법에 대한 검토 내용 및 결과를 포함시켜야 한다. 또, 목적 물질의 변화체 가운데, 목적 물질에 필적하는 품질 특성을 가지는 목적 물질 관련 물질은 불순물로 간주하지 않는다.

---

* 목적물질이란 유효 성분을 구성하는 물질로 ICHQ6B에서 다음과 같이 정의되어 있다.
1) 예상한 구조를 가진 단백질 2) DNA 염기서열로부터 기대되는 단백질 3) 적절한 번역 후 수식(글리코폼의 생성을 포함)으로부터 기대되는 단백질 4) 생물 활성 분자를 생산하는데 필요한 의도적인 가공·수식 조작에서 기대되는 단백질. §5·1도 참조.

제조 공정 유래 불순물에 대해서는 정제 공정에서의 각 성분 제거에 효과적인 공정이나 공정의 제거 효율에 영향을 주는 파라미터를 밝혀 제거능의 견고성을 높일 필요가 있다. 특히 숙주세포 유래 단백질 등의 이종 단백질은 제제 중에 혼입되어 반복 인간에게 투여되었을 때 면역반응을 일으킬 것으로 우려되므로 정제공정에서 가능한 한 저감화를 도모하고 필요에 따라 공정 내 관리 또는 원약의 규격으로 설정하여 관리할 필요성을 검토한다.

목적물질 유래 불순물에 대해서도 제조 공정의 어느 단계, 어느 파라미터가 그 생성에 기여하는지를 확인하고 함량의 저감화를 위해 노력함과 동시에 필요에 따라 제품의 규격으로 설정하여 관리할 필요가 있다.

d. 특성, 구조 바이오 의약품은 세포에 의한 생합성 과정을 제조에 이용하기 때문에 분자 구조상 불균일한 것이 생성될 가능성이 본질적으로 존재해 유효 성분은 구조가 복잡하고 번역 후 수식 등에 따른 불균일성을 갖는다. 각각의 분자종에는 체내 동태나 약리작용에 차이가 있을 가능성이 있으며 면역원성과 같이 품질 특성과의 관계가 충분히 해명되지 않는 성질도 있다. 따라서 제조된 바이오 의약품에 대해 광범위하고 상세하게 품질 특성을 분석함으로써 포함된 분자종과 그 비율, 각각의 특성을 명확히 할 필요가 있다.

유효 성분을 구성하는 목적물질 및 목적물질 관련물질의 분자종이나 그 구성패턴은 각종 액체크로마토그래피나 전기영동 등 원리가 다른 분석방법을 조합함으로써 확인할 수 있다.

또한 구조적인 특징뿐만 아니라 생물 활성에 관한 평가가 필요하다. 개발 품목이 가진 기능성, 예를 들어 특정 물질로의 결합 활성, 효소 활성, 세포의 증식이나 분화에 대한 작용, 세포로의 흡수 활성 등 다면적으로 평가할 필요가 있다. 복수의 기능 도메인을 가진 단백질의 경우에는 각 도메인이 가진 생물 활성을 각각 평가할 필요가 있다. 요컨대 항체 의약품에서는 Fab부분이 갖는 표적에 대한 특이한 결합 활성과 더불어 Fc부분의 세포 표면 수용체와의 상호작용에 대해서도 확인할 필요가 있다(제3장 참조). 가능하면 주요 분자종 개개인에 대해 활성의 유무, 강약을 확인하고 목적물질 유래 불순물, 목적물질 관련물질로서의 정의에 대한 근거로 삼는 것도 검토한다.

불균일성의 패턴에 대해서는 제조 로트마다 그것들이 유지되고 있는지, 또 개발 과정에서의 제조 방법 등의 변경에 있어서도 이들 패턴이 변동하고 있지 않은지를 파악한다. 불균일성의 패턴에 변화가 생겼을 경우에는 그 변화가 미치는 영향을 충분히 고찰하고 설명할 필요가 있으며, 의약품으로서의 개발 단계에 따라 추가적인 비임상 시험 또는 임상 시험의 필요성에 대해서도 고려한다.

e. 관리(규격 및 시험방법) 바이오 의약품은 본질적으로 불균일성을 가지므로 단일한 물질로서가 아니라 어느 일정한 품질의 폭을 가진 것으로 보고 관리할 필요가 있다. 원약 및 제제의 관리로서 신청 자료에는 설정한 규격 및 시험방법, 그 근거와 분석법 밸리데이션 결과, 또 개발 중에 검토한 것의 규격에 설정하지 않은 시험이 있으면 그것에 대해서도 포함시킬 필요가 있다.

바이오 의약품의 규격 및 시험 방법은 ICH Q6B에 그 개념과 관리해야 할 항목이 제시되어 있다(§5·1 참조). 규격 및 시험방법의 설정에는 그 시험법이 목적에 따른 성능을 가지고 있는 것을 확인할 필요가 있으며 ICH Q2A 및 2B를 참조하여 필요한 분석법 밸리데이션을 실시함과 동시에 시험에 따라서는 시험별 성능을 보증하기 위해 적절한 시스템 적합성을 설정한다.

특히 동물이나 배양세포를 이용하는 바이오어세이 등의 생물 활성시험에서는 이화학시험에 비해 정량성을 얻을 수 있는 범위가 좁고 시험에 이용하는 세포의 상태, 시약의 로트 등의 영향을 받기 쉽기 때문에 편차가 크다. 그러므로 기준이 되는 표준물질과 함께 시험을 실시하고, 시험의 성립조건을 정하는 등 실시마다 시험의 성능이 적절히 확보되어 있는지를 확인해야 한다. 표준물질, 양성/음성 대조, 시험에 이용하는 세포나 동물 등의 관리방법도 정하여 항상 정확도, 정밀도 높은 시험결과를 얻을 수 있도록 하는 것이 중요하다.

단백질은 보존에 의해 응집체가 발생하기 쉽다는 특성이 있으므로 제제는 안전성과 품질유지의 관점에서 원칙적으로 일본 약국방의 일반 시험법인 주사제의 불용성 이물질 검사법 및 주사제의 불용성 미립자 시험법에 적합해야 한다. 그러므로 응집체가 발생하지 않도록 처방이나 용기와의 적합성에 대해 개발 초기 단계부터 검토한다.

f. 표준물질 적절하게 특성 해석을 실시한 표준물질을 확립하고, 품질시험의 기준으로 사용할 필요가 있다. 그로 인해 제조 로트별 품질의 확인, 개발로

부터 제조 판매 후에 걸친 품질 일관성의 관리나 제조 방법의 변경에 의한 품질 변동의 유무 등을 평가할 수 있다.

표준물질 갱신 시의 규격도 미리 설정해 둘 필요가 있다. 특히 생물 활성은 원약 및 제제의 생물 활성시험 결과가 표준물질에 대한 상대값으로서 얻어지기 때문에 표준물질 갱신 시에 생물 활성에 차이가 생기지 않도록 적절한 갱신 기준을 정해 둘 필요가 있다.

g. 안정성 원약 및 제제의 저장 방법 및 유효기간을 설정하기 위한 안정성 시험의 요건은 ICH Q5C 에 제시되어 있다(§5·3 참조).

바이오 의약품의 경우, 생물 활성 등의 특성이 열역학적 추정에는 따르지 않으므로, 저분자 의약품에서 이루어지는 것과 같은 안정성 시험 실시 기간을 초과하는 유효 기간의 외삽은 할 수 없다. 승인을 신청할 때는 최소 6개월간의 장기 보존 시험 성적이 필요하며 심사 기간에 제출될 성적도 포함해서 승인 시 유효 기간이 설정된다.

제제 용기로서 플라스틱 주사기 등을 이용할 경우에는 용기에서 용출물이나 추출물에 대해서도 검토가 필요하다.

8·5·3 GMP 적합성 조사

심사와 병행하여 시판용 의약품을 제조하는 시설에 대한 GMP 적합성 조사가 실시되며, 심사에서 확인된 승인 신청서의 기재에 따라 적정한 품질의 원약 및 제제를 제조할 수 있는지, 또 승인 신청서에 따라 제조할 때 적절한 관리 체제가 취해지고 있는지 확인된다.

심사에서 제품의 품질이 충분히 해석되어 튼튼한 제조 공정이 구축되고 있다는 점, GMP 적합성 조사에서는 그것이 적절하게 현장 운용될 수 있다는 점 두 가지를 확인할 수 있어야 의약품으로서의 품질이 확보된다. 또한 GMP 적합성 조사는 승인 신청 시뿐만 아니라 승인 후에도 정기적으로 이루어진다.

8·6 비임상에 관한 자료

의약품 개발에서 비임상 시험의 의의는 개발 품목의 작용 메커니즘을 *in*

vitro 및 *in vivo*의 계를 통해 밝히는 동시에 생체 내에서의 거동(흡수·분포·대사·배설, 이후 ADME로 줄임)을 명확히 하는 것, 또 고폭로량으로 투여하거나 병리조직학적 검사 실시 등으로 임상 시험에서는 확인할 수 없는 독성을 확인하는 것이다.

8·6·1 비임상 시험의 검토사항과 신청자료

비임상 시험 성적에 기초하여 안전성과 유효성을 위해 사람에게 처음 투여하는 시험에서의 투여량이 결정된다. 또한 비임상 시험에서 확인된 체내에서 분포나 독성의 표적 장기에 관한 정보는 임상 시험에서는 확인되지 않았다고 해도 의료 현장에서 폭넓은 배경을 가진 환자에게 사용될 때 발현될 가능성이 있는 독성을 고찰하여 예측하기 위해서도 이용된다.

비임상 시험에 사용되는 시험물질은 임상 시험에서 사람에게 투여하는 제제와 동등한 것을 사용해야 한다. 개발 과정에서 제조방법의 변경으로 품질 변화(불균일성 패턴의 변화, 새로운 불순물의 출현 등)가 발생한 경우에는 비임상 시험의 추가 실시도 고려할 필요가 있다(§5·5 참조).

8·6·2 바이오 의약품 비임상 개발에 있어 주의해야 할 점

바이오 의약품의 경우, 사이토카인, 항체 등 개발 시점부터 표적이 되거나 기대되는 약리 작용이 많은 경우가 있다. 그렇지만 치환항체 등의 신규 약물은 물론, 인간 생체성분의 치환체라 하더라도 정맥 내 투여에 의해 전신성에 투여되었을 경우 예기치 않은 작용을 나타낼 가능성이나 인간 유래 성분과의 구조의 미세한 차이가 작용의 발현이나 안전성에 영향을 줄 가능성 등도 고려해서 검토할 필요가 있다.

독성 시험에 대해서는 제6장에서 기술한 바와 같이 바이오 의약품의 성질을 고려하여 작성된 가이드라인(ICH S6)이 적용된다.[3] 바이오 의약품에는 종 특이성이 있으므로 동물을 이용한 시험에서 그 작용이나 독성 등을 밝히는 데는 한계가 있지만 가능한 한 감수성이 있는 동물을 사용해서 해저드(위해 요인)와 리스크(독성이 나타날 확률과 그 정도)에 관한 정보를 수집할 필요가 있다.

또, 독성 시험은 good laboratory practice(GLP) 성령에 제시된 기준에 따라

실시되어야 한다.

8·7 임상에 관한 자료

임상 시험은 인간의 유효성과 안전성을 확인함으로써 궁극적으로 의약품으로서의 유용성을 나타낸다.

8·7·1 치험의 신고와 실시

의약품 개발을 목적으로 실시되는 임상 시험은 치험이라 불리며 GCP 성령에 의거한 기준에 따라 실시되어야 한다. GCP 기준은 시험의 신뢰성과 피험자에 대한 윤리성을 보장하기 위한 기준이며 시험 의뢰자(제약기업 등) 또는 스스로 치험을 실시하는 의사가 치험 준비 및 관리에 관한 기준과 의료기관에서 치험하는 기준으로 구성된다.

우선 시험 의뢰자 또는 스스로 시험을 실시하는 자(의사)는 후생노동대신에게 시험 계획을 신고할 필요가 있다. 개발 약제에 대하여 일본 최초로 또는 신규의 투여경로로 실시하는 시험의 경우에는 시험 실시(의료기관에 의뢰)에 앞서 30일 이전에 신고할 필요가 있으며, 그 사이에 PMDA에 의해 실시 계획에 대한 조사가 이루어지고 시험 실시 체제나 피험자에 대해 적절한 안전대책이 강구되어 있는지 확인된다.

시험 종료 후에는 시험 총괄 보고서를 작성하여 시험 실시 계획서나 증례 보고서 등의 근거 자료와 함께 적절하게 보관하고 승인 신청 시 이를 제출할 수 있도록 해야 한다.

8·7·2 임상 시험에서의 검토사항과 신청자료

임상개발 방법이나 준거 가이드라인에는 저분자 의약품과 바이오 의약품으로 품질이나 비임상과 같은 차이는 없다. 의학 연구의 윤리지침인 헬싱키 선언, 임상 시험의 일반 지침인 ICH E8[3)]을 기본으로 하고 대상으로 하는 질환 영역에 따라 일련의 ICH E나 질환별 임상평가 가이드라인 등을 바탕으로 개발계획 및 각 시험을 입안한다. 일반적으로 사람의 인용성과 약물 동태를 확인하는 제I상 시험, 소수의 환자를 대상으로 유효성의 탐색적 확인과 용량반응성 확인을 목적으로 하는 제II상 시험, 다수의 환자를 대상으로 적절한 대조군을 설정한 후 유효성을 통계학적으로 검증하고 안전성을 확인하는 제III상 시험을 실시하고, 필요에 따라 특별한 배경을 가진 환자(소아 등)를 대상으로 한 시험이나 장기 투여 시험을 실시한다.

승인 신청 시에는 각 시험의 총괄보고서와 함께 각 시험을 통해 얻은 결과에서 종합적으로 유효성 및 안전성을 고찰하여 설정한 신청 효능·효과 및 용법·용량에 대해서 설명할 필요가 있다.

8·7·3 바이오 의약품 임상개발 시 주의할 점

바이오 의약품의 임상개발에서 주의해야 할 점은 숙주세포에서 유래한 이종 단백질 등의 불순물이 혼입되거나 인간형화된 단백질이라도 고차 구조나 분자의 불균일성 패턴이 생체성분과는 다르다는 점 등에 기인하여 반복 투여에 의해 면역반응이 일어날 가능성을 들 수 있다. 실제로 항체 제제 등에서는 알레르기 반응에 의한 과민증의 발현이나 중화항체 생성에 의한 효과의 감소가 알려져 있으므로 임상 시험에서는 투여 전과 투여 기간 중, 투여 종료 후에 항약물 항체 생성의 유무를 확인할 필요가 있다. 면역반응을 의심케 하는 과민증 증상 발현, 장기 투여 시의 유효성 유지에 대해서도 확인이 필요하다. 또한 임상 시험 성적과 임상 시험에 사용한 로트의 불순물과 관련된 품질시험 성적을 대조하는 등 항체 생성이나 유해현상 발현과 품질과의 관련성에 대해서도 검토할 필요가 있다. 특히 개발 과정에서 제조 방법을 크게 변경한 경우에는 그 전후에서 항체 생성이나 유해현상 발현 경향에 변화가 나타나지 않거나 신중하게 검토할 필요가 있으며 필요에 따라 추가 임상 시험 실시도 고려한다(§5·5 참조)

8·8 생물유래 제품·특정 생물유래 제품

사람 또는 동물유래 원료 등을 사용하여 제조되는 의약품 중 보건위생상 특별한 주의를 요하는 것은 생물유래 제품으로 지정되며, 생물유래 제품 중에서도 보건위생상 위해의 발생 또는 확대를 방지하기 위한 특단의 조치가 필요한 것은 **특정 생물유래 제품**으로 지정된다. 보건위생상의 특별한 주의란 원료 등에서 유래한 바이러스나 프리온 등의 외래성 감염성 인자가 환자에게 전파되는 리스크에 대한 대응을 가리키며, 그 리스크의 정도는 원료 등의 종류와 제품 제조 공정의 감염성 인자 불활성화 및 제거능 등을 바탕으로 판단된다. 일반적으로 생물유래 제품으로는 백신이나 유전자 치환 의약품(단 대장균이나 효모를 숙주로 하여 제조되는 것은 제외한다)이나 동물성분 추출 의약품 등이, 특정 생물유래 제품으로는 혈액제제 등이 지정 대상이 된다.

생물유래 제품 또는 특정 생물유래 제품으로 지정된 경우 제조판매업자 및 의료기관에서 제조, 판매 및 사용에 관한 기록을 일정 연한 보존해야 한다. 이 제도는 제품을 사용한 환자가 감염을 일으킨 경우로 거슬러 올라가 원인을 추적하여 기존 미지의 감염 피해 확산을 막고 의약품 등의 안전성을 확보하기 위해 제정되었다.

8·9 제조판매 승인 후의 대응

제조업자는 승인을 받은 후, 의약품을 판매할 때 품질 및 안전 측면에서 적절한 관리를 해야 한다.

8·9·1 바이오 의약품의 품질과 관련된 라이프사이클 관리

의약품은 인체 질환을 치료하고 생명을 이어주는 것이므로 일단 제조 판매 승인을 받은 후 손상된 제품을 공급하거나 공급 부족을 유발하는 것은 허용되지 않는다. 바이러스 등에 의한 제조 공정의 오염이나 품질 특성의 변화를 일으키지 않고, 의료 현장의 수요에 따라 일정한 품질의 제품을 계속 공급하는 것이 필수 과제가 된다.

바이오 의약품의 개발에서 제조판매를 통한 라이프사이클에서는 원료 등의 공급원 변경, 제조소의 변경, 공정의 개량, 스케일의 증대 등과 같은 다양한 상황에 조우하게 된다. ICH Q8~Q11의 개념을 도입해 제조에 관한 지식을 체계적으로 쌓아 두는 것은 이러한 변경 시에도 일정한 품질의 제품의 계속적인 공

급을 가능하게 하는 것에 통한다

의약품의 라이프사이클 관리에 대해서는 2019년에 ICH에서 승인 후의 품질에 관한 변경 관리를 보다 예측 가능하고 효율적인 방법으로 촉진하기 위한 방법에 관한 "Q12: 의약품의 라이프사이클 관리"가 합의되었다. 개발에서 시판 후의 의약품의 라이프사이클에 걸쳐 개발자와 규제 측에서 제품과 그 제조에 관한 이해를 공유함으로써 승인 심사에서도 보다 과학적이고 유연한 대응이 가능해질 것으로 기대된다.

8·9·2 의약품 리스크 관리 계획

승인 신청까지 개발 품목의 유효성 및 안전성에 대한 정보가 얻어지고 있지만 어디까지나 시험이라는 관리된 상태에서 수백 수천 건의 환자들에 대한 정보를 얻을 수 있을 뿐이다. 승인을 얻은 후에는 의료 현장에서 다양한 배경을 가진 수많은 환자에게 사용되므로 치료 시험에서 명확하지 않은 안전성 문제가 발생한다. 제조사들은 의료 현장에서 발생한 부작용 정보를 수집하고 필요에 따라 주의 환기 및 첨부 문서 개정과 같은 안전 대책을 강구해야 한다.

의료 현장에서 사용되는 의약품의 안전성 확보를 위해 승인 신청자는 시험에서 얻은 안전성 정보에 근거하여 **의약품 리스크 관리 계획**(risk management plan, **RMP**)을 입안, 제조 판매 후에 이행할 필요가 있다.[5] RMP는 안전성 검토 사항의 특정과 각 사항에 대한 안전성 감시계획 및 의료기관에 대한 정보제공 등을 포함한 리스크 최소화 계획으로 구성되며 그 중 필요에 따라 의료현장에서의 사용 실태 하에서의 안전성 정보 등을 수집하는 제조판매 후 조사 등도 계획한다.

제조판매 승인 취득자는 승인 시에 각 의약품에 설정된 **재심사 기간**(신규 유효 성분에서는 8년간, 희귀병용 의약품은 10년간)의 경과 후에는 RMP에 의거하여 수집한 안전성 정보, 제조판매 후 조사 결과 등을 통해 **재심사를 신청**할 필요가 있다. 재심사 신청에 관한 심사는 PMDA가 실시하고, 그 의약품이 승인 효능·효과 및 승인용법·용량에 사용되는 것에 문제가 없는지 재차 확인한다.

8·10 승인에 관한 정보 공개

본 장에서 설명한 승인 신청 절차나 관련 통지, 승인된 의약품 심사보고서 및 신청자료 개요(CTD 제2부. 단 개인정보, 기업의 지적재산 등에 관한 정보는 비공개)는 PMDA 홈페이지에 공개되어 있으므로 참고하기 바란다.

참고문헌

각 알림에 대한 자세한 내용은 웹 검색을 통해 찾을 수 있다.

1) おもな CTD 関連通知(ICH M4)

- "新医薬品の製造又は輸入の承認申請に際し承認申請書に添付すべき資料の作成要領について"(平成 13年 6月 21日)
- "コモン·テクニカル·ドキュメントの電子化仕様について"(平成 15年 6月 4日)
- "「新医薬品の製造又は輸入の承認申請に際し承認申請書に添付すべき資料の作成要領について」の一部改正について"(平成 15年 7月 1日)
- "コモン·テクニカル·ドキュメントの電子化仕様の取扱いについて"(平成 16年 5月 27日)
- "医薬品の製造販売の承認申請に際し承認申請書に添付すべき資料に関する通知の一部改正について"(平成 21年 7月 7日)
- "「新医薬品の製造販売の承認申請に際し承認申請書に添付すべき資料の作成要領について」等の一部改正について"(平成 29年 7月 5日)
- "新医薬品の製造又は輸入の承認申請に際し承認申請書に添付すべき資料の作成要領に関するQ&A について"(平成 13年 10月 22日)
- "コモン·テクニカル·ドキュメント CTD–品質に関する文書 Q&A/記載箇所に関する事項について"(平成 15年 11月 5日)

2) 製造販売承認申請書における製造方法などの記載に関する通知など

- "改正薬事法に基づく医薬品等の製造販売承認申請書記載事項に関する指針について"(平成 17 年 2月 10日)

• "承認申請書記載例解説"(平成 17年 3月 23日)

3) ICH ガイドライン関係通知Q2A : "分析法バリデーションに関するテキスト(施項目)について"(平成 7年 7月 20日, 平成9 年 10月 28日に一部改正)

Q2B : "分析法バリデーションに関するテキスト(施方法)について"(平成 9年 10月 28 日)

Q5A : "「ヒト又は動物細胞株を用いて製造されるバイオテクノロジー応用医薬品のウイルス安全性評価」について"(平成 12年 2月 22日)

Q5B : "組換え DNA 技術を応用したタンパク質生産に用いる細胞中の遺伝子発現構成体の分析について"(平成 10年 1月 6日)

Q5C : "生物薬品(バイオテクノロジー応用製品/生物起源由来製品)の安定性試験について"(平成 10年 1月 6日)

Q5D : "「生物薬品(バイオテクノロジー応用医薬品/生物起源由来医薬品)製造用細胞基剤の由来, 調製及び特性解析」について"(平成 12 年 7 月 14 日)

Q5E : "生物薬品(バイオテクノロジー応用医薬品/生物起源由来医薬品)の製造工程の変更にともなう同等性/同質性評価について"(平成 17 年 4 月 26 日)

Q6B : "生物薬品(バイオテクノロジー応用医薬品/生物起源由来医薬品)の規格及び試験方法の設定について"(平成 13年 5月 1日)

Q8(R2) : "製剤開発に関するガイドラインの改定について"(平成 22年 6月 28 日)

Q9 : "品質リスクマネジメントに関するガイドライン"(平成 18年 9月 1日)

Q10 : "医薬品品質システムに関するガイドラインについて"(平成 22年 2月 19日)

Q11 : "原薬の開発と製造(化 薬品及びバイオテクノロジー応用医薬品/生物起源由来医薬品)ガイドラインについて"(平成 26年 7月 10日), "「原薬の開発と製造(化 薬品及びバイオテクノロジー応用医薬品/生物起源由来医薬品)」に関する質疑応答集(Q&A)について"(平成 30年 9月 14日)

S6 : "「バイオテクノロジー応用医薬品の非臨床における安全性評価」について"(平成 24 年 3 月23 日)

E8 : "臨床試験の一般指針について"(平成 10年 4月 21日)

4) “原薬等登 原簿の利用に関する指針について”(平成 26年 11月 17日)

5) “医薬品リスク管理計 指針について”(平成 24年 4月 11日)

제 9 장 바이오 의약품과 그 관련 기술의 지적 재산권

9·1 특허제도의 의의와 바이오 의약품 산업

특허제도는 발명을 장려하고 산업을 발달시키기 위해 뛰어난 발명을 창작한 발명자에게 일정 기간 동안 일정한 조건에서 특허 발명을 독점적으로 실시(제조, 판매, 사용 등의 행위)할 권리를 부여하는 동시에 그 발명을 공개시킴으로써 제3자에 의한 기술 이용을 도모하는 것을 목적으로 한 제도이다.

바이오 의약품의 역사는 그 특허 제도가 가지고 있는 기능을 활용하여 바이오 연구자와 기업가들이 획기적인 의약품과 신규 산업을 창출한 역사이기도 하다. 1974년에 미국 스탠퍼드 대학교의 S. N. Cohen과 캘리포니아 대학교의 H. N. Boyer는 유전자 조작 기술의 발명을 완성했고 1980년에 특허 등록되었다(스탠퍼드 대학교 특허). 기업가 R. A. Swanson과 의논하여 3명의 멤버로 이 기술을 사용하여, Boyer는 스탠퍼드 특허 라이선스를 받아 유전자 조작 기술을 이용한 의약품 생산을 실용화하려고 3명의 기업가 R.A.S. 스완슨 wanson과 상의하여 Genentech Inc.을 설립하였다. 회사는 1978년에 세계 최초로 유전자 재조합 기술로 인간 단백질을 생산했다. 한편, 종래 미생물 세포는 특허 대상이 되지 않는다고 여겨졌으나, 1980년에 미국 최고재판소가 인공적으로 만들어진 세포는 특허의 대상이 된다고 판결했다(차크라바티 사건 최고재판소 판결). 이 대법원 판결이 바이오산업은 장래적으로 유망하고 투자의 대상이 된다고 판결했다. 이 성공을 보고, Amgen 등 다른 유력 벤처도 잇달아 상장해, 2년 후에는 100사 이상의 벤처가 창업했다*. 한편, 당시의 미국은 자동차 등에서 일본과의 무역경쟁에서 패하였으나 산업의 재생을 도모하기 위해 설립된 미국 산업

* The National Academic press open book', Chapter 13 , Biotechnology Case Study を 照 [https://www.nap.edu/read/2054/chapter/26]

력 경쟁위원회가 1985년에 대통령에 대한 정책 제언으로 '새로운 기술의 창조와 실용화 그리고 보호'를 내걸고 바이오나 IT 등 새로운 산업의 육성과 지적재산권에 의한 보호강화를 제언했다*. 이러한 순풍에 의하여 바이오 벤처는 윤택한 자금을 얻어 스탠퍼드대 특허의 라이선스에 의한 인슐린 등 기존 물질의 생산에서 자사의 특허로 보호된 새로운 바이오 의약품을 개발, 독점적으로 제조 판매할 수 있을 때까지 성장해 갔다.

9·2 지적재산제도와 바이오관련 기술

바이오 의약품 관련 발명은 단순히 바이오 의약품뿐 아니라 세포, 유전자, 배양 배지, 생산 장치 등 다양하다. 이 다양한 내용을 보호하는 제도는 특허제도뿐만 아니다. 본 절에서는 지적재산제도 전반에 대해 간결하게 설명한다.

일반적으로 기업이나 대학 등 법인이 소유하고 있는 자산은 소유하고 있는 토지나 설비로 대표되는 유형자산과 보이지 않는 무형자산으로 구분된다. 무형자산 중 인재, 조직력, 경영 이념, 기능 등 눈에 잘 보이지 않는 경영 자원의 총칭을 **지적 자산**이라고 한다. 그 지적 자산 중에서 비밀로 다루어지고 있는 기술 정보(**트레이드 시크릿**)나 발명, 창작은 **지적 재산**이라고 불리며, 지적 재산 중에서 특허권, 저작권 등 법률로 재산권으로 인정되는 것을 **지적 재산권**이라고 한다. 지적재산권 중 **특허권**, 의장권, 실용신안권, 상표권을 산업재산권이라 하며, 저작권과 달리 특허청에 출원하여 인정받은 사람만이 등록되어 권리가 된다(그림 9·1).

바이오 의약품과 관련된 기술을 적용하면 생산 설비는 유형자산이지만 연구원과 조직력, 그리고 우수한 기술의 라이선스를 보유한 것은 지적 자산이다. 바이오 기술은 많은 노하우로 구성되었지만, 미공개일 경우 트레이드 시크릿으로서 지적 재산이다. 또한, 생산 세포, 벡터, 유전자 등은 매우 중요한 도구이며 과거에도 자가 증식이 가능한 유체물로 비밀 관리되어 왔는데 이것들은 또한

* 일본에서는 미국 레이건 행정부하의 "영 리포트" 로 알려져 있다. [http://channelingreality.com/Competitiveness/Global_Competition_New_Reality_typed.pdf]

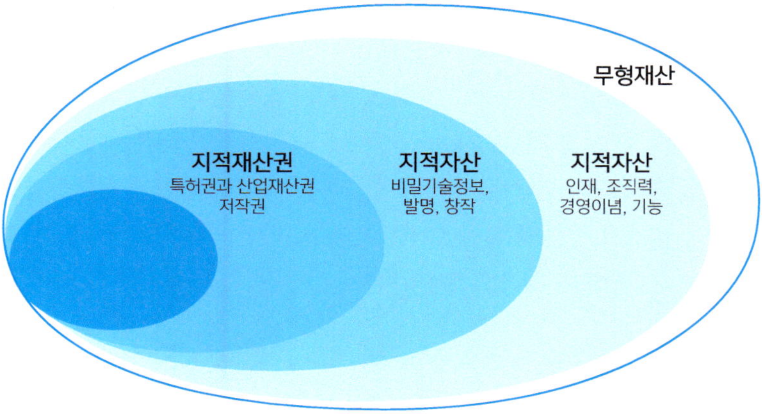

그림 9·1 지적재산제도

무역 비밀로서 지적 재산이다. 분석 장치와 생산 장치에 내장된 컴퓨터 프로그램은 저작권으로 보호된다. 바이오 의약품의 유효 성분인 단백질 외에 생산세포, 유전자, 배지조성, 배양 방법, 정제방법, 제조방법, 분석방법, 생산 장치, 분석 장치 등은 발명으로서 특허의 보호 대상이 된다. 이와 같이 바이오 의약품 관련 기술을 보호하기 위해서는 각 대상에 따라 최적의 지적 재산을 보호하는 방법을 선택할 필요가 있다.

9·3 바이오관련 기술 특허보호

§9·2에서 설명한 것처럼 바이오 관련 기술은 특허법에 의해 보호되는 것이 가장 많지만, 본 절에서는 이들 기술이 특허로 인정되기 위한 조건들을 설명한다.

9·3·1 "발명"일 것

광사원에서는 발명이란 "새로운 사물을 생각해 내는 것" 등 매우 넓은 개념으로서 소개하고 있다. 그러나 특허법으로 보호되는 발명은 "자연법칙을 이용한 기술사상의 창작 중 고도의 것을 말한다"고 규정되어 있으며, 특허법상의 발명으로 취급되는 대상은 한정되어 있다. 특허법상의 발명에 해당하지 않는 예로는 "자연법칙 자체", 천연물이나 자연현상 등의 "단순한 발견이지 창작이 아닌 것", 인간의 정신활동 등의 "자연법칙을 이용하지 않은 것" 등이 있다. 천연물인 새로운 미생물이나 동물의 발견은 "발명"에 해당하지 않지만 천연에서 인위적으로 분리된 신규 미생물이나 동물세포는 창작성이 더해지기 때문에 특허법상의 "발명"으로서 취급된다. 덧붙여 일본의 특허법에 있어서 발명의 요건과 유사한 문제로서 미국 특허법에서는 특허 적격성이라는 요건이 있으나, 최근 그 사고방식에 변화가 있으므로 §9·9에서 설명한다.

9·3·2 "산업상 이용할 수 있는 발명"일 것

발명에 해당된다 하더라도, 산업적으로 사용할 수 있는 발명에 해당하지 않으면 특허법의 보호 대상이 되지 않는다. 바이오 분야에서는 다음과 같은 점에 주의해야 한다.

유전자, 벡터, 형질전환체 등의 발명에서는 그 유용성이 특허출원서류에 기재되어 있지 않고 유용성을 유추할 수 없는 것은 산업상 이용할 수 없는 발명으로 판단된다. 따라서 게놈 배열 결정 등 단순히 유전자 배열만 결정했을 뿐 그 기능이 미해명된 발명은 특허를 받을 수 없다. 그러나 특정 유전자 배열에 관해 발현 단백질과의 관계 등 그 기능이 명확하게 확인된 경우에는 산업적으로 이용할 수 있는 발명에 해당한다고 판단된다.

바이오 의약품은 개별화 의료에 이용될 수 있으며, 동반 진단 등 진단 방법을 개발해야 하지만 일본에서는 인간을 수술, 치료 또는 진단하는 방법에 관한 발명은 산업상 이용할 수 있는 발명에 해당하지 않는다고 해서 특허를 얻을 수 없다. 한편 의약품, 의료기기, 검사방법 등 의료에 공급되는 물질이나 방법은 산업상 이용할 수 있는 발명에 해당한다. 이와 같이 같은 기술이라도 기술을 받아들이는 방식에 따라 특허 보호 여부가 다르므로 주의한다. 또한 이러한 문제들에 관해서도 §9·9에서 설명하는 것처럼 미국은 치료 방법, 진단 방법을 특허로 인정하고 있다.

9·3·3 발명이 "신규"일 것

산업상 이용할 수 있는 발명이라도 신규라는 것이 특허를 받기 위한 조건이 된다. 구체적으로는 특허출원 시보다 전에 ① 국내외에서 공연히 알려져 있던 발명(비밀을 지킬 의무를 지지 않는 자에게 알려져 있는 것), ② 국내외에서 공연히 실시되고 있던 발명(이미 판매, 사용 등의 실시행위가 이루어지고 있던 발명), ③ 국내외에서 배포된 간행물에 기재된 발명 또는 인터넷 등의 정보통신을 통하여 공개된 발명은 신규성이 결여된 발명으로 판단된다. 신규성 판단의 기준으로서 선행 기술이 상위 개념이며 특허출원에 관련된 발명이 그 하위 개념이 되는 경우는 신규성이 인정되지만, 그 반대의 경우는 인정되지 않는다. 게놈 배열이 공개되어 있어도 그 일부 배열이 유용하다는 것을 새로 발견한 경우, 그 부분 배열이 신규로 판단된다. 항체 배양법에 의한 제조 방법의 기본이 공개되어 있는 경우에도 그 방법의 배양 조건을 새롭게 규정한 제조 방법의 발명은 신규성 있는 발명으로 판단된다. 또한 모노클로널 항체에 대하여 특허청의 심사기준에서는 "항원 A가 신규이면 항원 A에 대한 모노클로널 항체는 보통 신규성을 갖는다"고 되어 있다.

덧붙여 특허법에서는 권리자의 의사에 반하여 공개된 발명이나 권리자의 행위에 기인하여 공개된 발명에 관해서는 그 공개된 날로부터 1년 이내라면 일정한 절차를 밟으면 이러한 공개 행위가 신규성·진보성 판단의 선행 기술로부터 제외된 후 특허성을 판단한다. 이 때문에 학회 발표나 논문 공개 후에 특허출원을 할 수도 있지만 외국에도 출원할 경우 유럽 등 신규성의 예외가 인정되지 않는 나라가 있으므로 주의할 필요가 있다.

9·3·4 발명이 "진보성"을 가진 것

신규성을 충족하는 발명이라도 선행 기술에 대한 진보성이 없으면 특허는 인정되지 않는다. 특허법에서는 그 발명이 속한 기술에 대한 통상적인 지식을 가진 자(해당 업자)가 선행 기술에 기초하여 쉽게 발명할 수 있을 때에는 그 발명은 진보성이 없는 발명이며 특허를 받을 수 없다고 규정하고 있다. 구체적으로는 특허출원 심사에서 발명의 진보성 판단은 선행기술에 근거하여 진보성이 부정되는 방향으로 작용하는 여러 사실(① 기술분야의 관련성, ② 과제의 공통성, ③ 작용, 기능의 공통성, ④ 인용발명의 내용 중 시사) 및 진보성이 긍정되는 방향으로 작용하는 여러 사실(유리한 효과·저해요인)을 종합적으로 평가함으로써 발명상의 착오를 쉽게 실행할 수 있었는지 아닌지를 연구함으로써 이루어진다. 이 중에서 바이오 분야에서는 발명이 인용발명과 비교한 유리한 효과를 가지는 것이 진보성이 긍정되는 방향의 요소로서 중요하다.

9·3·5 선원 기타

특허는 선원주의이므로 동일한 발명에 대해 여러 개의 출원서가 있을 때는 먼저 출원인만이 특허를 받을 수 있다. 선원의 순서는 출원일을 기준으로 하여 판단된다.

또 자기의 특허출원일 전에 출원되고 자기의 특허출원 후에 출원 공개된 타인의 특허출원명세서, 도면 등에 기재된 발명과 동일한 경우에도 특허를 받을 수 없다. 선원의 판단은 특허청구범위의 기재끼리 대비되는데, 이 경우는 선행 출원의 명세서, 도면 등에 기재된 사항과 자기 특허출원의 특허청구범위의 기재 내용이 대비되게 된다.

또한 특허법에서는 산업상 이용할 수 있는 발명이라도 공공질서, 선량한 풍속 또는 공중의 위생을 해치는 발명에 대해 특허를 받을 수 없다는 것을 규정하고 있으며 심사기준에서는 그 사례로서 유전자 조작에 의해 얻어진 사람 자체를 들 수 있다.

9·3·6 기재 요건

특허출원을 낼 때 출원서, 자신이 권리를 찾는 범위를 기재한 특허청구범위, 발명 내용을 상세히 설명한 명세서, 염기서열 등으로 발명을 알아내려면 배열표, 실험결과 등을 표시할 수 있도록 도면이 필요한 경우 도면과 요약서를 제출해야 한다. 특허청구범위와 명세서 기재 방법에는 일정한 규칙이 있는데, 기재 요건이라 불린다. 바이오나 의약 분야의 특허출원은 다른 영역보다 기재 요건이 까다로울 수 있으므로 아래에 그 개요를 설명한다.

a. 실시 가능 요건 명세서 발명에 대한 자세한 설명란에는 특허청구범위에 기재된 발명에 대해 우리 회사가 실시할 수 있을 정도로 명확하고 충분히 기재되어 있어야 한다. 이를테면 세포, 유전자, 벡터, 항체 등의 물질("물")에 관한 발명에 관해서는 그 물건에 대한 명확한 설명이 되어 있고 그 물건을 출원 시

의 기술 상식으로 당업자가 만들고 사용할 수 있도록 설명해야 한다.

또한 바이오 분야에서는 통상적으로 실시 예가 필요하다. 실시 예란 앞에서 말한 발명에 관한 물건의 구조, 제조방법, 사용방법 등의 사항을 구체적으로 나타낸 것이며 논문으로 말하면 실험방법과 실험결과란에 상당하는 사항이다.

b. 기탁제도 바이오 관련 발명의 경우, 실행 가능한 요건을 충족시키기 위해 필요한 경우 발명의 대상이 되는 세포나 관련 세포 등의 기탁이 요구될 수 있다. 기탁제도란 미생물, 식물, 동물세포 등에 관한 발명에 대하여 특허출원을 하려는 자가 당업자가 그 생물세포를 쉽게 입수할 수 있는 경우를 제외하고는 그 세포를 특허청장관이 지정하는 기탁기관에 기탁하고, 기탁기관으로부터 생존확인시험 확인 후에 교부되는 "수탁증"의 사본을 특허청에 제출하는 제도이다. 예를 들어 천연에서 채취한 신종 미생물의 발명, 균주의 랜덤 스크리닝으로 얻은 변이주의 발명, 다수의 하이브리드에서 스크리닝으로 얻은 희귀성질을 나타내는 하이브리드 도마의 발명 등은 해당 업체가 쉽게 구할 수 없다고 하여 기탁을 요청받는다.

c. 지원 요건 지원 요건은 특허청구범위에 기재된 발명이 발명의 상세 설명란에 구체적으로 기재되어 있는지 여부를 비교해서 검토된다. 바이오나 의약 발명은 실시 사례가 중시되기 때문에 광범위한 권리 범위를 요구하려면 이에 대응하는 실시 예에 대한 충실이 요구된다.

d. 기타 요건 기타 명세서를 작성하려면 선행 기술을 공개할 필요가 있고 특허청구범위에 기재하는 발명은 명확해야 한다는 등의 규정이 있다. 또한 핵산이나 아미노산 배열도 규정 양식에 따라 배열표로 제출해야 한다.

9·4 발명의 카테고리

9·4·1 특허발명의 카테고리 및 특허권의 효력

특허법은 "물건"의 발명(물질 특허), "물건을 생산하는 방법"의 발명(제법 특허), "방법"의 발명(방법 특허)의 세 가지 범주로 분류한다. 특허권은 특허권자가 특허발명을 업으로서 독점적으로 실시할 수 있는 효과와 권한이 없는 제3

자가 특허발명을 실시할 경우 이를 특허권 침해로 금지할 수 있는 효력이 있는데 특허법에서는 이 세 가지 범주에 따라 시행 행위가 규정되어 있다. 즉, 특허발명의 각 카테고리마다 특허의 효력이 다르므로 주의해야 한다. 예를 들어 물질 특허의 효력은 특허 대상의 "물건"을 생산, 사용, 양도 등(판매가 포함된다), 수출, 수입 또는 양도 등의 신청을 하는 데까지 미치지만, 방법 특허의 효력은 특허 대상의 "방법"을 사용하는 것에 지나지 않는다. 제조법 특허의 효력은 그 "제법"을 사용함과 동시에 "제법에서 얻은 것"을 사용, 양도 등 수출, 수입 또는 양도 등의 신청을 하는 것이라고 규정되어 있다. 아래에 각 카테고리별로 우수한 특허 발명의 내용을 사례로 소개한다.

9·4·2 물질 특허

a. 유효 성분의 특허 전기 및 기계 장치에 대한 발명은 한 제품이 여러 특허로 보호되고 있지만, 의약품은 유효 성분인 한 가지 화합물을 한 가지 물질 특허로 보호할 수 있기 때문에 물질 특허의 가치가 크다. 의약품의 유효 성분이 화학물질인 경우, 한 가지 화학구조식의 특허를 얻는 것으로 충분한 경우도 많다. 그러나 바이오 의약품은 구조를 당사슬까지 포함하여 생각할 때 특허 발명으로서 그 구조 전체를 화학적으로 특정하는 것은 거의 불가능하다. 그래서 바이오 의약품의 경우 유효 성분의 물질특허라 할지라도 부분구조나 기능으로 특정한 다양한 표현형식으로 발명을 정의하는 경우가 많다.

예를 들어 트라스트주맙의 경우는 항체를 그 구조에서 특정 기본 특허 "p185^{HER2}에 결합하고 경사슬 가변 도메인 아미노산 배열 (배열 생략) 및 중사슬 가변 도메인 아미노산 배열(배열 생략*)를 포함 인간화 항체(특허 4124480)"와 기능으로 특정하는 기본 특허 "HER2 단백질의 세포 외 도메인과 특이적으로 결합하는 단일클론 항체로서, 치료 유효량의 해당항체로 요양 중인 환자에서 HER2 단백질을 과다 발현 종양 세포의 증식을 저해하는 항체(특허 3040121)"의 2종류가 존재해, 트라스트주맙을 다면적으로 보호하고 있다.

b. 용도 특허 특허법에서 규정하는 카테고리에는 포함되어 있지 않지만 실

* 실제 특허에는 아미노산 배열이 기재되어 있다.

무상으로는 물질의 신규 용도에 관한 발명(**용도발명**)도 중요한 발명이다. 용도발명은 그 성질상 사용 방법의 발명으로 간주되기도 하지만, 일본에서는 의약품의 용도발명은 의약조성물을 용도로 특정하여 표현된다. 즉 카테고리로서는 조성물의 물질 특허로 취급된다. 원래 의약품은 효능효과 등의 용도를 첨부문서에 표시하여 판매되는 것이며, 용도특허의 침해관리도 의약품의 용도표시에 의해 특정할 수 있기 때문이다.

니볼마브에서는 혼서우(교토대학)를 중심으로 하는 연구그룹의 연구성과를 살린 2건의 용도특허가 취득되었다. 그 내용은 "PD-1 항체를 유효 성분으로서 포함하고, 인비보에서 멜라노마의 증식 또는 전이를 억제하는 작용을 가진 멜라노마 치료제(특허 4409430)"와 "PD-1 항체를 유효 성분으로서 포함하고, 인비보에서 암세포의 증식을 억제하는 작용을 가진 암 치료제(단, 멜라노마 치료제 제외)(특허 5159730)"이며, 2건의 특허를 합하면 항PD-1 항체의 용도를 폭넓게 권리범위로 억제하고 있다.

9·4·3 방법 특허

바이오 분야의 방법 발명은 다양하며 검출 방법, 분석 방법, 피시알 같은 실험 기법, 세포 배양 방법, 단백질 정제 방법 등이 있다. 물질 특허와 달리 발명의 구성 요소는 시계열별로 구성된다.

예를 들어 전술한 트라스트주맙에 관한 특허 3040121에서는 다른 청구항에서 "종양세포를 함유하는 것으로 의심되는 시료를 청구항 1~7 중 하나에 기재된 항체에 노출하고, 항체의 세포에 결합의 정도를 측정하는 단계를 포함, HER2 단백질의 증폭된 발현을 특징으로 하는 종양을 탐지하기 위한 분석 방법"과 개별화 의료의 동반 진단에 이용하는 시험 방법의 개념 방법의 특허를 취득하고 있다.

또한 게놈 편집에 대한 빌뉴스 대학의 특허는 "*in vitro*에서 표적 DNA 분자를 부위 특이적으로 수식하기 위한 방법으로서, *in vitro*에서 Cas9 단백질, crRNA 및 tracrRNA을 편성하는 것과 표적 DNA 분자를 상기 Cas9 단백질 상기 crRNA 및 상기 tracrRNA에서 형성된 설계된 Cas9–crRNA 복합체와 접촉시키는 것을 포함하고 crRNA이 Cas9–crRNA 복합체를 표적 DNA 분자의 상기 부위를 포함하는 영역에 유도하도록 설계되는 방법 (특허 6423338)" 및 실험 방법의 요소를 간결하게 정리하고 있다.

9·4·4 제법 특허

제법 특허는 물질을 제조하는 방법을 각 공정 순서에 따라 표현된다. 유전자 재조합 기술에 의해 발전한 바이오 의약품의 경우, 기본적인 제법 특허의 의미가 크다. 미국에서 항체의약 제조법의 기본 제법 특허가 된 캐빌리 특허(Cabilly 특허)에는 항체의 기본 제법이 간결하게 정리되어 있기 때문에, 그 번역을 아래에 소개한다.

"단일 숙주세포 중에 면역 글로불린 중사슬 및 경사슬의 가변 도메인을 적어도 포함하는 면역 글로불린 분자 또는 면역학적으로 기능적인 면역 글로불린 단편을 제조하기 위한 방법에서 (i) 전기 단일 숙주세포를 적어도 면역 글로불린 중사슬의 가변 도메인을 코드하는 제1의 DNA 배열 및 적어도 면역 글로불린 경사슬의 가변 도메인을 코드하는 제2의 DNA배열을 형질전환시키는 공정, (ii) 전기 제1의 DNA 배열 및 전기 제2의 DNA 배열을 독립적으로 발현시키고, 그 결과로 중사슬 및 경사슬은 전기 형질전환 단일 숙주 세포에서 별도의 분자로서 생성시키는 공정을 포함하는 방법(미국 특허 6331415)"

제법 특허는 그 성과물까지도 효력이 있기 때문에, 앞서 기술한 특허보다 지적 재산 전략적으로 더 중요하다. 의약품이 상세한 제조 내용을 비공개해서 공장 내에서 제조되기 때문에, 제3자가 제조한 특허 입증이 어렵다는 문제가 있지만, 캐빌리 특허처럼 다른 제법으로 대체해서 면역 글로불린을 만드는 것이 어려운 경우에는 효과가 크다.

9·5 우선권과 외국출원의 특허전술

특허가 선원주의인 이상 경쟁자들보다 더 빨리 출원되어야 하지만, 앞서 말한 것처럼 의약품 분야에서 보다 폭넓은 권리 범위를 취득하기 위해서는 오랜 시간에 걸쳐 실험을 하고 더 많은 시행사례를 기재해야 한다. 이 모순을 해결하기 위해 의약품 특허 출원에는 국내 우선권 제도가 사용되어야 한다. 국내 우선권 제도를 이용하면 최초의 출원일로부터 1년 이내에 실시 예 등을 보충한 후에 출원할 수 있다. 이 경우, 후의 출원일은 선출원의 출원일이 되고, 선출원은 취하된 것으로 간주된다. 외국으로의 특허출원에 관해서는 일본출원으로부터 1년 이내에 파리조약 우선권을 주장하여 동일한 내용을 외국에 출원하는 것이 가능하며, 이 경우는 외국에서의 심사 기준은 일본의 출원일(우선일)이 적용된다. 최근에는 외국 출원을 국제 출원(PCT 출원*) 제도를 이용하여 출원하는 경우가 많다. PCT 출원 제도에서는 일본에서의 최초 출원으로부터 1년 이내에 국내 우선권과 파리 조약 우선권을 주장하여 PCT 출원을 일본어로 하여 최초 출원일(우선일)로부터 30개월 이내에 이행할 외국을 결정하고 이행국에 적합한 번역 및 국내 단계 이행 절차를 밟으면 된다.

9·6 특허권의 존속기간과 바이오시밀러

9·6·1 바이오 의약품 특허권 존속기간

특허청에 제출된 특허출원은 심사 청구를 통해 심사되며 앞서 기술한 특허요건과 기술 기술 요건을 충족하면 특허로 등록된다. 등록된 특허의 존속기간은 출원일로부터 20년이나 의약품의 경우 특허출원에서 제조 판매승인 취득까지 상당히 긴 기간이 필요하며 특허등록 후에도 의약품의료기기등법의 규정에 의해 실시(제조·판매 등)를 할 수 없다. 그래서 제조 판매 승인을 받기 위해 특허 발명을 하지 못한 기간에 대해서는 5년 한도로 특허권을 연장할 수 있도록 되어 있다. 즉, 최대 25년간의 기간이 부여된다. 이 특허권의 연장 제도 자체는 저분자 의약품도 다르지 않다. 다만 바이오 의약품은 저분자 의약품에 비해 하나의 유효 성분에 관해 용량별로 제품 수가 많고 난치성 질환에 적용되기 때문에 적응증과 용법 용량의 규정이 세분화되기 때문에 제조판매 승인 수가 많고, 그 결과 바이오 의약품은 일반적인 저분자 의약품과 비교해서 확장된 특허권을 세분화하는 것이 특징이다. 따라서 제약기업 입장에서 보면 바이오 의약품의 존속기간 연장등록은 저분자 의약품과 비교해 수고도 비용도 상당히

---

* PCT 출원은 특허협력조약(patent cooperation treaty)에 따른 출원의 약칭

부담이 된다.

9·6·2 바이오시밀러와 특허 문제

선발 의약품 유효 성분의 기본특허 존속기간이 만료 후(재심사 기간 종료 쪽이 특허 만료보다 후가 되는 경우는 그 종료 후), 저분자 의약품의 경우는 동일 유효 성분을 포함한 후발 의약품(제네릭 의약품)의 제조판매가 가능해진다. 바이오 의약품의 경우에는 마찬가지로 특허의 존속기간 또는 재심사기간 종료 후발 의약품과는 달리 선행 바이오 의약품과의 동등성/동질성에 관한 임상 시험이 필요한데, 바이오 후속 제품 제조 판매 승인을 얻은 후, 바이오시밀러의 제조 판매가 가능해진다. 임상 시험을 위해, 제조 판매 승인을 얻는 시험은 바이오시밀러가 후발 의약품보다 훨씬 더 복잡한 비용과 시간이 걸린다. 단, 이런 종류의 시험에 관해서는 '후발 의약품의 제조판매를 목적으로 약사법(현 의약품의료기기등법)14조의 제조 판매 승인 신청을 하기 위해 특허권 존속기간 중에 해당 의약품을 생산하여 필요한 시험을 하는 것은 특허법 69조 제1항의 '시험연구'에 해당되어 특허권을 침해하는 것은 되지 않는다"는 최고재판소 판결이 내려졌다*. 따라서 특허 취급법은 후발 의약품이나 바이오시밀러나 다를 바 없으며 특허권 만료 후에 제조판매 승인을 받은 제품을 만들어 팔 수 있을 것으로 여겨진다.

9·7 바이오 의약품과 특허권 침해 소송

의약품과 관련된 특허권 침해 소송은 신약으로 제조 판매 승인을 받은 직후의 신규 의약품을 대상으로 제조 판매 금지 등을 청구하는 신약의 특허권 침해 소송과 의약품의 물질 특허 만료 후에 잔존하는 다른 특허를 이유로 후발품의 제조 판매를 금지하려는 후발품 침해 소송의 두 유형으로 대별된다.

---

* 최고재판소 1999년 4월 16일 판결, 1998년 (수) 153호, 의약품 판매 청구 금지 사건(메실산 캐모스타트 사건).

9·7·1 신약의 특허권 침해 소송

유효 성분의 화학구조나 용도가 명확한 저분자 의약품은 침해문제를 예견하기 쉬우므로 신약상 시장에서 침해 소송이 많다. 이에 반해 바이오 의약품은 유효 성분의 구조가 복잡하고 그 특정방법이 다양하며 처음에는 그 기능도 명확하지 않아 침해를 예견하기 어렵다. 이 때문에 신약 출시 후의 특허권 침해 소송이 많다.

제조 방법에 유전자 조작 기술이 도입된 1980년대 이후의 초기 바이오 의약품인 에리스로포에틴, 인터페론, t-PA 등에서는 그 물질 특허나 제법 특허에 의해 많은 특허권 침해 소송이 이루어졌다. 또한 최근의 사례로는 교토 대학의 연구 성과를 바탕으로 작성한 항PD-1 항체에 관하여 발명으로서는 미일 간의 특허권 침해 소송이 이루어졌다. 미국 델라웨어 지방 법원의 기록을 보면, 전술한 항PD-1 항체 항체의 용도발명에 대한 미국 특허의 유도침해를 이유로 펨브로리주맙의 제조 판매 금지가 소장에서 요구되고 있다. 이 안건은 2017년 1월에 화해가 성립되어 펨브로리주맙을 제조 판매하는 회사가 소송을 제기한 회사들에게 물질 특허, 용도 특허 등의 실시에 관한 라이선스료를 지급하는 것으로 마무리되었다.

9·7·2 후발 또는 후속 의약품과의 특허권 침해 소송

저분자 의약품에서는 신약 등록된 선발 의약품의 유효 성분에 대한 물질 특허가 만료되면 동일한 유효 성분을 가진 후발 의약품을 판매하지만, 선발 의약품 특허권자는 잔존하는 용도 특허, 결정 특허, 제제 특허, 제조 특허 등을 이용하여 후발 의약품 제조 판매에 특허권 침해 소송을 제기하는 경우가 많다. 바이오 의약품에서도, 선행품의 기본 특허가 만료된 후에 제조 판매되는 바이오시밀러에 대해, 잔존하는 용도 특허에 저촉된다는 이유로 몇 건의 특허권 침해 소송이 제기되어 제기된 사례가 있다.

이와 같이 일본에서는 후발품·후속품과 선발품의 잔존 특허를 이유로 하는 특허권 침해 소송에 관하여 취급법에 차이는 없다. 한편 미국에서는 바이오시밀러의 제조 판매 승인은 저분자 의약품의 후발품과는 다른 법률로 취급되며 특허 문제에 관해서도 복잡하기 때문에 사전에 당사자가 특허권자가 제시하는 특허에 대하여 협의하는 특허 댄스 제도가 도입되어 있다.

9·8 유체물로서의 보호

지금까지 바이오 의약품의 특허출원에서부터 소송까지의 상황을 설명했지만, 바이오 의약품의 생산세포, 유용성분의 유전자 등은 자기증식이 가능한 유체물이며, 그것 자체가 트레이드 시크릿으로 취급되는 경우도 많다. 단, 트레이드 시크릿으로서 취급하는 이상은 엄격한 비밀 관리가 필요하며, 비밀 관리에 결함이 있으면 지적재산으로서의 가치는 일거에 상실되므로 충분히 조심해야 한다. 생산세포 등의 비밀 관리에는 보관이 엄중하게 행해지고 있는가 하는 물리적인 문제와 세포를 취급하는 담당자의 규율, 그 비밀 보관 유지에 관한 계약이 적절한가 등의 문제를 해결할 필요가 있다. 또한 타인이 나중에 동일 대상의 특허를 취득했을 때 항변으로 선사용권을 주장하기 위해서는 생산 기록, 보관 기록, 사용 기록 등의 서류를 정리하고 장기간 보관할 필요가 있다*. 트레이드 시크릿으로 유체물을 보호하는 데에도 유체물 관리에 상당한 노력이 필요하다는 것을 명심해야 한다.

또한 바이오 분야에서는 세포나 리서치 툴을 사용을 희망하는 제3자에게 MTA(material transfer agreement)라는 계약을 체결하여 분할하는 경우가 많다. MTA는 세포, 벡터, 유전자 등의 유체물 수령자에게 엄격한 사용 제한을 부과하도록 공여자의 유체물 소유권을 남겨둔 채 유체물을 수령자에게 이전하는 계약으로, 그 내용으로서 사용 목적의 제한, 제3자로의 이전·양도 금지, 변경 제한, 비밀 유지 등을 담은 계약이다.

9·9 미국 바이오 발명 특허 보호의 새로운 흐름

미국에서는 밀리어드 사건의 대법원 판결과 진단 방법의 발명에 대해 유전

* 다른 사람의 특허출원 전부터 같은 발명을 특정 조건으로 실시하는 경우에는 법률에 의해 선사용권이라 불리는 법정 실시권이 부여된다.

자에 대한 메이요 사건의 최고 평결을 받고, 미국 특허청이 바이오 관련 발명의 특허 적격성에 대한 심사 기준을 개정해 왔다.

Myriad Genetics사는 유방암이나 자궁암 진단에 중요한 의의를 갖는 BRCA1 유전자와 BRCA2 유전자의 특허를 가지고 유전자 변이의 확인에 의한 진단 사업을 독점하고 있었으나, AMP(association for molecular pathology)가 인간 유전자에 대한 특허 부여에 의문을 품고 특허의 유효성 확인을 법원에 요구한 사건이 밀리어드 사건으로 알려져 있다. 밀리어드 사건 재판에서는, 미국 특허법의 특허적격성 요건을 밀리어드사의 유전자 관련 발명의 충족 여부가 최대 쟁점이 되었다. 그 결과, "천연기원의 DNA 단편은 자연의 산물이며, 단지 분리되었다는 이유만으로는 특허를 받을 자격이 없지만, cDNA는 천연기원의 것이 아니기 때문에 특허를 받을 자격이 있다."라고 최고는 판결을 받고, 이는 미국 법원에 의해 개정된 것으로 판단되었다. 2013년 기준으로는 최고는 것을 알 수 있고 최고는 것을 알게 되어 대법원에서 판단했다.

밀리어드 사건 판례의 인간 유전자와 달리, 스플라이싱이 없는 미생물의 유전자에 관해서는 어떻게 생각하는지 의문이었으나, 개정 심사 기준에서는 미생물의 염기서열로 특정된 단리 유전자는 특허적격성이 없지만, 그 배열에 90% 이상의 상동성 또는 하나 이상의 염기치환이 있는 단리 유전자는 특허 적격성이 있다고 보고 있다. 또한 천연에 존재하는 항체는 특허적격성이 없지만, 천연에는 없는 인간 항체나 CDR의 배열에서 규정한 항체는 특허적격성이 있다고 하고 있다. 더욱이 천연에 존재하는 세포는 특허적격성이 없지만 천연 세포와 페노타입으로서 다른 세포에는 특허적격성이 있다고 하고 있다. 이 심사 기준의 사례를 보면, 유전자공학을 이용한 바이오 의약품의 기술과의 관계에서는 특허적격성이 별로 없다고 하고 있다. 밀리어드 법원 판결이 유전자가 관여하는 바이오 의약품 특허보다 유전자가 관여하지 않는 재래식 천연 저분자 화합물 특허 획득에 훨씬 더 영향을 미친 것이다.

한편, 메이요 사건이란 Prometheus Labs사가 보유하고 있던 티오프린 제제의 사용방법(환자의 혈 중 6-티오구아닌의 농도를 측정하고, 특정 농도를 기준으로 약제 투여량을 증감시켜, 면역매개성 위장질환의 치료효과를 적합화하는 방법)의 용도특허에 대하여 Mayo Collaborative Services사가 특허의 유효성 확인을 법원에 요구한 사건이다. 메이요 사건에서는 질환의 치료효과를 호적화하는 방법에 관한 특허의 유효성이 논쟁되었으나, 미국 대법원은 이 발명을 "이러한 지시는 당업자에게 잘 알려져 관용적인 일반적 활동 이외에 자연법칙에 대해 무언가 특별한 무엇인가(significantly different)를 추가하는 것이 아니다"라고 판단하여, 계류 중인 특허 클레임은 특허적격성이 없어 무효라고 판단하였다(2012년에 판결). 미국 특허청은 이 판결에 따라 심사 기준을 개정하였으나, 기본적으로는 진단방법이나 치료방법의 발명에서는 방법 발명의 조작공정을 시계열순으로 구분하고, 지표가 되는 물질의 측정방법을 중심으로 보다 명확하게 기재하면 특허적격성이 인정된다는 것을 이해할 수 있는 내용이다. 그러므로 미국에서는 판결 이후 치료법이나 진단법의 발명 자체가 부정되는 것이 아니며 오히려 이 발명들에 대한 특허가 실질적으로 명확해지는 쪽으로 심사되고 있다.

9·10 바이오 의약품 발명의 지적재산 전략

과거에는 의약품 특허가 유효 성분의 화학 구조를 보호하는 물질 특허가 만능적인 것으로 여겨져 왔으며 이는 기존의 저분자 의약품 중 많은 부분이 그 작용 메커니즘의 근원이 된 발견으로부터 훨씬 후에 개발되었기 때문이다. 일반적인 저분자 화합물 창약 기법은 오래 전에 구축된 작업가설에 따라 리드 화합물의 구조적 특징을 살피면서 다른 사람의 특허에 저촉되지 않는 구조의 화합물을 화학 합성하여 제품을 보호하기 위한 물질 특허를 취득하면 되었다.

바이오 의약품은 기초 연구 단계에서 특허를 얻는 것이 성공 요인이다. 일본발 항체 의약품을 예로 들면, 인간화 IL-6 수용체 항체에서는 오사카대학의 기시모토 다다조 그룹이 IL-6 수용체의 구조를 결정한 기초연구 단계에서 그 수용체 구조의 특허와 함께 기능으로 특정한 항체의 특허를 출원하였다. 그 후, 토실리주맙을 구조로 특정하는 인간화 항체에 대한 특허가 출원된 후에, 오사카 대학의 그룹이 관여한 관절염에 대한 기본용도 특허가 출원되었다. 그 결과 항체를 특정하는 기능의 특허로 기초 연구 애당초 제3자가 경쟁하는 것을 방지함과 동시에 유효 성분을 보호하는 기본 특허가 만료된 후에도 용도 특허로 핵심적인 용도를 보호할 수 있었다. 또한 니볼루맙도 교토대학의 본서우 그룹에 의해 기초연구단계에서 PD-1 분자를 구조로 특정한 특허 및 전술한 항PD-1 항체의 항암작용에 관한 기본용도특허 출원 후에 미일 기업공동에 의한 PD-1에 대한 인간화 항체인 니볼루맙을 구조로 특정하는 물질특허 출원되었다. 그 결과 앞에서 서술한 것처럼 니볼루맙과는 구조가 다른 항PD-1 항체 펨브로리즈맙과의 특허 분쟁이 유리한 형태로 해결되었다. 일본발 항체의약의 성공사례에서는 기초연구단계에서 출원된 특허가 유효 성분의 물질특허와 조합하여 활용되어 교묘하게 경쟁품을 배제하고 제품을 성장시키고 있는 것이다.

현재는 인간 게놈 해석의 성과를 살려 질환 관련 물질의 유전자를 찾는 연구가 활발히 진행되고 있지만, 이러한 게놈 기반의 창약 선별에서는 그 유전자가 발현한 질환 관련 물질과 그 항체를 비교적 쉽게 취득할 수 있다. 또한 질환 관련 물질의 측정방법 기술 구축이나 항체의 비임상 시험에서의 질환에 대한 효과 등도 기초 연구 단계에서 수행할 수 있다. 즉 바이오 의약품 등 최근의 연구에서는 기초 연구의 장에서 동반 진단에 사용하는 검사 방법의 발명, 항체의 발명, 항체의 용도 발명 등을 창출하는 것이 가능하고, 그 특허 발명을 특허출원해 두지 않으면 항체의약 개발 기술에 뛰어난 외국 기업과의 경쟁에 대항할 수 없는 결과가 된다. 이는 저분자 의약품의 유효 성분에 대한 물질 특허가 주로 이루어지고 있는 종래의 지적 재산 전략과는 크게 다르다.

바이오 의약품은 생산 세포의 구축, 배지, 배양 방법, 정제 방법의 공정도 다양하기 때문에 새로운 제조 방법 발명이 탄생할 가능성이 높다. 유전자 재조합 기술에 의한 항체의 생산은 Genentech사가 앞서 말한 캐빌리 특허를 보유하고 있었기 때문에 미국에서 강한 경쟁력을 보여 주었다. 이처럼 저분자 의약품 이상으로 제조 방식의 이노베이션이 신약 개발에 막대한 영향을 미치고 있다. 바이오 의약품의 결점은 제조비용이 높다는 점으로, 요구되는 품질을 유지하면서 효율적인 바이오 의약품을 제조할 수 있는 제법 발명이 기다리고 있다.

바이오 의약품의 지적 재산 전략은 종래의 저분자 의약품과 달리 기초 연구의 첨단의 성과를 특허 출원하는 것이 효과적이며 유효 성분의 물질 특허 이외에도 용도, 제법 등 다양한 발명을 조합하여 보호하는 것이 중요하다.

제 10 장 바이오 후속품(바이오시밀러)

바이오 의약품은 1982년에 미국에서 인간 인슐린이 승인된 이후 수많은 제품이 개발되었고 세계 각국에서 임상적으로 사용되어 왔으며 대상 질환의 표준 치료제인 의약품도 많다. 최근에는 신약으로서의 독점적 판매기간(특허기간이나 재심사기간)이 끝나는 의약품이 속출하고 있으며, 바이오 의약품의 후발 의약품판이라 할 수 있는 **바이오 후속품**(**바이오시밀러**)의 개발도 활발해지고 시판제품도 증가하고 있다. 본 절에서는 바이오 후속품에 대해서 개략적으로 설명한다.

10·1 바이오 후속품이란

저분자 의약품의 경우, 독점 판매기간이 지나면 개발용 의약품 이외의 제약회사가, 특히 개발 비용이 많이 드는 비임상·임상 시험에 대해서는 통상 생물학적 동등성 시험 이외에는 필요 없는 **후발 의약품**으로 제품을 개발하여 저가에 판매하는 제도가 사회적으로 받아들여지고 있다.

후발 의약품은 '선발 의약품과 ① 동일약물(유효 성분)을 ② 동일량 함유하고 ③ 동일 투여경로에 따라 ④ 동일한 용법·용량으로 ⑤ 동등한 효능·효과를 가진 의약품"이다. 이 ①의 조건에서 후발 의약품은 구미에서는 유효 성분의 일반명으로 처방전에 기재되는 경우가 많으며, 일반명=generic name의 영문명을 따서 후발 의약품은 **제네릭 의약품**이라고도 한다.

한편 바이오 의약품의 경우 유효 성분의 단백질의 대부분은 복잡한 고차 구조를 갖고 분자의 다양성을 나타낸다. 따라서 선발 의약품 회사와 다른 기업이 독자적으로 후발 의약품 상당의 바이오 의약품을 개발하려고 해도 선발제품과 목적물질(저분자 의약품의 유효 성분에 상당)이 동일한 단백질성 의약품을 제조하는 것은 사실상 불가능하다. 따라서 바이오 의약품의 후발 의약품 버전에 대해서는 **바이오 후속품**이라는 새로운 의약품 규제 카테고리를 두고, 앞서 기술한 조건①에 대해서는 동일 목적 물질이라는 것을 요구하지 않고 **동등/동질**하다는 것을 요구하는 승인 카테고리로 하는 방법이 채용되었다. 즉, 바이오 후속품은 "국내에서 이미 신유효 성분 함유 의약품(=신약)으로서 승인된 바이오 의약품(**선행 바이오 의약품**이라 한다)과 동등/동질의 품질, 안전성, 유효성을 가진 의약품으로서 다른 제조판매업자에 의해 개발되는 의약품"으로 정의된다. 단, 이와 같은 바이오 의약품군을 총칭하는 용어로서는 국제적으로는 규제의 틀 만들기가 앞선 EU가 사용한 명칭이다. **바이오시밀러**(biosimilar)가 보급되어 있어 우리나라에서도 이런 이름으로 불리는 경우도 많다.

10·2 바이오 후속품 평가

바이오 후속품의 평가에 대해서 그림 10·1에 정리하였다.

10·2·1 바이오 후속품의 동등성/동질성 평가의 일반원칙

바이오 후속품의 동등성/동질성 평가는 § 5·5에서 서술한 것과 동일한 동

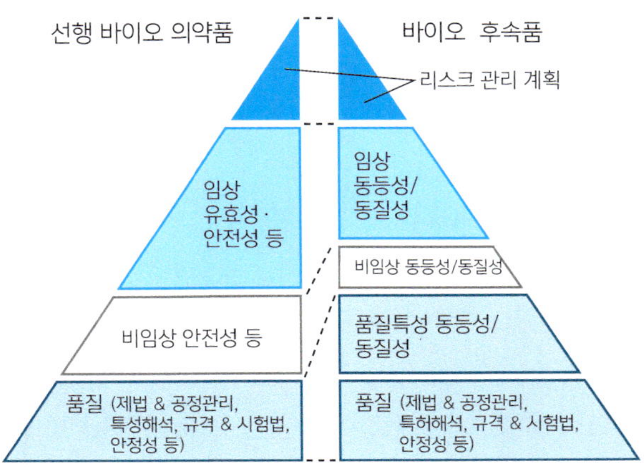

그림 10·1 바이오 후속품과 선행 바이오 의약품과의 비교

그림의 삼각형은 요구되는 데이터 등의 구성비의 이미지이며 절대량을 비교하는 것은 아니다. ["Biosimilars in the EU-Information guide for healthcare professional", European Medicines Agency(2017)로부터 Fig . 1을 개변]

등성/동질성 평가이며, 영어에서는 동등성/동질성은 comparability라는 단어를 이용한다(단, 바이오 후속품에서는 biosimilarity가 이용되는 경우도 많다). 즉 국내에서 승인된 선행 바이오 의약품을 비교 대조하여 우선 품질면 (① 구조, ② 물리적 화학적 성질, ③ 생물 활성, ④ 면역화학적 성질, ⑤ 불순물 등)을 비교하고, 다시 비임상·임상 시험을 조합함으로써 동등성/동질성을 평가한다. 단, 바이오 후속품의 경우 개발자가 비교를 할 수 있는 선행 상품이 한정되어 있으며, 특히 중간체나 원약의 구입은 어렵다. 또한 제조법 변경 시의 동등성/동질성 평가와 달리 선행제품의 개발 시에 얻을 수 있는 지식, 경험 혹은 데이터도 없기 때문에 후속제품을 개발하는 기업이 품질면만의 비교에 의해 동등성/동질성을 명확히 하는 것은 극히 어렵다. 그 때문에 통상 품질면에서의 비교시험과 더불어 비임상·임상 시험에 의한 동등성/동질성의 평가·확인이 필요하다.

10·2·2 비임상 시험에 의한 동등성/동질성 평가

바이오 후속품의 비임상 시험의 주된 목적은 ① 인간에서의 동등성/동질성 확인을 위한 임상 시험에 앞선 안전성 확인 ② 동물을 이용한 유효성 면(약리시험), 안전성 면(독성시험)에서의 선행 바이오 의약품과의 동등성/동질성 평가의 두 가지 측면이 있다. 단, 바이오 후속품에 대해서는 목적물질의 기본적인 약리작용 프로파일이나 독성 프로파일은 선행 제품의 공개 정보 등을 통해 얻어지기 때문에 신약에 비하면 비임상 시험의 종류와 정도를 한정할 수 있다.

10·2·3 임상 시험에 의한 동등성/동질성 평가

바이오 후속품의 임상 시험의 주된 목적은 ① PK, PD, 혹은 PK/PD 시험에 의한 동등성/등질성 확인 ② 임상유효성 비교 ③ 임상안전성 확인의 3가지가 있다. PK시험에 의한 비교는 동등성/동질성 확인에 중요하며, 기술적으로 시험이 가능한 경우에는 필수라고도 할 수 있지만, 유사성이 높다고는 하나 동일하다고는 할 수 없는 단백질성 의약품 간의 비교이므로, 지금까지의 제품에서는 PK시험까지의 결과에서 동등성/동질로 결론이 난 경우는 없다. 그러므로 PD 혹은 PK/PD 시험에 의한 선행 바이오 의약품과의 비교가 중요하다. 단, 적절한

PD 마커를 설정할 수 없는 경우나 PK, PD, 혹은 PK/PD 시험에 의해 동질성/동질성 결론을 내릴 수 없는 경우에는 선행 바이오 의약품과의 비교시험에 의한 임상 유효성을 나타내는 시험 데이터가 필요하다. 임상 유효성 시험의 디자인에 대해서는 바이오 후속품의 특성에 따라 개별적으로 결정한다. 한편 임상안전성에 대해서는 전술한 PK, PD, 혹은 PK/PD 시험에서 동등성/동질성이 나타난 경우에도 어떤 확인은 필요하다고 생각된다. 임상유효성 시험을 실시하는 경우에는 일반적으로 유해사건의 종류 및 그 빈도를 검토하는 시험계획에서 실시한다.

10·2·4 품질평가·관리

바이오 후속품에 대해서는 제품의 일관성을 확보하기 위하여 바이오 의약품 신약과 동일한 수준의 제조방법 검토, 특성 해석, 규격 및 시험법의 설정, 제조 공정 관리의 설정, 안정성의 확인 등이 필요하다. 또한 제조 방법 변경 시 신약과 마찬가지로 §5·5에서 기술한 동등성/동질성 평가가 필요하다.

10·2·5 시판 후의 조사 등

바이오 후속품은 바이오 의약품이기 때문에 면역원성 등 후발 의약품과 다른 요소가 있으며 제조 판매 후에는 바이오 후속품의 특성을 고려한 적절한 위험 관리 및 정보 제공이 요구된다. 그러므로 개발단계에서 선행 바이오 의약품과의 동등성/동질성 평가에서 충분히 평가할 수 없었던 사항을 고려하여 제조 판매 후에 수집해야 할 정보의 유무와 그 내용을 명확히 하는 동시에 적절한 의약품 리스크 관리 계획을 입안할 필요가 있다.

10·3 바이오시밀러* 개발 상황 및 과제

바이오시밀러 개발은 소마트로핀을 1호로 하여 21세기에 들어서 재빨리 규제 시스템을 확립한 EU가 앞서고 있다. 우리나라도 2009년에 지침 등을 정비하

* 세계의 상황에 대한 설명이므로, 본 절은 "바이오시밀러"를 사용했다.

고 그 뒤를 이었다(2009년 3월 4일 "바이오 후속품의 신청에 대하여" 및 2009년 3월 4일 "바이오 후속품의 품질·안전성·유효성 확보를 위한 지침"). 한편 미국은 바이오 후속품의 신청에 대하여" 및 2009년 3월 4일 "바이오 후속품의 품질·안전성·유효성 확보를 위한 지침"에서 같은 수준의약품 정비에서 2014년, 법 정비가 뒤처지고 있다. 이들 일미 EU에서 승인된 바이오시밀러 정보는 국립의약품 식품위생 연구소 생물약품부 바이오후속품 웹사이트(http://www.nihs.go.jp/dbcb/biosimilar.html)에서 참조할 수 있다. 한편 바이오 의약품 신약을 구하기 어려운 아시아권 등의 나라에서는 독자적인 기준으로 바이오시밀러 승인을 진행하고 있는 나라도 있다.

바이오시밀러 보급은 국가나 지역의 정책, 규제 체제, 의료보험 제도 등에 따라 여러 가지 상황이며 우리나라에서도 순조롭게 보급되고 있다고는 말하기 어렵다. 가장 큰 요인으로는 선행 바이오 의약품과는 목적물질이 동일하다고는 할 수 없기 때문에 후발 의약품과 같이 변경 조제* 가 어렵다는 점을 들 수 있다. 이 점에 대해서는 각국·지역별로 판단이 달라 선행품에 의한 변경 조제가 가능하도록 하고 있는 경우도 있다. 미국에서는 일반적인 바이오시밀러 제품 외에 보다 높은 증빙(임상 시험 결과나 제조판매 후의 사용 실적)에 근거하여 선행품의 변경 조제가 가능한 제품의 승인 범위도 설정되어 있다.

---

* 의사가 처방한 의약품이라도 환자가 희망하면 처방 의사에게 사전에 확인하지 않고 약사가 제네릭 의약품이나 바이오 후속품을 조제할 수 있는 제도.

제 11 장 바이오 의약품의 일반적 명칭

11·1 의약품의 명칭 (일반명과 상품명)

의약품에는 일반명과 상품명 두 가지 이름이 있다. 상품명(trade name)은 제조판매회사에 의해 상표 등록되는 이름으로 승인되는 제제마다 명명된다. 한편 일반명(nonproprietary name)은 의약품의 유효 성분을 나타내는 것이며 보편성과 고유성을 가지며 모든 사람이 자유롭게 사용할 수 있다. 의약품의 일반명은 국제적으로 공통적으로 사용되는 국제 일반적 명칭(INN)과 INN에 의거하여 각국에서 정하는 일반적 명칭으로 크게 나뉜다.

i) 국제 일반적 명칭(International Nonproprietary Name, INN): 세계보건기구(WHO)에 의해 결정되는 세계 공통의 일반명이다. INN은 원칙적으로, 시스템(stem)이라고 불리는 의약품을 분류하기 위한 "어간"이 명칭에 포함되어 있다.

ii) 일본의약품 일반적 명칭(Japanese Accepted Name, JAN): JAN은 후생노동성에 의해 결정되며, 원칙적으로 INN을 자역 기준에 의거하여 일본어로 번역한 명칭이 된다. 바이오 의약품에 관해서는 유전자 재조합으로 제조되는 의약품에 대해 '(유전자 재조합)'을 붙이는 JAN 독자적인 규칙이 있다.

11·2 INN의 시스템과 서브시스템

INN의 시스템 또는 서브시스템은 의약품의 유효 성분의 구조, 표적 분자, 약리 작용, 유래 등을 나타낸다. 1982년에 천연형 인간 인슐린과 동일한 아미노산 배열을 가진 유전자 재조합 단백질의 INN으로서 "insulin human"이 제안된 이후 개발되는 바이오 의약품의 구조나 기능이 급속히 다양화되는 가운데

INN의 보편성과 고유성을 유지하기 위해 WHO는 시스템, 서브시스템 및 명명 규정의 추가와 재검토를 계속적으로 실시하고 있다. 2019년 시점의 바이오 의약품에 관한 주요 시스템 및 서브시스템을 표 11·1에 나타낸다. 모노클로널 항체를 나타내는 *-mab*이나 효소를 나타내는 *-ase* 등 널리 알려진 시스템과 더불어 혈액응고인자 저해제를 나타내는 *-cogin*이나 융합단백질을 나타내는 *-fusp* 등 시스템이 세분화되어 있음을 알 수 있다. 또한 효소류의 시스템은 EC 번호* 에 따라 분류된다.

덧붙여 INN에는 인슐린류, 인터페론류, 트롬보모듈린류 및 독소류와 같이 시스템이 없는 품목도 있다.

11·3 INN에서 바이오 의약품의 명명방법

바이오 의약품은 특정 명명 방법이 있다. 아래에 대표적인 규칙을 나타낸다.

명명 방법에 대한 자세한 내용은 WHO가 보고한 "International Nonproprietary Names (INN) for biological and biotechnological substances (a review) 2019"를 참조하기 바란다.

11·3·1 당사슬이 없는 단백질 및 펩타이드

인슐린류(insulin)와 같이 아미노산 배열은 다르지만 동일한 단어로 나타나는 품목은 2단어로 하는 것으로 구별한다.

예: 인슐린류 insulin aspart , insulin glulisine , insulin lispro

11·3·2 당단백질 및 당펩타이드

생산 세포 등의 차이에 의해 생기는 당사슬 구조의 차이는 그리스 문자를 2 단어에 붙인 2단어로 구별한다.

예: 에리스로포에틴류 epoetin alfa, epoetin beta

단, 모노클로널 항체 *-mab*이나 수용체 분자류 *-cept*는 당단백질이지만, 당사

---

* EC 번호(enzyme commission number)는 국제생화학분자생물학연합(IUBMB)효소위원회에서 제창한 반응특이성이나 기질특이성의 차이에 의한 효소 분류방법이다.

표 11·1 바이오 의약품의 주요 시스템, 서브시스템 및 일본 일반적 명칭(JAN)

분류	INN의 스템	INN의 서브시스템	일본 일반적 명칭 (JAN)의 예 †1 〈JAN 영문명〉
혈액응고인자 (blood coagulation factors)	*-cog*	*-eptacog* (제VII인자) *-octocog* (제VIII인자) *-nonacog* †2 (제IX인자, Ala148) *-trenonacog* †3 (제IX인자, Thr148) *-tridecacog* (제VIII인자)	엡타코그 알파(활성형) 〈eptacog alfa (activated)〉 옥토코그 알파〈octocog alfa〉 루리옥토코그 알파 〈rurioctocog alfa〉 노나코그 알파〈nonacog alfa〉
혈액응고 캐스케이드 저해제(blood coagulation cascade inhibitors)	*-cogin*		
콜로니 자극인자 (colony stimulating factors)	*-stim*	*-gramostim* (과립구 대식세포콜로니 자극인자) *-grastim* (과립상 콜로니 자극인자) *-mostim* (대식세포 콜로니 자극인자)	필글라스팀 〈filgrastim〉 레노그라스팀 〈lenograstim〉 나르토그라스팀〈nartograstim〉
효소(enzymes)	*-ase*	*-icase* (우리카아제) *-dismase* (슈퍼옥시도디슴타아제) *-lipase* (리파아제) *-sulfase* (술파타아제) *-dornase* (데옥시리보핵산가수분해효소) *-glucerase* (글리코실세라미다제) *-teplase* (조직플라스미노겐활성화인자) *-uplase* (우로키나아제형 플라스미노겐 활성화인자) *-liase* (리아제)	라스브리카제 〈rasburicase〉 알테플라제〈alteplase〉 이미글루세라제 〈imiglucerase〉 이듀설파제〈idursulfase〉
에리스로포에틴류 (erythropoietin type blood factors)	*-poetin*		에포에틴 알파 〈epoetin alfa〉 다베포에틴 알파 (darbepoetin alfa)

표 11·1 바이오 의약품의 주요 시스템, 서브시스템 및 일본 일반적 명칭(JAN) (계속)

분류	INN의 스템	INN의 서브시스템	일본 일반적 명칭 (JAN)의 예 [†1] 〈JAN 영문명〉
생장인자 및 종양괴사인자 (growth factors and tumor necrosis factor)	*-ermin*	*-bermin* (혈관내피증식 인자) *-dermin* (상피성장 인자) *-fermin* (섬유아세포증식 인자) *-filermin* (백혈병억제 인자) *-nermin* (종양괴사 인자) *-plermin* (혈소판유래 성장인자) *-sermin* (인슐린모양 성장인자) *-termin* (트랜스포밍 성장인자) *-otermin* (뼈형성 인자)	트라페루민〈trafermin 〉
성장호르몬류 (growth hormone derivatives)	*som-*		소마트로핀〈somatropin〉
		-nakinra (IL-1 수용체 길항약) *-trakinra* (IL-4 수용체 길항약)	
		-nakin (IL-1류), *-onakin* (IL-1α류), *-benakin* (IL-1β류), *-leukin* (IL-2 류), *-plestim* (IL-3류), *-trakin* (IL-4 류), *-exakin* (IL-6류), *-eptakin* (IL-7류), *-octakin* (IL-8 류), *-decakin* (I L -10류), *-elvekin* (IL-11류), *-dodekin* (IL-12류), *-tredekin* (IL-13 류), *-octadekin* (IL-18류), *-enicokin* (IL-21류), *-neurin* (신경영양인자)	
모노클로널항체 (monoclonal antibody)	*-mab*	서브시스템 A, 서브시스템 B (표 11·3, 11·4 참조)	트라스트주맙 〈trastuzumab〉 리툭시맙〈rituximab〉 아달리무맙〈adalimumab〉
펩타이드 및 당펩타이드 (peptides and glycopeptides)	*-tide*	*-glutide* (글루카곤펩타이드) *-motide* (면역부활화펩타이드) *-pultide* (폐표면활성화펩타이드) *-reotide* (소마토스타틴수용체 아고니스트/안타고니스트) *-ritide* (나트륨이뇨펩타이드)	리라글루티드〈liraglutide〉 테리파라타이드 〈teriparatide〉 카르페리티드〈carperitide〉

표 11·1 바이오 의약품의 주요 시스템, 서브시스템 및 일본 일반적 명칭(JAN) (계속)

분류	INN의 스템	INN의 서브시스템	일본 일반적 명칭 (JAN)의 예 †1 〈JAN 영문명〉
수용체 분자류 (receptor molecu les, native or modified)		*-ba-* (B세포활성화인자수용체) *-ber-* (VEGF 수용체) *-co-* (보조수용체) *-far-* (인터페론 수용체의 사부그룹) *-fri-* (frizzled 패밀리 수용체) *-ki-* (인터류킨 수용체) *-lefa-* [CD58 (림프구 기능 관련 항원 3, LFA-3)] *-na-* (인터류킨-1 수용체) *-ner-* (TNF 수용체) *-ta-* (세포장애성 T 림프구 항원 4수용체)	아바타셉〈abatacep〉 아플리버셉트 베타 〈aflibercept beta〉 에타너셉트〈etanercept〉
융합단백질 (fusion proteins)	*-fusp*	접중사에 대해서는 표 11·2 참조	

†1 (유전자 재조합) 및 (genetical recombination)의 기재는 생략하였다.
†2 Ala-alloform.
†3 Thr-alloform.

슬 부가를 나타내는 그리스 문자가 부여되지 않았다. 기존 품목과 동일한 아미노산 배열을 가진 당단백질로서 당사슬 프로파일*이 다른 품목의 INN을 붙일 때는 beta부터 순서대로 그리스 문자가 부여된다.

11·3·3 융합 단백질

Fc 융합단백질로 대표되는 융합단백질은 기능의 향상이나 혈중 반감기의 연장 등을 목적으로 복수의 단백질을 유전자상에서 연결하여 발현시키는 인공적인 단백질이다. 융합 단백질을 어떻게 명명하는가는 분자가 여러 약리의 활성화에 따라 달라진다.

i) **하나의 약리작용을 갖는 융합단백질:** 약리작용에 대한 시스템이 존재할 경

* 동물 세포에 의해 생성되는 단백질은 생합성 시에 당사슬 수식을 받지만 결합 당사슬은 균일하지 않으며 여러 구조의 당사슬이 결합한다. 그 불균일성에서 유래하는 당사슬 패턴을 당사슬 프로파일이라고 한다.

표 11·2 융합단백질 시스템(*-fusp*)을 사용하는 경우의 접중사[a]

작용		타겟팅	
-b-	결합단백질	*-a-*	항체
-c-	encapsulation 단백질	*-e-*	수용체
-f-	곱창	*-i-*	항원
-g-	항원	*-o-*	기타
-k-	사이토카인	*-u-*	타겟팅 없는 다기능 단백질
-m-	막단백질		
-n-	효소		
-p-	아포토시스		
-r-	수용체		
-t-	T세포수용체		
-v-	다기능단백질		
-x-	독소		

a) "INN for biological and biotechnological substances (a review)", WHO, p.7, table 1(2019)로부터

우에는 그 시스템을 이용하여 명명한다. 또한 융합단백질을 나타내는 시스템으로서 alb-(알부민 융합단백질)이나 ef-(Fc 융합단백질) 등이 사용되기도 한다.

ii) 둘 이상의 약리작용을 갖는 융합 단백질: 2017년 이후 둘 이상의 약리작용을 갖는 융합단백질 시스템으로서 *-fusp*가 사용되고 있다. *-fusp*를 시스템으로 사용할 경우, 시스템 앞에 자음 및 모음 하나씩으로 이루어진 음절이 부여되는데, 이는 각각 작용과 타겟팅을 나타내는 분자를 나타내고 있다. (11·2)

예를 들어, bin trafusp alfa의 접중사인 –ra-는 -r-가 수용체, -a-가 항체를 나타내고 있으며, 이 융합단백질이 수용체 단백질과 항체로 이루어짐을 알 수 있다. 또한, 복수의 모노클로널 항체나 단편화 항체로 구성된 분자는 -fusp가 아닌 -mab이 사용된다.

11·3·4 모노클로널 항체

신규 항체 의약품 개발 품목의 증가와 유래한 종을 명확하게 식별하기 어려운 품목의 증가에 따라 기존의 명명방법으로 신규 명칭을 붙이는 것이 어려워짐에 따라 모노클로널 항체를 명명하는 방법은 2017년에 크게 변경되었다. 따

표 11·3 2017년 이전의 모노클로널 항체를 명명하는 방법[a)]

접두사	서브스템 A 표적 분류		서브스템 B 유래(종)의 분류		스템
램덤	$-b(a)-$	세균	$-a-$	래트	$-mab$
	$-c(i)-$	심혈관	$-e-$	햄스터	
	$-f(u)-$	진균	$-i-$	영장류	
	$-k(i)-$	인터류킨	$-o-$	마우스	
	$-l(i)-$	면역조절인자	$-xi-$	키메라	
	$-n(e)-$	신경	$-xizu-$	키메라 - 인간화	
	$-s(o)-$	뼈	$-zu-$	인간화	
	$-tox(a)-$	독소	$-u-$	사람	
	$-t(u)-$	종양			
	$-v(i)-$	바이러스			

a) "Revised mAb nomenclature scheme", WHO , Table 1 (2017)로 부터.

표 11·4 2017년 5월 이후의 모노클로널 항체를 명명하는 방법[a)]

접두사	서브 시스템		스템
램덤	$-ba-$	세균	$-mab$
	$-ci-$	심혈관	
	$-fung-$	진균	
	$-ki-$	인터류킨	
	$-li-$	면역조절	
	$-ne-$	신경	
	$-os-$	뼈	
	$-ta-$	종양	
	$-toxa-$	독소	
	$-vi-$	바이러스	

a) "INN for biological and biotechnological substances(a review)", WHO(2019)로부터.

라서 항체 의약품에는 명명기준이 다른 것이 있으므로 주의가 필요하다.

i) **2017년 이전의 명명 방법:** ① 랜덤 문자열, ② 표적을 나타내는 접중사(서브스템 A), ③ 유래(종)를 나타내는 접중사(서브스템 B), ④ 스템(-mab)으로 구성되어 있었다(표 11·3). 서브스템 A로서 면역조절인자를 나타내는 -l(i)-나 종양을 나타내는 키메-t(u)- 등이 있다. 또, 서브스템 B로서 -xi-(키메라 항체), -zu-(인간화 항체), -u-(인간 항체) 등이 있다. 예를 들어, trastuzumab은 ① tras, ② -tu(-종양), ③ -zu(-인간화), ④ -mab(모노클로널 항체)로 이루어진 명칭이다.

ii) **2017년 5월 이후의 명명방법:** 새로운 명명법에서는 서브시스템 A의 일부 변경 또는 추가와 서브시스템 B의 폐지가 이루어졌다(표 11·4). 예를 들어 악성종양을 표적으로 하는 항체는 새로운 명명방법을 따르면 -tamab이 되며 유래하는 종이 나타나지 않는다.

iii) **기타:** 저분자 화합물을 공유 결합시킨 항체약물 복합체(ADC)는 trastuzumab emtansine처럼 항체 이름 뒤에 화합물 이름을 붙인 2어식으로 명명된다.

11·3·5 폴리에틸렌글리콜 부가 (PEG화) 단백질

PEG화는 접두사로서 peg-를 붙이거나, 혹은 2어식으로 pegol을 붙임으로써 나타낸다. 예로서 peginterferon alfa-2a, epoetin beta pegol 등이 있다.

11·4 바이오 후속품 (바이오시밀러)의 일반적 명칭

일본에서는 바이오 후속품의 일반적 명칭(JAN) 및 상품명은 선행 바이오 의약품 및 선행 바이오 의약품이 공통되는 다른 바이오 후속품과 용이하게 구별할 수 있도록 되어 있다. 바이오 후속품의 일반적 명칭은 바이오 후속품의 말미에, "선행 바이오 의약품의 일반적 명칭[(유전자 재조합)은 생략] + 후속 1 (2, 3, …)"을 [ ]로 추가한다. 바이오 후속품의 상품명에 대해서는 선행 바이오 의약품의 일반적 명칭[(유전자 조작)은 생략]의 말미에 바이오 후속품임을 나타내기 위해 "BS"를 기재한다. 여기에 제형, 함량, 회사명(실호 등)을 붙이는 것이 원칙이다.

예를 들어 ○○맙(유전자 조작)의 두 번째 바이오 후속품으로서 △△제약이 제조 판매하는 링거 정주용 제제(100mg)가 있는 경우, 이 약의 일반적 명칭은 "○○맙(유전자 조작) [○○맙 후속]"이 되고, 판매명은 "○○맙 BS. 점적정주용"으로, 판매명은 "○○맙 BS. 정주용" 100mg 「□□」"로 기재한다. □□는 △△제약의 회사명(실호 등)을 나타낸다.

11·5 정리

일반적인 의약품 명칭은 시스템에 의해 명명되는 세계 공통의 명칭이다. 시스템은 의약품의 화학구조, 유래, 약리작용이나 효능, 나아가 표적으로 하는 생체분자 등을 바탕으로 정의되는 것이며 시스템이나 명명 방법을 이해하고 있으면 일반적 명칭에서 의약품의 대략적인 구조나 약리작용 등을 추측할 수 있다. 또, 일반적 명칭의 이용은 그 의약품에 관한 품질, 유효성 및 안전성에 관한 정보를 공유하기 위해서도 필수적이다.

제 12 장 일본에서 창출된 대표적 바이오 의약품과 그 개발 경위

본장에서는 일본에서 개발된 대표적인 바이오 의약품을 다루고, 작용 메커니즘이나 개발의 키 포인트, 아카데미아와 기업의 연계 등에 대해서 해설한다. 각 의약품에 대한 상세한 정보를 얻고 싶을 경우에는 첨부 문서나 인터뷰 폼이 참고가 된다. 각 첨부 문서나 인터뷰 폼은 PMDA 홈페이지(의료용 의약품의 첨부 문서 정보)에서 열람할 수 있다.

12·1 호르몬, 사이토카인류

레노그라스팀(유전자재조합) Lenograstim (Genetical Recombination)

(제제명) 노이트로딘®주

(본질) 유전자 재조합 인간 과립구 콜로니 자극인자(G-CSF)

(구조) 174 아미노산 잔기로 이루어진 당단백질

(생산세포) CHO세포

(제형) 동결 건조제(바이알)

(투여경로) 투여 경로 피하 투여, 정맥 내 투여, 링거 정주

(승인년도) 일본에서는 1991년 승인. 2019년 현재 세계 74개국에서 승인. 해외에서는 Granocyte®의 명칭으로 판매

(주요효능·효과) 1) 조혈모세포의 말초혈중으로의 동원, 2) 조혈모세포 이식 시의 호중구 수 증가 촉진, 3) 암 화학요법에 의한 호중구 감소증, 4) 골수이형성 증후군에 따른 호중구 감소, 5) 재생불량성 빈혈에 따른 호중구 감소증, 6) 선천성 호중구 감소증·특발성 호중구 감소증, 7) 인간 면역 결핍에 따른 호중구 감소, 8) 면역억제요법(신장이식)에 따른 호중구 감소증

특징

작용 메커니즘: **레노그라스팀**은 호중구 전구 세포의 표면에서 발현된 G-CSF 수용체에 특이하게 결합하여 성숙 호중구로 분화 증식을 촉진시키고, 성숙 호중구에 대해서는 그 기능을 항진시킨다. 약효로는 ① 호중구 전구세포의 세포주기로의 도입, 분화, 증식의 촉진, ② 호중구 기능의 항진(활성산소의 생산능 향상, 탐식살균능의 항진, 유주능의 항진), ③ 성숙 호중구의 말초혈로의 동원, ④ 조혈모세포의 말초혈로의 동원을 들 수 있다. 쥐의 골수 세포를 레노그라스팀 존재하에서 배양하여 콜로니 형성능을 측정하면 과립구·대식세포의 콜로니 형성이 인정되지만 적혈구계와 거핵구계의 콜로니 형성은 허용되지 않는다.

적응 질환 치료에 있어서의 혁신성, 유용성: 호중구는 혈액 속에 있는 전체 백혈구의 약 45~75%를 차지하며, 단구·대식세포와 함께 급성 세균 감염증이나 특정 진균 감염증에 대해 최전선에서 작용하는 제1차 생체 방어를 담당하고 있다. 여러 가지 이유로 호중구 수가 감소하면 감염에 대한 방어력이 약해지고 감염으로 죽을 위험을 증가시킨다. 암에 대한 화학 요법이나 방사선 치료의 부작용으로, 흔히들 호중구 감소증이 관찰되는데, 레노글라스팀은 혈액 내 호중구 수를 증가시킴으로써 호중구 감소 환자의 감염 위험을 줄이는 바이오 의약품이다.

개발 경위

분자의 발견 창제 이야기: 1965 년 DH Pluznik와 L. Sacs 1966 년 TR Bradly와 D. Metcalf는 더블 레이어 연한천 배양법으로 상층에 마우스 골수 세포 하층 신장 세포와 태아 세포를 넣어 배양 7일째에 상층 세포의 일부가 분화·증식한 호중구성 과립구와 대식세포로 이루어진 집단의 형성을 관찰했다. 하층에 세포가 없으면 이 콜로니 형성은 인정되지 않으므로, 하층 세포보다 어떠한 액성 인자가 생성·분비되어 상층 골수 세포에 작용하였음을 시사하였으며, 이 액성 인자는 **콜로니 자극 인자**(colony stimulating factor, CSF)라고 불렸다. 그 후 CSF는 여러 조직의 배양액, 혈액이나 소변에 포함되는 것을 알게 되었고, 대식세포 CSF, 대식세포와 과립구가 모두 섞인 콜로니 형성을 유도하는 과립구-대식세포 CSF, 그리고 과립구의 콜로니 형성을 유도하는 G-CSF로 분류되었다.

1974년, 도쿄대학 의과학 연구소(도쿄대학 의과학연구소)의 아사노 시게타카 등은 원인 불명의 과립구 증다증을 수반하는 폐암 환자를 진찰하여, 환자로부터 얻은 암 세포를 누드 마우스에 이식한 결과 마우스의 혈액 중에 현저한 과립구의 증가를 인정했다. 중외제약은 1970년대 후반부터 아사노와 공동연구를 시작하여 인간 구강암에서 G-CSF를 생산하는 CHU-2 세포를 수립하여 1983년 그 배양상청으로부터 G-CSF의 순화에 성공하였다. 같은 시기에 중외제약은 바이오 의약분야에 진출하기로 결정하고 유전자 재조합 연구진을 조직하였다. 그리고 1985년 도쿄대 의과연의 나가타 시게이치와 공동연구를 통하여 G-CSF의 cDNA 복제에 성공하여 1986년 1월자 Nature지에 발표하였다. 그 후, 중외제약은 G-CSF가 당단백질이기 때문에 CHO 세포를 사용하여 실제 생산용 마스터 셀 뱅크를 구축하였다.

산학의 연계: 아사노와의 공동연구의 진전과 함께 쫓고 있는 액성인자가 과립구를 현저하게 증식시키는 G-CSF임을 알 수 있었다. 특히 유전자 클로닝에서는 나가타가 참여함으로써 공동연구가 비약적으로 진전되었다. 나가타는 스위스의 C. Weissmann의 연구실에서 세계 최초로 인터페론 α의 cDNA 클로닝에 성공한 후, 그는 출신 연구실인 도쿄대 의과대학 화학연구부에서 아사노와 CSF에 관한 연구를 시작하고 있었다. 공동연구에서는 각각의 역할 분담을 명확히 하고, 도쿄대 의과연에서 얻은 많은 기초 연구의 성과를 바탕으로 중외제약의 개발 과정을 가속화했다. 유전자 클로닝으로부터 불과 5년이라는 속도 개발을 달성하여 1991년에 약사 승인을 받았다.

개발 성공의 키 포인트: 도쿄대 의과연은 유전자 재조합 G-CSF를 신속하고 대량으로 확보하기 위하여 마우스 C127 세포-파필로마 바이러스로 발현하는 계통을 이용하였다. 소 파필로마는 DNA 종양 바이러스로서 설치류의 세포(마우스 C127 세포)를 형질 전환 세포 내에서 바이러스 DNA는 세포당 50~100 카피의 에피좀으로서 존재하므로, CHO 세포 dhfr-계와는 달리 유전자 증폭 과정이 필요 없어 신속하게 대량 생산을 위한 세포주를 얻을 수 있다. 단기간에 정제 재조합 인간 G-CSF를 얻어 *in vivo* 생물 활성을 조사하였다. 24시간마다 8일간, 재조합 G-CSF(5 μg)를 마우스에 피하 투여하고, 경시적으로 말초혈의 호중구 수와 비장중량을 계측하였다.G-CSF 투여 후 12시간 동안 이미 말초혈액 중 호중구 수는 현저히 증식하여 24시간 후에는 대조의 6~10배가 되었다. 이 증가는 G-CSF를 계속 투여하는 한 유지되었으며, G-CSF 투여를 종료하자 48시간 후에는 원래의 수준으로 돌아왔다. 비장도 약 2배까지 중량을 증가하였으며, 이는 호중구의 전구세포 축적에 의한 것이었다. 마크로파지나 림프구 등 다른 혈액세포 수에 변화는 없었다. 그리하여 G-CSF의 *in vivo*활성을 목격하고 임상응용에서의 성공을 확신했다. 중외제약은 이 C127 형질전환세포보다 재조합 G-CSF를 확보하고 구조해석이나 전임상 시험에 대해 파일럿 시험을 실시함으로써 후에 개발에 이용하는 CHO 세포 dhfr-계로 구축한 마스터 셀 뱅크 유래의 재조합체 G-CSF를 얻을 수 있을 때까지 다양한 시험 프로토콜을 사전에 설계할 수 있고, 그 후의 개발 시간을 대폭 단축할 수 있었다.

돌파구가 된 사건

- **이노신을 함유한 올리고뉴클레오티드 합성:** 순화된 G-CSF 단백질의 부분 아미노산 배열에 근거한 올리고뉴클레오티드 프로브는 자동 핵산 합성기를 사용하였는데, 당시의 장치는 종종 낮은 수율에 시달렸으며, 특히 긴 프로브 합성에 고심하였다. 당시 미국에서 귀국한 다나카 도시키로부터 첨단 핵산 합성법의 지도를 받았다. 이렇게 해서 합성기로는 대응이 어려웠던 보다 긴 올리고뉴클레오티드를 고수율로 합성할 수 있게 되었고, 게다가 당시에는 아직 시판되지 않았던 핵산 합성용 디옥시이노신 시약을 제조회사와 교섭하여 입수하여 디옥시이노신을 포함한 30mer의 올리고뉴클레오티드를 얻을 수 있었다. 결국 이프로브에 의해 G-CSF cDNA의 클로닝에 성공하였다.
- **2종류의 G-CSF cDNA의 발견:** 분리된 cDNA에서 유추되는 아미노산 배열과 정제한 G-CSF의 부분 아미노산 배열을 비교하면, G-CSF cDNA에서는 3아미노산이 불필요하게 삽입되어 있었다. 그래서 다른 G-CSF cDNA의 존재를 예측하여 이 3아미노산 배열 부분을 결손시킨 올리고뉴클레오티드 프로브를 디자인하여 다시 cDNA 라이브러리를 스크리닝하였다. 그 결과 정제 G-CSF에 일치한 또 다른 완전 길이의 G-CSF cDNA가 분리되었다. 이렇게 해서 차이는 3아미노산 삽입/9결실뿐이고, 나머지는 완전

히 일치하는 2종의 G-CSF 분자가 존재하는 것으로 밝혀졌다. 여기서 어느 쪽의 G-CSF를 개발해야 하는지 과학적인 근거가 필요해졌다. 도쿄대학 의과연은 먼저 G-CSF 유전자의 수를 조사한 결과, 인간 염색체 상에는 G-CSF 유전자의 수는 1개 였다. 따라서 이 2종의 G-CSF는 다른 메커니즘, 즉 선택적 스플라이싱에 의해 생성될 것으로 예상하며, 즉시 인간 유전자 라이브러리에서 G-CSF 염색체 유전자를 분리하여 구조를 밝혔다. G-CSF 유전자는 전장 약 2.5Kb로 5개의 엑손들로 구성되어 있었다. 그리고 제2인트론의 5′ 단말기에 9염기로 이루어진 5′ 스플라이스 도너 배열이 2개 탠덤으로 나란히 있음을 알아냈다. 이들 2종의 G-CSF의 생리적 의미는 불분명하나 나중에 단리된 G-CSF의 비활성은 처음에 단리한 것에 비해 한 자릿수 이상 높다는 것, 또 마우스에서는 후자의 G-CSF 1종뿐인 것도 확인하고 3아미노산의 삽입이 없이 정제한 G-CSF와 아미노산 배열이 일치하는 단백질을 개발하기로 했다. 또한, 우리보다 몇 달 늦게 Amgen사의 L.M.Suza 등이 발표한 CSF도 우리가 개발하기로 결정한 배열과 동일했다.

금후의 전망

본 제품의 개발에서 얻어진 향후 바이오 창약에 대한 메시지: 산학 연계의 성공사례로서 도쿄대 의과연과 중외제약에 의한 G-CSF의 공동연구에 대해 기술하였다. 도쿄대 의과연은 아카데미아가 추구해야 할 연구과제에 착수했고, 그 성과는 특허출원과 더불어 대외발표도 했다. 한편 중외제약은 제품개발에 필요한 시험연구에 집중하고, 나아가 도쿄대 의과연에서 얻은 연구성과를 개발과정에 활용했다. 공동 연구의 성과는 탐색 연구 과정뿐 아니라 그 후의 임상시험, 약사 승인, 그리고 시판 후의 적응 확대 등 제품 라이프사이클 전반에 걸친 것으로 아카데미의 역할이 매우 크다. 산학 연계의 공동 연구는 이런 큰 그림을 그리고 키 플레이어가 상호 신뢰 속에서 상호 연계하는 것이 제품 가치를 극대화하는 비결일 것이다.

카르페리티드 Carperitide (Genetical Recombination)

(제제명) 험프® 주사용

(본질) 유전자 재조합 α형 인간 심방성 나트륨 이뇨 펩타이드

(구조) 28 아미노산 잔기로 이루어진 펩타이드

(생산세포) 대장균

(제형) 동결 건조 제제

(투여경로) 정맥내 투여

(승인년도) 일본에서는 1995년에 승인되었다. 해외에서는 판매되지 않는다.

(효능·효과) 급성 심부전(만성 심부전의 급성 증악기 포함)

특징

나트륨 이뇨 펩타이드 수용체: 나트륨 이뇨 펩타이드(NP)는 **심방 나트륨 이뇨 펩타이드**(atrial natriuretic peptide; ANP, **카르페리티드**), 뇌성 나트륨 이뇨 펩타이드(brain natriuretic peptide; BNP, 네시리타이드), C 형 나트륨 이뇨 펩타이드 (C-type natriuretic peptide; CNP)의 3 가지가 존재한다(그림 12·1). ANP와 BNP는 각각 심방과 심실에서 생성되어 혈중으로 방출되는 호르몬이고, ANP는 심방근 과립에 축적된 후에 분비되며, BNP는 심실근에서 직접 분비된다. 한편 CNP는 뇌, 혈관내피, 혈관평활근, 대식세포, 연골조직 등에서 주로 분비되어 국소에서 작용한다. NP수용체에는 1회막 관통형으로 세포내 구아닐산 시클라아제(GC) 구조를 가진 A형수용체(NPR-A, GC-A)와 B형수용체(NPR-B, GC-B) 및 세포내 구조가 없는 클리어런스 수용체(C수용체, NPR-C)의 3종류가 있다. ANP와 BNP는 NPR-A에, CNP는 NPR-B에 결합하여 활성을 발현한

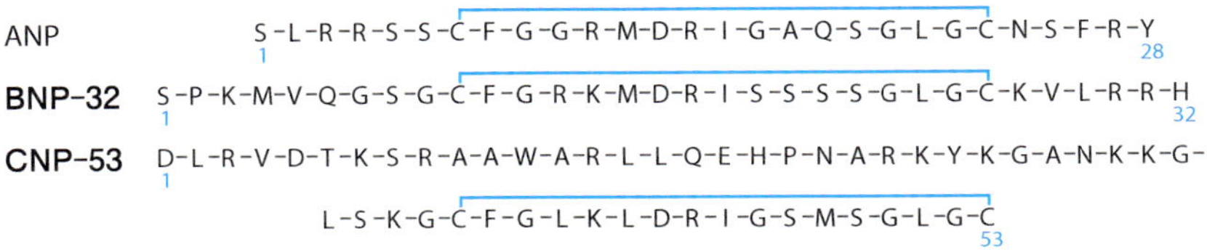

그림 12·1 인간형 나트륨 이뇨펩타이드의 1차 구조

아미노산은 1문자 표기로 했다.

다. NPR-C는 혈류 중의 NP를 포착하고, 과잉 NP의 신속한 소실을 통해 NP의 표적 조직으로의 송달 및 농도 조절에 기여한다.

작용 메커니즘: 카르페리티드는 ANP수용체인 막결합형 구아닐산시클라아제에 결합하여 세포내 환상 구아노신일인산 (cyclic guanosine monophosphate, cGMP) 농도를 상승시키고, cGMP 의존성 단백질 키나제를 활성화하여 혈관 평활근 이완 작용, 이뇨 작용, 알도스테론 분비 억제 등의 작용을 발현한다.

약리작용: 카르페리티드는 울혈성 심부전의 폐 울혈상태를 개선한다. 여기에는 혈관확장작용에 의한 폐동맥 설입압의 저감과 이뇨작용에 의한 체액량의 감소가 기여한다. 전신 혈관 저항도 감소하고 심박출량이 증가하지만, 교감신경이 억제되기 때문에 심박수는 상승하지 않고 심근 산소 소비량은 증가시키지 않는다. 그 결과, 단제로 폐 울혈과 말초 순환 부전을 수반하는 심부전 급성기로브터의 신속한 이탈이 가능해진다. 카르페리티드는 병태 발생의 요인인 교감신경계나 레닌-안지오텐신-알도스테론계(RAA계) 등 여러 가지 혈관 수축인자의 작용에 대항하며, 급성 심근경색 후의 경색 사이즈의 축소, 좌실 구출율 개선 등 리모델링 억제 효과를 나타낸다. 또한 본 약에는 최부정맥성이 없으며 질산제가 갖는 교감심경자극 작용이나 루프 이뇨제의 RAA계 부활화 작용이 없다.

적응질환 치료에 있어서 혁신성, 유용성: 카르페리티드의 혁신성은 본 약이 만성 심부전에서 심장 보호의 개념을 급성 심부전 치료에도 침투시키는 계기가 되었다. 1980년대 후반에 만성 심부전 치료로 강심약에서 심근 보호약으로의 전환을 꾀할 수 있게 되었지만, 카르페리티드의 급성 심부전 개발이 시작된 것은 만성기에도 여전히 강심약이 사용될 환경하에서였다. 1986년 발족한 험프(hANP)연구회, 승인 후의 ANP임상연구회·험프포럼을 통해서 카르페리티드의 기초연구, 임상 연구 및 사용 실적이 많은 전문의와 거점 병원에서 공유되었고 급성기에도 심장을 쉬게 하여 치료하는 심보호 치료 개념이 정착되어 갔다. 이 흐름은 1997년 제2회 ANP 임상연구회에서 심보호작용이 세션 테마가 되어 햄프포럼 2001에서는 “심부전 치료의 cardioprotection-만성기에서 급성기로”가 전체 테마가 된 것으로도 이해된다. 내인성 ANP가 상승하고 있는 병태에서, 카르페리티드를 투여하는 것의 합리성은 만성 심부전 증오가 "대상적으로 항진하는 RAA계와 NP계의 균형이 유지되고 있는 대상기 심부전이, 더욱이 RAA계가 과도하게 진행되어지는 배경에서 비롯된 인지기심부전이, 나아가 RAA계가 지나치게 항진하여 NP계가 부족한 비대상기 심부전으로 진행되는 병태"라는 점에서 설명되어 본 약이 인지되는 이론적 배경이 형성되어 갔다. 2006년의 급성 심부전 치료 가이드라인인 심근보호약에 카르페리티드도 다루어져 "대부분의 급성 심부전약의 제일 선택약의 하나로 권장할 만하다"고 평가되었다. 2017년 개정된 급성, 만성 심부전 진료 가이드라인에서 카르페리티드의 입원 초기 치료 시 사용 빈도가 58.2%로 가장 높다.

효능효과 선택: 카르페리티드를 단순한 이뇨·강압물질로 볼 때 기존의 이뇨제나 강압제와 비교하여 우위성을 나타내기가 어렵다. 체액조절인자의 작용을 겸비한 ANP의 생리작용에 부합하며 임상 시험에서 증명할 수 있는 적응증을 찾아내는 것이 과제였다. 그 한 방법으로 개발 가능성을 여러 파일럿 임상 시험에서 스크리닝하는 것을 시도했다. 울혈성 심부전, 중증 고혈압증 및 고혈압성 긴급증, 부종성 질환, 마취 수술 시의 이상 고혈압증, 노작성 협심증을 대상으로 한 소규모의 파일럿 임상 시험을 실시하여, 결과적으로 울혈성 심부전만이 남고, 그 이외에는 혈압과 저하, 서맥 등의 부작용이나 유효성, 경쟁약의 존재 등의 이유로 개발을 중지했다. 울혈성 심부전에 관해서는 사이토 요시히코, 나카오 가즈와 등 교토대학 그룹이 울혈성 심부전 환자에게 AND의 효과를 보여준 임상연구가 계기가 되어 개발 적응증이 급성 심부전으로 결정되었다.

개발 경위

분자의 발견, 창제 이야기: 심방근 과립에 존재하는 미지의 인자가 나트륨 이뇨, 혈압 저하를 일으키고 체액과 전해질의 조절에 관여하고 있을 가능성이 시사된 이후, 본 인자의 동정을 목표로 세계적으로 치열한 경쟁이 전개되었다. 그 가운데 미야자키 의과대학 그룹이 신경펩타이드 탐색으로 확립한 평활근 이완아세이법을 구사하여 최초로 카르페리티드의 개발은 미야자키 의과대학과 산토리와의 구조해석의 공동연구로 시작되었다. 사무카와 켄지(당시 같은 대학 조수)는 1983년 7월 2일에 부검시 심방조직으로부터의 정제를 개시하고, 8

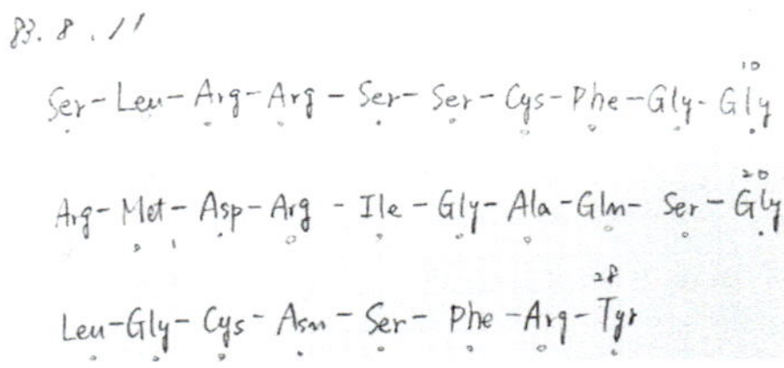

그림 12·2 카르페리티드의 1차 배열

사무카와 켄지, 8월 11일의 실험 노트에서

월 1일에 산토리 생물의학연구소에서 정제화분 1 nmol로부터 기상단백질 배열분석기로 1차 배열정보를 취득하였다. 그 후 여러 가지 구조해석 실험을 거쳐 정제 시작으로부터 불과 40일 후인 8월 11일에 구조를 확정했다(그림 12·2). 이 1차 배열을 기초로 황체형성 호르몬 방출호르몬(LH-RH)의 구조 결정으로 저명한 마츠오 도시유키(당시 미야자키 의과대학)가 스스로 화학합성하고 구조의 정확성을 합성적으로 검증하였다. 그 후에도 양자 간에 유전자 복제 기술을 공유하는 등의 활발한 상호 왕래가 계속되었다.

개발 성공에서의 키포인트: 유전자 재조합법의 확립을 기다리지 않고 화학합성품으로 개발을 선행시켰다. 당시 30 잔기 전후의 펩타이드 제조는 고전적인 화학 합성법이 일반적이었으며, 카르페리티드의 개발도 비임상 시험 및 임상 제1상 시험 및 임상 제II상 시험을 화학 합성품으로 실시했다(1984~1989년). 그 동안의 원약 입수는 펩타이드 연구소의 높은 합성 기술에 힘입은 바 크다. 1989년의 제III상 시험 개시부터는 대장균에 의한 유전자 조작법으로 전환하여 화학 합성품과의 동등성 시험, 비임상 시험 및 제1상 임상 시험을 재실시하였다. 개발 중인 제조법 전환은 신청적인 어려움도 겪었지만 안정된 원약을 공급할 수 있었다.

돌파구가 된 사건: 생쥐형 ANP의 권리를 가진 미국 머크사가 고혈압을 대상으로 한 파일럿 시험에서 서맥을 동반한 혈압 과저하를 인정하고, 서둘러 ANP 개발에서 손을 뗐다. 비관론이 소용돌이치는 가운데 교토대학 그룹에 의한 울혈성 심부전의 유효성을 나타낸 1987년의 보고가 적응증 결정과 개발 지속의 추진력이 되었다. 이미 그 그룹은 심부전 환자들에게서 ANP의 알도스테론 저

하 작용도 보고했으며, 또한 혈액 순환 증진에 그치지 않는 카르페리티드의 심부전 약으로서의 합리성과 실현 가능성을 예견한 임상 연구이기도 했다.

산학의 연계·전달 리서치: 교토 대학 그룹은 울혈성 심부전의 임상 연구 외에 조기에 개발한 ANP, BNP의 미량 고감도 측정법을 이용하여 BNP가 심부전의 중증도에 따라 ANP보다 현저히 혈중 농도가 상승하는 것을 발견했다. 그 후, BNP와 BNP 전구체 N 말단측 단편은 별격 심부전 바이오마커로서 심부전 스크리닝, 진단, 치료의 적정화 지표로서 세계적으로 정착되었다. ANP 발견으로 시작되는 일본 아카데미아의 과학적 성과는 ANP와 BNP가 급성 심부전 치료약이 되었고, BNP는 심부전 진단약으로서도 결실을 맺었다. 산학 제휴의 "중개 연구"가, 1980년대에 선구적인 틀로서 존재했다는 것이 특필된다.

트라페르민(유전자재조합) Trafermin(Genetical Recombination)

(제제명) 피블라스트® 스프레이 250/500, 리그로스® 치과용액 키트 600μg/1,200 μg

(본질) 유전자재조합 인간염기성 섬유아세포 증식인자(bFGF,FGF-2)*

(구조) 154 또는 153 아미노산 잔기로 이루어진 단백질

(산생세포) 대장균

(제형) 외용액제(트라페르민의 동결건조품을 첨부 용해액으로 용해한다)

(투여경로) 피블라스트® 스프레이: 궤양면으로의 분무, 리그로스® 치과용 액 키트: 치조골 결손부 도포

(승인년도) 피블라스트®스프레이: 일본에서는 2001년에 승인되었다. 해외에서는 2007년에 한국에서 승인되었다.

리그로스®치과용액 키트: 일본에서는 2016년에 승인되었다. 해외에서는 미승인이다.

(효능·효과) 피블라스트®스프레이: 욕창, 피부궤양(열상궤양, 하퇴궤양)

리그로스®치과용액 키트: 치주염에 의한 치조골의 결손

* FGF: fibroblast growth factor(섬유아세포 증식인자)

특징

bFGF는 등전점 10.1,154 아미노산(분자량 약 17,000)으로 이루어진 외가닥 폴리펩타이드이다. 강한 헤파린 친화성을 가지며 세포외 매트릭스 성분인 헤파란 황산이나 헤파린에 결합한 형태로 여러 생체 내 조직에 폭넓게 분포한다.[1] 조직이 손상을 받으면 세포외 매트릭스로부터 bFGF가 유리되어 세포 표면에 존재하는 FGF 수용체(4종의 서브타입이 존재한다)에 결합함으로써 다양한 작용을 나타낸다. *In vitro*에서는 섬유아세포뿐만 아니라 골수유래 간엽계 줄기세포, 혈관내피세포, 혈관평활근세포, 골아세포, 연골세포 등의 다양한 세포의 증식, 유주 및 분화의 촉진작용을 한다.[2] *In vivo*에서는 혈관신생작용 외에 피부결손 모델에서의 창상치유 촉진작용, 골절모델에서의 골절치유 촉진작용, 치주조직 결손모델에서의 치주조직 재생작용 등의 작용을 보고하고 있다.

피블라스트®: 창상 치유 과정은 염증기, 증식기, 성숙기의 3단계로 나뉘는데, bFGF는 어느 단계에나 관여하며 특히 증식기에서는 창상 치유에 중요한 혈관신생, 육아 형성 및 상피화에서 중심적인 역할을 수행하여 창상 치유를 촉진한다. 이러한 점에서 피부궤양, 특히 욕창이나 당뇨병성 궤양, 정맥 울체성 궤양 등의 치유 과정이 지연화된 난치성 피부궤양 치료제로서 임상상 유용하다고 생각되었다.

개발 당시 육아 형성 작용을 주작용으로 하는 기 승인 피부궤양 치료제는 연고제 또는 산제였으나 연일 투여 제제의 경우 다시 약제를 환부에 바르기 위해서는 먼저 바른 약을 제거해야 했고 간편하게 투여할 수 있는 약제가 요구되었다. 한편으로 트라페르민은 용액 상태에서의 장기 안정성이 우려됨에 따라 동결 건조한 트라페르민을 첨부 용해액으로 쓸 때 용해해서 사용하는 외용액제를 목표로 하였다. 그 때 환부에 직접 닿지 않고 일정 면적으로 균일하게 투여하기 위해 정량성 있는 스프레이형 제제가 채택되었다.

비임상 시험 결과, 트라페르민은 여러 종의 창상 치유 지연 모델 동물로 치료를 촉진했다. *In vitro*에서는 섬유아세포의 수용체에 특이적으로 결합하여 세포증식을 촉진함과 동시에 혈관내피세포의 효소생산, 세포유주, 세포증식 및 관강 형성을 촉진하였다. *In vivo*에서는 염증반응을 증가시켜 혈관신생과 육아 형성을 향상시켰다.

또 욕창 및 피부궤양(열상궤양, 하퇴궤양 등) 환자를 대상으로 bFGF 용액을 궤양면에 분무함으로써 유효성 및 안전성을 검토한 임상 시험 결과 0.01%(100 μg/mL)가 지적용량이었으며 기존 약제(백당·포비돈요오드 제제)와의 비교시험에서는 본 약제의 우월성이 인정되었다.[3)]

리그로스®: 치아는 치주조직이라고 불리는 지지조직의 도움으로 턱뼈(치조골)에 자라고 있다. 치주조직은 연조직인 잇몸, 치근막과 경조직인 시멘트질, 치조골로 이루어진 복잡한 조직이다. bFGF는 연조직을 형성하는 세포뿐만 아니라 *in vitro*에서 골아세포나 연골세포 등의 경조직을 형성하는 세포의 증식을 촉진함으로써 치주염으로 상실한 치주조직을 재건하는 약으로서 임상적으로 유용하다고 여겨진다.

임상 응용 시에 진행된 치주염 치료에서 통상 실시되는 치주박리소파술(플랩 수술) 시에 1회 투여되는 것을 고려하여, 약액 조제가 간편하고 적절한 용량을 투여할 수 있도록 카트리지 내에 충전된 트라페르민 동결 건조품과 첨부 용해액을 사용 시 용해할 수 있는 키트형 디바이스가 채용되었다. 또한 위턱의 환부에도 액체가 흘리지 않고 쉽게 투여할 수 있는 동시에 다양한 치조골의 결손 형상에 대응하기 위해 적당한 점조성을 가진 외용액제로 하였다.

비임상 시험 결과, 치주조직 결손 모델에서 치조골, 시멘트질, 치근막의 재생과 치아의 기능에 중요한 역할을 하는 결합조직성 부착의 재생이 확인되었으며, 재생한 치조골이 장기간에 걸쳐 유지됨이 나타났다. 이 메커니즘은 혈관 신생의 촉진과 더불어 골수 간엽계 세포 및 치근막 세포의 증식 및 유주 촉진, 골형성 관련 유전자 발현의 항진이 관여하고 있는 것으로 나타났다.

치주염 환자를 대상으로 bFGF 용액을 치조골 결손부에 도포함으로써 유효성 및 안전성을 검토한 임상 시험 결과, 임상 권장 용량은 0.3%(3mg/mL)였으며, 기존 의료기기(에나멜 매트릭스 파생상품)와의 비교시험에서는 본 약제의 우월성이 인정되었다.[4)]

개발 경위

FGF는 1974년에 섬유아세포의 증식을 촉진하는 단백질로서 소 하수체에서 발견되었지만, 후에 산성과 염기성의 등전점이 다른 두 가지 단백질의 혼합물로 밝혀지면서 염기성 측 단백질이 bFGF로 명명되었다. 1986년 미국 California Biotechnology사가 사람 bFGF의 전 염기서열을 밝혀내자 과학연구제약은 1988년 California Biotechnology사와 라이선스 계약을 체결하고, 일본 국내에서의 의약품 개발에 착수했다.

앞서 기술한 바와 같이, bFGF가 갖는 강한 세포증식 작용과 혈관신생 작용에서 피부 궤양 치유의 가장 중요한 과정인 육아조직 형성을 강하게 촉진할 가능성이 사료되었다. 또한 세계 최초의 세포 증식인자 제제의 개발이기 때문에 예기치 못한 부작용 위험을 고려하여 외용제인 피부 궤양 치료제의 개발이 처음에 시작되었다.

또 다른 적응증을 탐색하는 가운데 트라페르민을 전신 투여하면 골내막 아래에 현저한 골형성이 생기는 것을 발견하였다. 이로 인해 경조직 재생약으로서의 효과를 기대하며 뼈 영역에 대한 기초 연구가 개시되어 골절 치료약(중단) 및 치주 조직 재생약의 개발이 진행되었다.

피브라스트®개발에서의 Breakthrough: 유전적 당뇨병 마우스 등 피부 전창 결손 모델을 이용한 비임상 시험에서는 1일 1회의 연속 투여로 용량 의존적인 결손창 축소가 인정되어 0.1~1μg/㎠(0.001~0.01%)가 지적 용량을 이루었고, 그 이상의 용량에서는 창의 축소가 지연된다는 이른바 '벨형'의 용량 반응이 확인되었다. 일본 국내에서 실시한 후기 제II상 시험(용량반응시험)에서는 0.001~0.1%의 bFGF 수용액을 각종 피부궤양에 4주간 연일 투여한 결과, 0.01%의 용량으로 창의 폐쇄가 최대가 되어 0.1%에서는 오히려 저하되는 벨형 용량 반응이 사람에게서도 재현되었다. 이러한 현상은 고농도의 bFGF가 세포 증식을 항진하지만 교원 섬유의 형성이 떨어지고 육아 조직의 성숙이 억제되므로 치유의 지연으로 이어질 것으로 추정된다. 지적용량이라고 판단한 0.01%의 용량으로 제III상 시험에서 기존 약(백당·포비돈요오드 제제)에 대한 우월성이 확인되었다.[3)] 1996년에 후생성(현 후생노동성)에 의약품 승인 신청을 하였으며, 2001년 4월에 세계 최초의 인간 염기성 섬유아세포 증식 인자 제제인 "피브라스트®스프레이"로 승인되었다.

암과의 관련성: 트라페르민은 조직 재생 의약품으로서의 뛰어난 능력을 가진 한편, 강력한 세포 증식 작용과 악성 종양 발생과의 관계를 밝히는 것이 과

제였다. 그러나 트라페르민은 인간형 단백질로서 이종인 동물에게 반복 투여하면 중화 항체가 생성되므로 기존의 방법에 의한 암원성 평가가 불가능했다. 그래서 장기 투여에 의한 영향을 평가할 목적으로 누드 마우스를 사용하여 15개월 반복 투여 시험을 하여 각 장기의 종양 발생 유무를 검토한 결과, 트라페르민에 기인한 종양 발생이 인정되지 않음이 확인되었다. 그 외 여러 가지 검토 결과, 트라페르민에 *in vitro*에서 세포형질 전환 작용이 없는 것, 피부 발암 이니시에이션 작용 및 프로모션 작용이 없는 것, 종양 조직 중에 직접 투약 투여되지 않는 한 종양의 발생과 진전을 촉진할 가능성은 적은 것으로 확인되었다.

리그로스® 개발에 있어서의 Breakthrough: 과학연구소 제약에서는 의과 영역에서의 의약품 개발 경험은 있었지만, 치과 영역에서의 연구 개발은 처음이었다. 이 때문에 오사카 대학 치학부(구강 치료학교실)와 1990년대 전반부터 기초 연구 단계부터 공동 연구를 실시하고, 비임상 시험부터 임상 시험에 이르기까지 다양한 조언을 바탕으로 치주 조직 재생약으로서의 개발이 진행되었다.

또한 당시 과학연구소 제약에서는 동물유래 재료를 기재로 한 제제를 사용하여 골절 치료제를 개발하고 있었고 치주조직 재생약에서도 동일한 제제를 사용할 계획이었다. 그러나 비임상 시험에서는 동물유래 재료를 포함하지 않은 제제로도 동일한 유효성이 확인되었기 때문에 동물유래 재료에 의한 감염 등의 위험을 고려하여 현재의 제제로 개발하기로 결정했다. 그 후, 2001년에 광우병이 일본에서 발생했기 때문에 골절 치료제의 임상 시험을 일시 중단할 수 있었지만, 리그로스®는 중단 없이 개발을 진행할 수 있었다.

일본 전국의 치과대학에서 실시된 탐색 시험, 용량반응 시험 및 두 가지 검증 시험을 거쳐 2015년에 의약품 승인 신청을 하고 2016년 9월에 세계 최초의 치주조직 재생용 의약품 "리그로스®치과용 액키트"으로 승인되었다.

12·2 효소 종류 등

몬테플라제(유전자변형) Monteplase(Genetical Recombination)

(제제명) 클리어쿠터® 정주용

(본질) 유전자재조합 인간조직 플러스미노겐 활성화인자(t-PA) 유연체

(구조) 527 또는 530 아미노산 잔기로 이루어진 당단백질

(생산세포) BHK세포

(제형) 동결건조주사제

(투여경로) 정맥 내

(승인년도) 일본에서는 1998년에 승인되었다. 해외에서는 판매되지 않았다.

(효능·효과) 급성 심근경색에서 관상동맥 혈전의 용해(발증 후 6시간 이내), 불안정한 혈행 동태를 수반하는 급성 폐색전증에 있어서 폐동맥 혈전의 용해

특징

조직 플라스미노겐 활성화인자(tissue type-plasminogen activator; t-PA)는 섬유소에 대한 친화성을 지니며 혈전 부위에서 작용을 발현하기 위해 전신성의 선용계 항진을 일으키지 않는 혈전용해제로서 개발되었으며 임상에서 뛰어난 혈전용해 효과가 보고되었다. 그러나 t-PA는 혈장 중 소실 반감기가 짧고 충분한 효과를 발현시키기 위해서는 링거 정주가 필요하였다. 그래서 시급한 의료

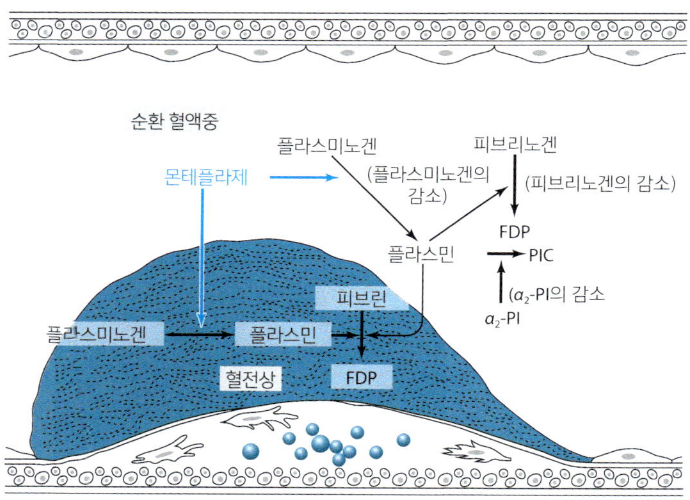

그림 12·3 몬테플라제의 혈전 용해작용 메커니즘

FDP: 피브린 및 피브리노겐의 플라스민에 의한 분해생성물, α_2-PI: α_2-플라스민 인히비터, PIC: α_2-PI 플라스민 복합체. [의약품 인터뷰 폼 클리어액터®정주용 40만/80만(개정), 에이자이㈜, 2019년 9월 개정으로부터 개변]

현장에 있어서, 보다 조작이 간편하고 사용하기 쉬운 단회 급속 정주로 유효한 혈전용해제를 목표로 하여 개발된 유전자 치환 인간 t-PA유연체가 **몬테플라제**이다. t-PA유연체 유전자는 인간 멜라노마 세포로부터 얻은 mRNA를 바탕으로 복제된 t-PA유전자의 84번째 Cys를 코드하는 염기서열을, Ser를 코드하는 염기서열로 인위적으로 치환한 것이다. 몬테플라제는 이 t-PA유연체 유전자에서 베이비 햄스터 신(BHK)세포에서 생산되는 아미노산 527 잔기 및 530 잔기로 이루어진 당단백질이다. 몬테플라제의 혈전용해 작용 메커니즘을 그림 12·3에 나타낸다.

개발 경위

에이자이에서는 1983년부터 유전자 치환으로 t-PA를 연구하기 시작하였으나, 1986년부터 생물학적 반감기가 길어 의료 현장에서 보다 사용하기 쉬운 단회 급속 정맥 내 투여가 가능한 t-PA 유연체 연구에 착수했다. 유전자 재조합 기

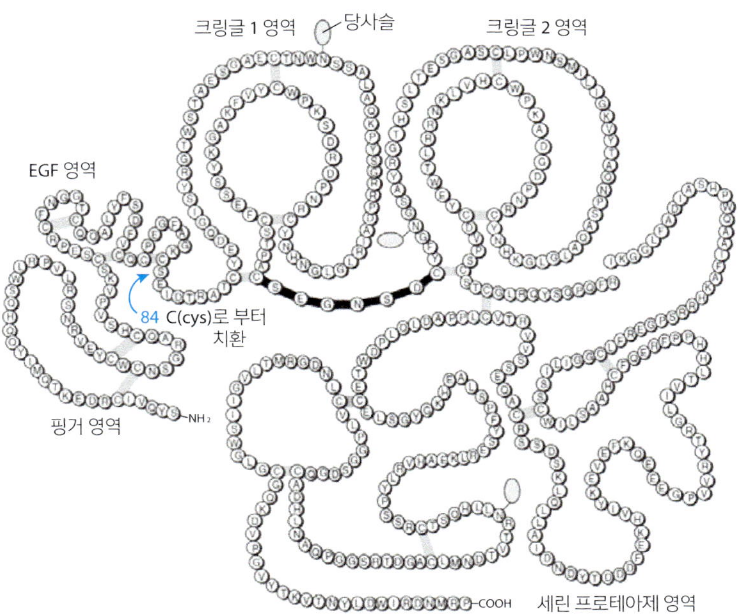

그림 12·4 몬테플라제의 구조

[의약품 인터뷰 폼 클리어쿠터® 정주용 40만/80만(개), 에이자이㈜, 2019년 9월 개정부터 개편]

술을 응용하여 t-PA의 아미노산 배열의 부분적 결실 및 치환, 당사슬의 결실 등을 실시해 20종 이상의 개발 후보품을 작성했다. 이러한 스크리닝에서 섬유소 결합성을 가지고 혈전 용해작용과 작용의 지속을 나타내는 것, 또한 유전학적으로 인간에 가까운 침팬지에서 항체 생성이 인정되지 않는 등의 특징을 가진 것 등의 특징이 있는 것을 탐색했다. 그 결과, 1988년에 스크리닝 목표에 합치하는 "t-PA의 N 말단에서 84번째 아미노산 잔기인 Cys를 Ser로 치환한 몬테플라제"를 선택하여 개발을 추진하였다. 몬테플라제 구조를 그림 12·4에 나타낸다.

1989년부터 치험약 E6010으로서 임상 제1상 시험을 시작하였으며, 그 후 급성 심근경색을 대상으로 1회 정주에 의한 임상 제II상 및 제III상 시험을 실시하였다. 그 결과, 관상동맥 혈전의 용해에서 유용성이 확인되어 1998년 4월에 승인되었고, 같은 해 6월부터 발매하였다. 또한 급성 폐색전증을 대상으로 본 약제의 단회 정주에 의한 임상 제II상 시험을 1995년부터 개시하였다. 급성 폐색전증은 일본에서는 대상이 되는 환자 수가 적기 때문에 희귀병용 의약품(오펀 드럭)으로 지정을 받은 가운데 1999년부터 임상 제III상 시험을 실시하여 폐동맥 혈전의 용해에 대한 유용성이 확인되었으므로 2005년 7월에 급성 폐색전증에 대한 효능·효과가 추가되었다.

유전자 재조합 t-PA와 몬테플라제 연구는 1981년 미국 워싱턴주 시애틀에 설립된 바이오벤처 Zymogenetics사와 공동연구를 통해 수행되었다. Zymogenetics사는 워싱턴 대학의 E. W. Davie(혈액응고선용계의 생화학·분자기구 해명 전문), B. D. Hall(효모의 분자유전학 전문), 브리티시컬럼비아 대학의 M. Smith(분자생물학 전문) 등 3명의 연구자에 의해 설립된 바이오벤처이다. Smith는 부위 특이적 유전자 변이 도입법 확립으로 1993년에 노벨 화학상을 수상했다. 이 방법으로 인위적인 아미노산 치환이 가능해진 점과 t-PA가 명확한 도메인 구조를 가지고 있으며 각 도메인의 생리적인 역할이 어느 정도 추측할 수 있었던 점 등의 배경을 살려 초기의 연구가 진행되었다. 바이오 벤처가 융성기에 이와 같은 공동 연구를 실시한 것이 몬테플라제 프로젝트를 추진하는 데 큰 힘이 되었다.

몬테플라제는 의약품 재조합 단백질 제조 방법이 확립되지 않은 상태에서 시행착오를 거듭하여 만든 바이오 의약품이다.

트롬보모듈린 알파(유전자 재조합)

Thrombomodulin Alfa(Genetical Recombination)

(제제명) 리코모듈린® 링거 정주용 12800

(본질) 유전자재조합 인간트롬보 모듈린 유연체

(구조) 498개의 아미노산 잔기로 이루어진 당단백질(분자량 약 64,000)

(생산세포) CHO세포

(제형) 동결 건조 제제

(투여경로) 점적정주

(승인년도) 일본에서는 2008년에 승인되었다. 해외에서는 판매되지 않는다.

(효능·효과) 범발성 혈관내 혈액응고증(DIC*)

특징

작용 메커니즘: 트롬보모듈린(thrombomodulin, TM)은 혈관 내피세포 상에 존재하는 당단백질로, 생체 내의 혈액 응고 조절을 담당하는 생리적인 항응고 인자이다. 리코모듈린®(일반명 트롬보모듈린 알파(유전자 재조합), 이하 ART-123으로 줄임)는 트롬보모듈린의 세포 외 도메인으로 이루어진 가용형 인간 TM제이며, 2008년 1월에 범발성 혈관 내 혈액응고증(DIC)을 효능·효과로 하

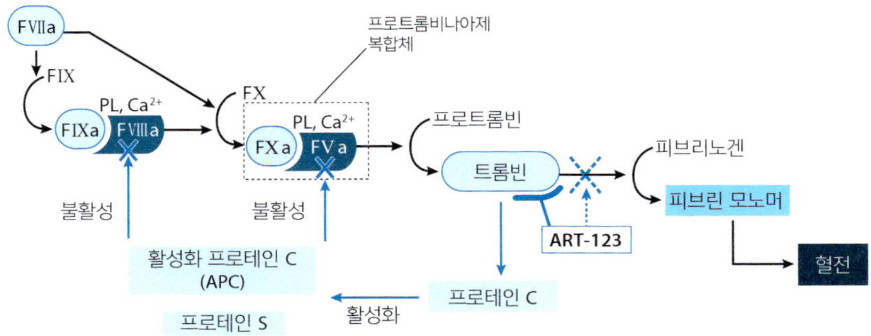

그림 12·5 혈액 응고 캐스케이드에서의 ART-123 작용

PL: 인지질. →는 트롬빈 생성 저해와 관련된 반응, ···→는 트롬빈 직접 저해와 관련된 반응을 나타낸다.

* DIC : disseminated intravascular coagulation

여 승인되어 2019년 1월에 이미 사용되었다.

ART-123은 혈액 응고계의 활성화에 따라 생성된 트롬빈에 결합하여 복합체를 형성하고, 트롬빈에 의한 단백질 C 활성화를 촉진한다. 활성화된 단백질 C는 활성화 혈액응고 제V 인자(Fva) 및 활성화 혈액 응고 제Ⅷ 인자(FⅧa)를 불활성화하고 트롬빈의 과잉 생성을 억제하는 것으로 항응고 작용을 발휘한다(그림 12·5). 본 약제는 트롬빈의 생성 저해 작용(그림 중 →)에 기초한 항응고 작용으로 DIC 발증을 억제한다. 또한 고농도 지역에서는 트롬빈의 응고 활성을 직접 저해하는 작용(그림 중 ⋯→)도 있어, 출혈을 일으키는 것이 동물을 이용한 독성시험에서 확인되었다. 기존 약제에 없는 본 약제의 가장 큰 특징은 이 주작용(항 DIC 작용)과 부작용(출혈 유해현상)을 발현하는 농도 영역에 큰 괴리가 있다는 점이다.

적응질환 치료에 있어서의 혁신성, 유용성: DIC는 감염증이나 악성종양 등 여러 기초 질환의 존재하에 전신성, 그리고 지속성이 현저한 응고 활성화가 일어나며, 이것이 발단이 되어 전신의 세소혈관 내에 미소혈전이 많이 발생하는 병태이다. 임상 증상으로는 이 미소 혈전으로 인한 허혈성 장기 장애와 과도한 2차 선용 활성화에 의한 출혈을 들 수 있다.

DIC 치료는 발병 메커니즘에서 항응고약이 사용되어 왔으나, 출혈 위험과의 균형 때문에 충분한 항응고 용량을 설정할 수 없다는 과제가 있었다. 사실, 본 약제 개발 당시 표준약이었던 헤파린의 지적 용량은 일반 혈전증에 대한 치료량(30,000~40,000 U)보다 저용량인 1일 7,200~12,000 U로, 효과 면에서는 반드시 충분하지는 않았다. 이 때문에 출혈 증상의 악화가 생기지 않는 범위에서 충분한 항응고 효과를 얻을 수 있는 항응고제의 출현이 절실히 요구되고 있다.

ART-123은 그 메커니즘상 다른 항응고제와 마찬가지로 항DIC 효과와 함께 출혈 위험이 있지만, 전술한 단백질 C를 통한 트롬빈 생성 저해 작용에서 발휘되는 DIC 환자에서의 유효 농도(300 ng/mL 이상)와 트롬빈에 대한 직접 저해 작용에서 발휘되는 출혈 유해 현상 발현 농도(13,000 ng/mL 이상) 사이에 큰 괴리가 있어 또 안전하게 투여할 수 있는 농도(5,400 ng/mL 이하)와 비교해도 충분한 안전 영역이 확인되었다. 그러므로 본 약제는 기존 약제로는 달성할 수 없었던 "출혈 위험을 낮추고 충분한 항응고 작용을 할 수 있는 임상 용량을 설정"이 가능했다. 사실 DIC 치료에 사용되는 본 약제의 임상용량(0.06 mg/kg/일 6일간 투여) 시의 혈장 중 농도는 500~2,000 ng/mL로 이 목표를 충족하였다. 또한 이는 헤파린을 대조로 한 DIC 환자에 대한 제Ⅲ상 임상 시험에서 실증되었다.

개발 경위

분자의 발견, 창제 이야기와 산학의 연계: TM은 혈관 내피세포 상에 존재하는 당단백질이며 생체 내 혈액 응고 조절을 담당하는 생리적인 항응고 인자라는 것이 1982년 미국 오클라호마 대학의 C. Esmon 등의 토끼 폐를 이용한 연구에서 밝혀졌다. 아사히카세이 파마는 1986년부터 TM의 유전자 연구에 착수했다. 이 연구를 진행함에 있어서는 당시 이미 인간 태반에서 TM의 정제에 성공하고 있던 마루야마 세이로(당시 가고시마 대학 의학부) 및 소 폐에서 TM의 정제를 보고한 스즈키 코우지(당시 미에 대학 의학부)에게 협력을 구했다. 이 공동연구에 의해 우리는 1987년 세계 최초로 인간의 TM 유전자를 분리하는 데 성공했으며, 나아가 TM 기능의 본체가 세포외 도메인에 있음을 밝혀냈다. 유전자 재조합기술을 이용하여 TM의 세포외 도메인만을 동물세포를 사용하여 발현시켜 제품화된 것이 리코모듈린®이다(그림 12·6). 일련의 연구 성과는 산학 제휴 없이는 얻을 수 없었다.

돌파구가 된 사건: 연구개발에서 제조 방법의 확립이나 임상 시험의 어려움

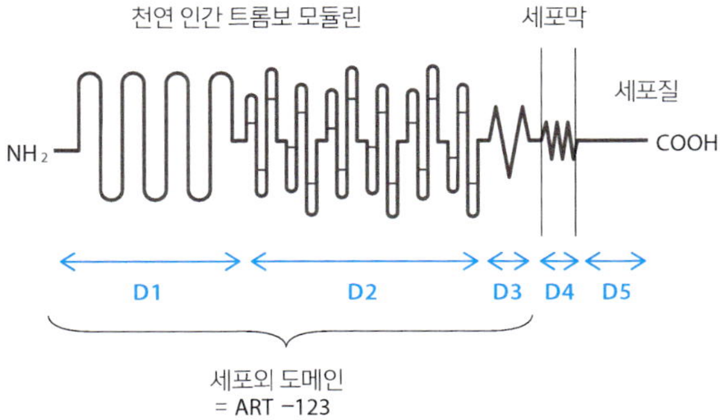

그림 12·6 천연형 인간 TM과 ART-123의 구조

D1~D5는 도메인 1~5를 나타낸다.

등 몇 가지 큰 장벽이 있었지만, 여기에서는 ART-123의 종차의 과제와 그것을 극복한 경위를 소개한다. 리코모듈린®은 트롬빈과 결합하여 활성화 단백질 C를 생성하는데, 당시 모델동물에서 주로 사용되던 생쥐에서는 단백질 C의 활성화 작용이 매우 약하다는 것이 판명되었다. 한편, 원숭이에서는 사람과 마찬가지로 강력한 단백질 C 활성화 작용을 하는 것으로 나타났으나, 당시 국내외를 포함하여 원숭이를 이용한 DIC 모델에 대한 보고는 없었으며, 이 연구를 진행하기 위해서는 모델 동물을 확립할 필요가 있었다. 이에 원숭이를 이용한 여러 동물모델을 보고하던 국내 수탁회사와 아사히카세이 파마의 연구자가 공동으로 원숭이 DIC 모델동물의 확립을 검토하였다. 그 결과 확립된 원숭이의 DIC 모델을 이용함으로써 ART-123 유효 농도를 밝힐 수 있었다. 동시에 원숭이를 이용한 안전성 시험을 실시하고 출혈 유해 현상 발현 농도를 밝힘으로써 원숭이의 유효 농도와 출혈 발현 농도 사이에 당초 예상대로 약 50배라는 큰 괴리가 있는 것이 확인되었다. 또 이를 통해 인간의 유효성 및 안전성을 예측할 수 있었고, 그 후의 임상 개발의 개시와 승인 신청 시의 근거 자료로 연결할 수 있었다.

금후의 전망

ART-123의 작용 메커니즘은 여기에서 기술한 항응고작용과 더불어 항염증작용 등 다양한 기능을 나타낸다고 보고되었으며, 새로운 메커니즘에 따라 DIC 이외의 질환을 대상으로 한 임상개발이 전 세계적으로 실시되고 있다. 앞으로 전개될 것으로 기대된다.

12·3 항체

토실리주맙(유전자재조합) Tocilizumab(Genetical Recombination)

(제제명) 악템라® 점적정주용, 피하주 주사기, 피하주 오토인젝터

(본질) 유전자재조합 인간화 항인간인터로이킨6(IL-6) 수용체 모노클로널 항체

(구조) 448개의 아미노산 잔기로 이루어진 H 사슬 2개와 214개의 아미노산

잔기로 이루어진 L 사슬 2개로 구성된 당단백질, IgG1. 분자량 약 148,000

생산세포 CHO세포

제형 용액 제제

투여경로 점적 정주, 피하 투여

승인년도 일본에서는 2005년 캐슬만병, 2008년 류마티스 관절염, 조기 특발성 관절염, 전신형 조기성 관절염, 2018년 CAR-T 세포수주요법에 따른 사이토카인 방출 증후군, 2019년 성인 스틸병으로 승인 취득. 2019년 현재 세계 116개국에서 판매.

주요효능·효과 류마티스 관절염(관절의 구조적 손상 방지 포함), 다관절에 활동성이 있는 소아성 특발성 관절염, 전신형 소아성 특발성 관절염, 성인 스틸병, 캐슬만병에 따른 여러 증상 및 검사 소견(C 반응성 단백질 최고값, 피브리노겐 최고값, 적혈구 침강 속도 항진, 헤모글로빈 낮은 값, 알부민 낮은 값, 전신 권태감)의 개선.

특징

작용 메커니즘: IL-6은 세포막상의 수용체와 결합한 것만으로는 신호를 전달하지 않는다. gp130이라 불리는 제2의 수용체와 회합하며, 이 3자 복합체가 2조 회합하여 육량체가 되면 gp130은 세포질 내 영역에서 호모 이량체를 형성하여 세포 내 시그널 전달이 움직인다. 마찬가지로 가용형 IL-6 수용체와 IL-6의 복합체도 세포 표면상의 gp130과 회합하여 IL-6의 신호를 세포내에 전달한다. 토실리주맙은 가용형 및 세포막상의 IL-6 수용체에 결합하여 IL-6의 수용

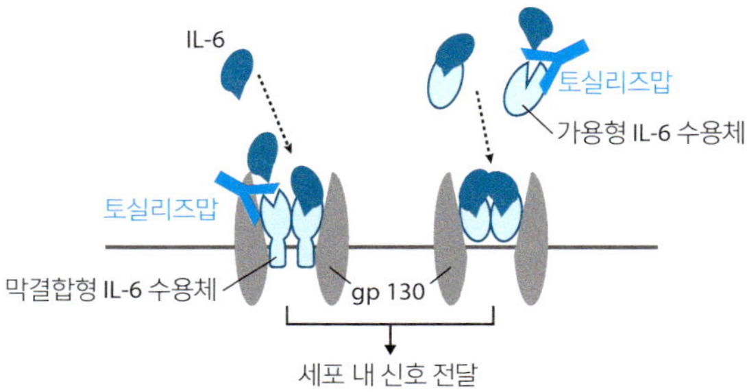

그림 12·7 토실리주맙의 IL-6 저해 작용 메커니즘

체로의 결합을 저해함으로써 IL-6의 생리 기능을 저해한다(그림 12·7).

적응질환 치료에 있어서 혁신성, 유용성: 일본에서 실시된 임상 제Ⅲ상의 SATORI 시험(이중맹검 비교시험) 결과를 그림 12.8에 표시했다. 류마티스 관절염의 질환활동성 지수 DAS28의 평균값은 3.29로 감소하여 메토트렉세이트 투여군의 1.07을 훨씬 앞질렀다. 투여 24주 후에는 토실리주맙 투여로 환자의 98%가 유효하거나 현저하게 높은 유효율을 달성하였다. 특이한 점은 47.2%의 환자가 24주 후에 임상적 관해를 달성한 것이다. 이는 기존의 표준 치료제인 메토트렉세이트로 치료해도 충분한 치료 효과를 얻지 못한 환자에게 토실리주맙을 투여하면 약 반수의 환자가 6개월 이내에 임상적 관해를 달성하는 놀라운 결과였다.

효능효과의 선택, 제형, 투여 경로 등에서의 연구: IL-6은 B세포뿐만 아니라 병인적 역할을 한다. Th17 세포의 분화·증식에도 관여한다. 또한 IL-6은 혈관신생이나 파골세포의 증식·분화·활성화 등 관절병변의 발병 및 진전에도 중요한 역할을 하며, 발열, 식욕부진, 만성염증으로 인한 빈혈, 전신 권태감 등 전신 증상의 발현에도 깊이 관여하고 있다. 토실리주맙은 단순히 항염증을 일으키는 증상뿐만 아니라, 면역 반응의 상류 쪽에 작용하며, 질병의 원인에 가까운 곳에서 작용을 한다. 과거 류머티즘 치료의 목표는 치료를 통해 통증을 완화시키

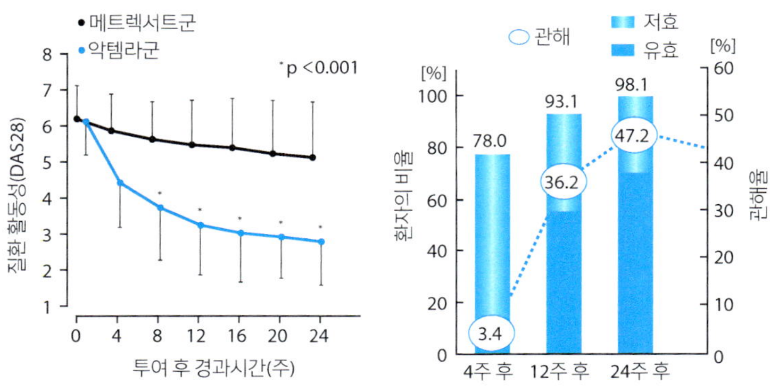

그림 12·8 임상 제Ⅲ상 SATORI 시험 결과

류마티스 관절염의 질환 활동성 지수(DAS28)가 2.6 이하가 되면 임상적 완화로 판정된다 [액템라 제품 정보 개요에서]

고 관절 파괴를 늦추는 것이었다. 현재는 관절 파괴를 멈추게 하는 것이다. 운동 기능의 회복을 통한 삶의 질 향상과 생명 연장을 바랄 수 있게 되었다.

개발 경위

분자의 발견, 창제 이야기: 1986년 오사카 대학의 기시모토 타다조 등에 의해 B세포를 항체 생산 세포로 분화시키는 T세포 유래 가용성 인자인 IL-6의 유전자가 분리되었다. 그 후, 심방내 점액종 환자에게 인정된 고γ글로불린혈증, 혈중 자가항체 출현, CRP 최고가, ESR 항진, 발열, 그리고 전신 권태감 등의 여러 증상이 종양을 적출하면 소실되고, 그 적출한 종양세포가 대량의 IL-6을 생산하고 있었으므로 자가면역질환에 IL-6가 관여한다는 것을 시사하였다. IL-6은 매우 다양한 생리활성을 가지며, T세포의 증식분화, 급성기 단백질의 생산, 혈소판의 증가, 혈침속도의 항진 및 저알부민혈증의 유인으로 밝혀졌다. 1988년 기시모토들은 IL-6 수용체 유전자의 단리에 성공하여, IL-6의 생물 활성을 만든 것으로 나타났다. 당초 IL-6의 저해에 가용형 IL-6 수용체 분자를 사용하는 검토를 하였으나, 원래 가용형 IL-6 수용체는 혈액 속에 존재하여 생리적으로 기능하는 것으로 밝혀졌다. 그래서 IL-6의 억제제로서 IL-6 수용체에 대한 중화항체를 개발하는 전략으로 바꾸고, 영국 MRC와의 공동연구에 의해 인간화 항체를 완성시켰다.

산학의 연계: 대학 측이 IL-6의 생리작용에 관한 기초연구, 특히 2종의 수용체를 통한 신호 전달의 메커니즘을 밝힘으로써 IL-6 저해제의 합리적 약제 설계가 가능해져 항체 의약품 개발로 이어지고, 그리고 다양한 질환에 IL-6이 관여한다는 사실도 밝혀져 향후 적응 확대의 발판이 되었다. 한편, 기업측은 자신하는 트랜스제닉 마우스의 작성 기술을 살려 IL-6 과잉 생산이 초래하는 생체의 이상을 재현하고, 임상에서 관찰되는 병태 모델을 신속하게 구축하여 IL-6 저해제의 임상에서의 유용성을 시사하는 데이터를 취득하였다. 또한 당시의 첨단기술이었던 마우스 항체의 인간화를 영국 MRC와의 공동연구로 실시하여 후에 일본 국산 제1호의 인간화 항체가 되는 토실리주맙의 작성에 성공했다. 또한 대학 측에는 임상의도 공동연구에 참가하고 기업의 임상개발에서의 치험 디자인 등 임상의로부터 많은 어드바이스를 얻어 성공적으로 개발이

진행되었다. 이와 같이 산학 각각이 역할 분담을 명확히 하고 시너지 효과를 낼 수 있는 연구 관리를 전개함으로써 토실리주맙 개발이 성공했다.

개발 성공의 키포인트: 저분자 합성 화합물로 처음에는 저해제 탐색을 시도했으나 IL-6을 저해하는 것은 발견되지 않았다. 그래서 세운 방침이 IL-6 수용체에 대한 마우스의 모노클로널 항체를 IL-6 저해제로서 활용하는 것으로 나타났다. 당시 항체의약 자체를 부정하는 풍조가 강했고, 더욱이 자가면역질환의 치료에 응용한다고 하는 발상에 대해서 주위에서 이해를 얻는 것은 매우 어려웠다. 히로시마 대학 원폭 방사능 의학 연구소(당시)의 고노 미치오 등은 IL-6이 골수종 세포의 증식인자임을 발견했다. 따라서 항IL-6 수용체 항체는 우선은 IL-6 의존성 다발성 골수종의 치료약으로서의 개발 제안이 사내에서 승인되어 다발성 골수종의 치료약으로서 개발이 시작되었다. 그 후 오사카 대학의 협력에 의해 캐슬먼병에서의 임상 시험이 실시되었고, 그 후의 효능 추가에 의해 류마티스 관절염으로 적응이 크게 확대되었다.

돌파구가 된 사건: 종 특이성이 높은 바이오 의약품의 비임상 시험을 실시할 때의 장애를 극복하기 위하여 쥐 IL-6 수용체에 대한 쥐 모노클로널 항체를 제작하였다. 이를 이용하여 NZB/NZWF1 마우스에서 자가면역질환 발병에 IL-6이 필수적임을 처음으로 증명하였다. 이 항체는 마우스 콜라겐 관절염의 발병을 저해하였으며, 또한 IL-6을 강제로 과잉 발현시킨 트랜스제닉 마우스에서 인정되는 자가항체의 출현, 간비종, 빈혈, 신장염 등 다양한 면역염증성의 증상을 현저하게 개선하고 창약의 개념이 입증되었다. 또한 MRC에서의 인간화에 대해서는 당초 계획을 크게 단축하여 1년 미만이라는 단기간에 완성시켰다. 또한 항체 의약품의 대량 생산계 개발에는 매우 힘들었지만 강력한 프로모터 활용 등 여러 벡터의 개량 및 배양 방법의 개량을 통해 실생산용 세포주를 취득했다.

금후의 전망

본 제품의 개발로부터 얻은 향후 바이오 창약에 대한 메시지: 토실리주맙은 제1세대 항체 의약품이다. 그 후 항체 의약품의 표적은 다양한 질환의 영역으로 확대되어 제2세대, 또 차세대로 혁신적인 기술개발을 통해 진화하고 있다. 차세대에는 싱글 도메인 항체(VHH) 등을 이용한 새로운 바이오 의약 연구도 시작되고 있다. Evaluate Pharma사에 따르면 바이오 의약품 성장률은 2016~2022년에서 8.5퍼센트로 추정되며, 일반 의약품 성장률 3.6퍼센트의 거의 두 배이다. 그 중에서도 항체 의약품은 12퍼센트로 계속 높은 성장률을 보일 것으로 예상된다. 또한 핵산 의약품, 세포, 조직 가공품, 유전자 치료용 제품과 같은 새로운 모댈리티 시장이 드디어 부상하고 있다. 바이오 신약 개발은 다양한 기술을 복합적으로 활용한 제제 설계 시대에 접어들어 새로운 아이디어에 의한 획기적인 바이오 의약품의 탄생이 기대된다.

모가물리주맙(유전자재조합) Mogamulizumab(Genetical Recombination)

(제제명) 포테리지오® 링거 정주

(본질) 유전자 재조합 인간화항 CC 케모카인 수용체 4(CCR4) 모노클로널 항체

(구조) 449개의 아미노산 잔기로 이루어진 H 사슬 2개와 219개의 아미노산 잔기로 이루어진 L 사슬 2개로 구성된 당단백질, IgG1

(생산세포) CHO세포

(제형) 용액 제제

(투여경로) 점적정주

(승인년도) 일본에서는 2012년에 첫 승인을 받았다.2018년에 미국, 유럽에서는 승인을 받았다.

(주요효능·효과) 일본: CCR4 양성의 성인 T세포 백혈병 림프종, 재발 또는 난치성의 CCR4 양성의 말초성 T세포 림프종, 재발 또는 난치성 피부 T세포성 림프종. 미국: 전신 치료력이 있는 성인의 재발성 및 난치성 균상 호흡육종 및 세자리 증후군 유럽: 전신 치료력이 있는 성인의 균상 식육종 및 세자리 증후군

특징

작용 메커니즘: 쿄와기린은 항체의 정상 영역에 결합되어 있는 당사슬에서 푸코스를 제거함으로써 항체의존성 세포 상해(ADCC) 활성을 비약적으로 향상시키는 POTELLIGENT® 기술을 독자적으로 개발하였다. 이 기술을 사용하여 만든 저 푸코스형 항체는 기존형 고 푸코스형 항체에 비해 100배 이상

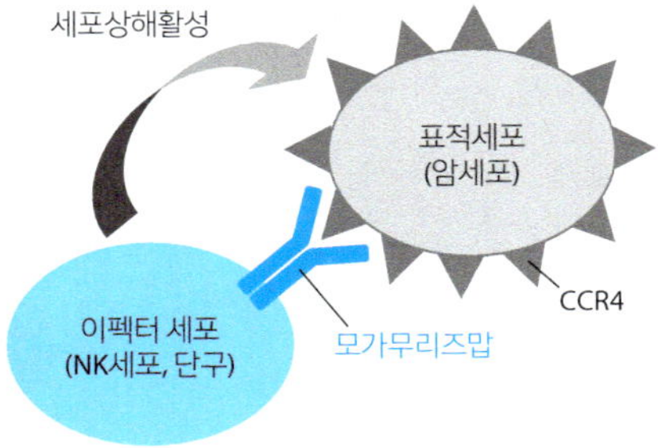

그림 12·9 모가물리주맙의 작용 메커니즘

모가물리주맙은 CCR4 양성의 표적 세포에 결합하여 이펙터 세포의 ADCC 활성에 의해 표적 세포를 선택적으로 살상한다.

ADCC 활성을 증강시킬 수 있다(§3·5 참조). 항 CCR4 인간화 항체인 모가물리주맙은 POTELLIGENT® 기술을 응용한 세계 최초의 항체 의약품이며, 작용 메커니즘은 증강된 ADCC 활성에 의한 CCR4 양성세포의 파괴이다(그림 12·9).

적응질환 치료에 있어서 혁신성, 유용성: 성인 T세포 백혈병 림프종(ATL, adult T-cell leukemia-lymphoma)은 화학요법 저항성이 극히 예후 불량한 희귀질환으로 새로운 치료법의 개발이 급선무였다. 모가물리주맙은 재발 또는 난치성 ATL에 대한 치료약으로서 2012년 3월에 세계 최초로 일본에서 승인되었으며, 지금까지 유효한 치료법이 존재하지 않았던 재발 또는 난치성 ATL 환자에 대한 획기적인(퍼스트 인 클래스)의 치료약으로서 새로운 치료법을 제공하였다.

또, 모가물리주맙은 대조약(보리노스탓)과 비교하여 재발성 또는 난치성 균상 식육종 및 세자리 증후군 환자에게 유의미한 무증악 생존기간 연장 효과를 나타냈으며 일본, 미국, 유럽에서 2018년에 승인되었다.

개발 경위

본 항체의 창약 연구, 산학 연계, 중개 연구: 케모카인 및 그 수용체는 염증, 알레르기, 암, 바이러스 감염과 같은 다양한 질환에 관여하고 있어 창약 목표로 주목받았다. 1996년부터 쿄와기린은 케모카인 연구의 제일인자인 마쓰시마

츠나하루(당시 도쿄대학 의학부) 등과의 오픈 이노베이션에 의한 공동연구를 개시하여 인간 CCR4를 인식하는 마우스 항체 KM2160을 얻을 수 있었다.

암과 CCR4와의 관련성은 2000년에 D. Jones 등에 의해 CCR4가 T/NK세포 림프종의 세포 표면에 발현한다고 보고되었으며, CCR4가 T세포 림프종의 분자 표적이 될 가능성이 시사되었다. 2002년에 요시에 오사무(당시 긴키대학 의학부) 등은 마쓰시마와의 공동연구에서 KM2160을 이용하여 ATL의 세포표면 상에 CCR4가 발현된다고 발표하였다.

마우스 항체 KM2160을 키메라 항체화한 KM2760은 중화 활성이나 보체 의존성 세포 상해(CDC) 활성이 없이 ADCC 활성이 주요한 약효 메커니즘으로, 전술한 POTELLIGENT® 기술을 이용하여 ADCC 활성을 대폭 증강하는 것이 치료제를 창제하는데 있어서의 돌파구가 된다고 생각되었다. 그 후 임상 시험을 본격적으로 진행하기 위하여 인간화항 CCR4항체에 POTELLIGENT® 기술을 적응한 KW-0761(모가물리주맙)이 만들어졌다.

쿄와기린은 암 영역에서의 치료항체 개발의 핵심이 된다고 판단하고, 우에다 류조(당시 나고야 시립대학 의학부) 등과의 오픈 이노베이션에 의한 트랜슬레이셔널 리서치의 공동연구를 개시했다. 우에다 등에 의해 CCR4가 ATL 환자의 암세포의 90%에서 발현되고, 나아가 CCR4가 예후 불량인자로 판명되었다. 또, 우에다 등은 ATL의 환자 유래 검체를 이용한 자신의 림프구와 암세포의 재구성 ADCC 어세이계를 확립해, 이 계에서 모가물리주맙이 충분한 ADCC 활성을 발휘하는 것을 발견함과 동시에 환자 유래의 ATL 종양을 이식한 마우스 모델에서 모가물리주맙이 항종양 효과를 나타내는 것을 발견했다.

임상개발: 쿄와기린은 2006년에 모가물리주맙의 CCR4 양성 재발 ATL 및 말초성 T세포 림프종 환자를 대상으로 하는 제Ⅰ상 시험을 개시하였다. 모가물리주맙을 0.01, 0.1, 0.5, 1.0 mg/kg으로 증량했지만, 권장 용량에는 도달하지 않고 이하의 근거에서 제Ⅱ상 시험에서의 권장 용량을 1.0 mg/kg으로 결정했다. ① 1.0 mg/kg에서 유효 혈중 농도가 유지된다, ② 모가물리주맙의 혈중 반감기가 정상 IgG의 반감기인 2~3주에 달해 항원의 포화가 시사되었다, ③ 1예에서 비교적 중도의 독성이 나타났다, ④ 16예 중 5예로 효과가 확인되었다. 제Ⅱ상 시험은 2009년부터 CCR4 양성 재발 ATL 환자를 대상으로 1주일 간격으로

1.0 mg/kg을 8회 투여하는 스케줄로 진행되었다. 유효성 평가 대상 26개 증례 중 13개 예에서 효과(완전 완화 8개 예 및 부분 완화 5개 예)가 확인되었으며, 주 효율은 50%였다. 부작용으로 주입에 따른 반응(88.9%), 발진(51.9%) 등이 높은 빈도로 나타났고, Grade 3 이상의 피부 및 피하조직 장애가 6명 7건으로 인정되었다. 이 시험 결과를 바탕으로 쿄와기린은 2011년 4월에 모가물리주맙의 제조 판매 승인 신청을 하고, 2012년 3월에 "재발 또는 난치성 CCR4 양성 성인 T세포 백혈병 림프종"을 적응증으로 승인 받았다(상품명: 포테리지오® 링거 정주 20 mg)

초발 CCR4 양성 ATL 환자에 대한 적응 확대에 대해서는 표준 치료법인 다제화학 요법 mLSG15 요법 단독군과 mLSG15 요법+모가물리주맙 병용군을 비교하는 랜덤화 제II상 시험을 실시하였다. mLSG15에서의 완전 완화율이 33%인 반면, 모가물리주맙 병용군에서는 52%에 달하는 병용 효과가 확인되었다. 이상의 결과를 바탕으로 초발 CCR4 양성 ATL로의 적응 추가를 2014년 6월에 일부 변경 승인 신청(변경 신청)하고, 같은 해 12월에 추가 적응을 취득하였다. CCR4 양성 T/NK 세포 림프종으로의 적응 확대를 목적으로 하여 재발 ATL의 제2항목으로 동일한 용법 용량으로 주요 평가 항목을 주효율로 하는 제Ⅱ상 시험을 2010년에 개시했다. 평가 가능 37증례 중 13예(완전 완화 5예, 부분 완화 8예)에서 효과가 인정되어 주효율 35%였다. 이 시험 결과를 토대로 2013년 7월에 모가물리주맙의 변경 신청을 하여 2014년 3월에 승인을 받았다.

해외에서는 2009년부터 미국에서 재발 또는 난치성 피부 T 세포성 림프종 또는 말초성 T 세포 림프종 환자를 대상으로 하는 제1상·제II상 시험이 실시되었으며 평가 가능한 38 증례에서의 주효율은 37%(완전 완화율 3예, 부분 완화율 11예)였다. 이 결과에 따라 2012년부터 일본, 미국, 유럽, 호주에서 재발성 또는 난치성 균상 식육종 및 세자리 증후군 환자를 대상으로 모가물리주맙과 대조약(보리노스탓)을 비교하는 랜덤화 제Ⅲ상 시험을 실시하였다. 주요 평가 항목의 무증악 생존기간을 비교하면 모가물리주맙은 중앙값 7.7개월이었고, 보리노스탓의 중앙값 3.1개월을 유의하게 웃돌았다. 모가물리주맙과 보리노스탓에서 확인된 주효율은 각각 28%, 5%였다. 본 시험 결과를 바탕으로 모가물리주맙의 제조 승인 신청을 2017년에 일본, 미국 및 유럽에서 하고 2018년 8월에 미국, 일본(일본은 추가 적응), 2018년 11월에 유럽에서 승인을 받았다.

금후의 전망

이 항체는 일본발의 획기적인 신약을 산학 제휴로 만들어 낸 성공 사례의 하나이다. 항체 개발 성공의 열쇠는 쿄와기린이 개발한 고 ADCC 활성 POTELLIGENT® 기술을 이 항체에 이용한 것이다. 이전의 기술을 이용한 항CCR4 항체의 ADCC 활성은 매우 약하며, 이 기술을 활용하지 않고는 모가물리주맙의 개발이 성공할 수 없었을 것이다. 경쟁 우위가 높은 획기적인 기술을 개발하면 신약을 창출하는 데 강력한 무기가 될 수 있는 사례이다. 두 번째 성공의 열쇠는 아카데미아의 기초, 임상 선생님과의 오픈 이노베이션, 교류 리서치를 연구개발 초기부터 실시한 것이다. 기업의 연구자만으로는 정확한 신약 개발 목표를 선택할 수 없으며 각 연구 전문 분야의 제1인자인 아카데미아의 연구자와의 공동 연구가 성공의 열쇠가 되는 경우가 많다. 또한 임상샘플을 이용한 연구로 신약의 임상예측성을 높일 수 있고 임상현장에서 암메트 메디컬 니즈(아직 치료법이 발견되지 않은 질환에 대한 니즈)에 대한 보다 깊은 이해로도 이어지므로 임상 선생님과의 공동연구는 매우 중요하다. 이런 산학 연계를 적극적으로 추진하는 것이 향후 더욱 중요해질 것이다.

벤라리주맙(유전자재조합) Benralizumab(Genetical Recombination)

(제제명) 화센라 호피하주

(본질) 유전자 재조합 인간화항 인터류킨 5 (IL-5) 수용체 α 서브유닛 모노클로널 항체

(구조) 451개의 아미노산 잔기로 이루어진 H 사슬 2개와 214개의 아미노산 잔기로 이루어진 L 사슬 2개로 구성된 당단백질, IgG1

(생산세포) CHO세포

(제형) 용액 제제

(투여경로) 피하투여

(승인년도) 일본에서는 2018년에 승인되었다. 해외에서는 2017년에 미국, 2018년에 유럽에서의 승인 취득.

효능·효과 기관지 천식

특징

작용 메커니즘: 벤라리주맙은 호산구, 호염기구 등에서 발현되는 IL-5수용체 α 사슬(IL-5Rα)에 특이적으로 결합하여 IL-5의 생리작용을 저해함과 동시에 항체의존성 세포상해(ADCC)활성으로 호산구를 신속하게 제거하는 특징을 가진 인간화 모노클로널 항체이다. ADCC 활성은 항체 분자의 구성 성분인 당사슬 구조에 의해 영향을 받는 것으로 밝혀지는데, 특히 푸코스의 유무에 의해 그 활성이 극적으로 영향을 받는다. 이러한 지식을 바탕으로 항체의 ADCC 활성화를 높이는 POTELLIGENT®(§3·5 참조)라 불리는 기술이 쿄와기린에 의해 개발되었으며 벤라리주맙에는 이 기술이 응용되어 매우 효율적으로 호산구를 제거할 수 있다는 특성을 가지고 있다. IL-5 생물 활성을 저해하는 항 IL-5 항체도 의약품으로 승인받았는데 벤라리주맙은 IL-5의 생물 활성을 저해할 뿐만 아니라 직접 표적으로 어떤 호산구를 제거할 수 있는 독특한 작용 메커니즘

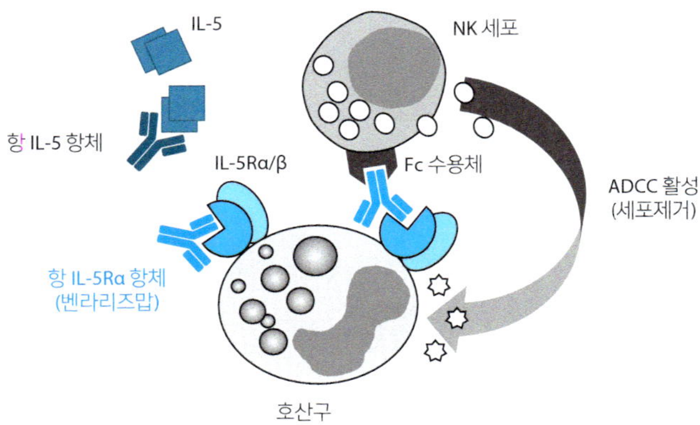

그림 12·10 벤라리주맙 및 항IL-5항체의 작용 메커니즘

IL-5수용체는 α사슬, β사슬로 구성되어 호산구의 표면에서 발현되고 있다. 벤라리주맙은 IL-5Rα에 결합함으로써 IL-5의 생물 활성을 저해할 수 있는데, 이 점은 항IL-5 항체의 작용 메커니즘과 유사하다. 호산구의 표면에 결합한 벤라리주맙은 NK세포에 의해 인식되며 활성화된 NK세포는 표적세포(이 경우 호산구)에 아포토시스를 유도한다. NK 세포는 표면에서 발현되는 Fc 수용체 FcγRⅢa)에 의해 벤라리주맙을 인식하지만, POTELLIGENT 부기술을 이용한 벤라리주맙은 Fc 수용체와 높은 친화성을 나타냄으로써 효율적으로 NK 세포를 활성화할 수 있다.

을 가진다(그림 12·10).

적응질환 치료에 있어서의 혁신성: 기관지 천식은 만성 알레르기성 기도 염증이 그 병태의 중심을 이루고 있으며 기도 점막에의 호산구 및 림프구를 중심으로 한 염증 세포의 침윤, 기도 과민성, 기도 폐색이 일어난다. 지금까지의 기관지 천식 치료는 스테로이드제에 의한 염증의 억제, β2 자극제에 의한 기관지 확장을 주로 진행해 왔으나 치료에 대하여 저항성을 나타내는 환자도 존재한다. 벤라리주맙은 병태 형성에 중요한 세포인 호산구를 직접 제거하는 전례없는 작용 메커니즘을 가진 기관지 천식 치료약으로, 기존의 치료약을 사용해도 증상이 충분히 조절되지 않는 중증 천식 환자를 대상으로 승인되었다. 임상 시험에서는 말초혈 중에 호산구가 많은 환자에서 유효성이 높은 경향이 인정된다.

개발 경위

개발 배경: IL-5는 T세포, 비만세포 등에서 분비되는 단백질성 생리활성물질로, 마우스 B세포 증식인자로서 다카즈 세이지(당시 구마모토대학 의학부) 등의 연구그룹에 의해 T세포 대체인자로 동정되었다. 병행하여 연구되던 호산구 분화인자, 또 IgA 생산촉진인자라 불리던 생리활성물질도 모두 동일분자임이 후에 밝혀졌으며, 그 수용체는 IL-5특이적인 α사슬과 IL-3수용체, 과립구 매크로파지 콜로니 자극인자(GM-CSF) 수용체와 공유되는 β사슬로 구성된 헤테로다이머이다. IL-5 수용체α 사슬은 다카쓰 등에 의해 cDNA가 클로닝되어 있어, IL-5 및 IL-5 수용체에 관한 일련의 연구는 세계를 선도한 일본의 면역학 연구의 큰 성과 중 하나이다.

호산구는 알레르기성 질환, 기생충 감염 등에 따라 증다가 인정되는 과립구의 일종으로 일반인에서는 소화관이나 말초혈 중에 인정되지만 질환에 따라 여러 장기에 침윤이 인정된다. 특히 기관지 천식에서는 기도 점막으로의 침윤이 인정되어 세포 상해성이 있는 과립단백질의 방출 등을 통하여 기도 과민성 등의 기관지 천식의 병태 형성에 중요한 기능을 하고 있는 것으로 생각되었다. 인간에서 IL-5는 주로 호산구의 분화·증식·활성화를 담당하는 인자로서 기능하는 것이 밝혀졌기 때문에 호산구를 표적으로 한 창약이 IL-5/IL-5 수용체에 주목한 접근방식으로 가능하여 호산구의 제어에 기초한 의약품 개발이 현실성이 높은 것으로 생각되게 되었다. 많은 저분자성 미디에이터들은 G단백질 공역수용체(GPCR)라 불리는 한 무리의 막단백질로 인식되어 많은 저분자 의약품이 GPCR을 표적으로 개발되어 왔다. 이에 반해 IL-5와 같은 고분자 단백질성 인자의 활성 제어는 저분자 의약품으로 대응하기 어려웠으며, IL-5의 활성 제어에 관해서는 저분자 이외의 신약 개발 접근이 필요하였다.

벤라리주맙의 개발: 1970년대에 개발된 모노클로널 항체 작성 기술은 당초 큰 기대를 얻었으나 면역원성이라는 큰 장애를 만나 그 임상응용이 정체되어 있었으나, 유전자 공학적 방법의 진전을 기반으로 한 항체공학 기술로 인해 커다란 전환점을 맞이하여 본격적인 항체 의약품 시대 전날 밤을 1990년대 초에 맞이하였다. 앞서 기술한 바와 같이 IL-5/IL-5 수용체는 창약 표적으로 매력적이지만, 저분자 창약에는 적합하지 않은 분자종이지만, 단백질성 인자는 항체 의약품이 자랑하는 표적이다. 이러한 배경 하에 쿄와기린은 IL-5Rα 유전자를 클로닝한 다카즈와 IL-5Rα 특이적 치료용 모노클로널 항체의 개발을 목표로 공동 연구를 개시하였다. 그 결과, 개발 후보가 되는 중화 활성을 가진 인간화항 IL-5Rα 모노클로널 항체의 확립에 이르러, 1995년 특허 출원하는 성과를 얻었다. 같은 시기 GSK사는 IL-5에 대한 인간화 모노클로널 항체(메폴리주맙)의 개발을 추진하고 있으며 2000년에 그 임상 성적의 일부가 발표되었지만, 그 내용은 기대에 반하여 호산구 제어에 의한 기관지 천식 치료제 창출에 의문을 제기했다. 나아가서는 메폴리주맙의 투여에 의해 기도 조직 내의 호산구가 완전히 배제되지 않았음이 보고되어 IL-5 활성 저해에 의한 호산구 제어 개념에도 우려가 제기되었다(또한 그 후의 검토 결과를 바탕으로 메폴리주맙도 기관지 천식을 효능 효과로 하여 일.미.유럽에서 승인되고 있다). 이러한 외부 상황에 대하여 새롭게 개발된 ADCC 활성 강화 기술인 POTELLIGENT®을 이 항체에 이용함으로써 중화 활성 외에 직접 호산구를 ADCC 활성에 의하여 배제할 수 있는 개발 항체를 이용하여 2006년에 임상 개발이 미국에서 시작되었다. 벤라리주맙의 국제 임상 개발은 아스트라제네카와 쿄와기린에 의해 실시되었으며, 복수의 대규모 임상 시험에서 기관지 천식 환자에 대한 유효성이 확인되어 일본 및 구미에서 승인을 얻기에 이르렀다.

금후의 전망

호산구의 증다가 인정되는 질환은 기관지 천식 이외에도 알려져 있으며, 벤라리주맙은 호산구를 직접 제거하는 것이 특징이기 때문에 이러한 호산구 증가를 수반하는 질환군으로의 효과에 관심이 있다.

일반적으로 약제의 개발에는 질환의 병태 해명과 더불어 표적이 되는 생체 분자의 동정, 기능 해명 등 기초적 연구 성과가 필수적이다. 창약은 기초과학의 성과 위에 이루어졌으며 여기서 다룬 벤라리주맙에 관해서도 IL-5 및 그 수용체에 관한 일련의 연구 성과, 호산구와 질환과의 관련에 관한 기초 연구 후에 이루어진 것이다. 또, 창약에 이르는 길에는 제조방법을 포함해 다양한 기술요소가 필요하기도 하다. 벤라리주맙에서는 POTELLIGENT® 기술이 불가결한 요소의 하나가 되고 있으며, 기초과학과 창약기술의 교차점에 혁신적인 약제는 나올 수 있을 것이다.

니볼루맙(유전자재조합) Nivolumab(Genetical Recombination)

(제제명) 옵디보® 점적정주

(본질) 유전자재조합 인간형 항인간 PD-1 모노클로널 항체

(구조) 440개의 아미노산 잔기로 이루어진 H 사슬 2개와 214개의 아미노산 잔기로 이루어진 L 사슬 2개로 구성된 당단백질, IgG4

(생산세포) CHO세포

(제형) 용액 제제

(투여경로) 점적정주

(승인년도) 2014년 7월에 일본에서 근치절제가 불가능한 악성 흑색종의 치료를 위한 세계 최초의 승인을 받은 후, 일본과 유럽의 다양한 적응에 대해 승인을 받았다. 그 일부를 열거한다. 2014년 12월 미국에서 이필리무맙으로 치료 후 또는 BRAF V600 변이 양성으로, BRAF 저해제로 치료 후 병세 진행이 인정된 절제 불능 또는 전이성 악성 흑색종의 치료를 적응으로 승인. 2015년 3월, 미국에서 플래티넘 제제로 화학요법으로 치료 중 또는 치료 후에 진행이 인정된 전이성 폐편평상피암 환자의 치료약으로 승인. 2015년 10월 미국에서 플래티넘 제제로 화학요법을 이용한 치료 중 또는 치료 후에 병세 진행이

인정된 절제 불가능한 진행 및 재발 비소세포 폐암 환자에 대해 적응 확대를 승인하였다. 한편, 2015년 10월 미국에서 BRAF V600 야생형으로 절제 불능 또는 전이성 악성 흑색종 환자를 대상으로 하여 니볼루맙과 이필리무맙의 병용 요법을 승인하였다. 2015년 11월, 미국에서 혈관신생 억제 치료력이 있는 진행기 신세포암의 치료약으로 승인. 또한 2015년 12월, 일본에서도 절제 불능 진행 및 재발의 비소세포 폐암 치료에 대한 적응 승인을 받았다. 2016년 이후에도 많은 암종에 대한 임상 시험을 실시하여 2017년 3월 말 시점에는 일본에서 6암종, 미국에서 8암종, 유럽에서 6암종의 적응을 승인 취득했다.

(주요효능·효과) 2019년 9월 현재, 일본의 승인만 열거. 근치절제가 불가능한 악성 흑색종(1차), 악성 흑색종(수술 후 보조요법), 절제 불가능한 진행·재발의 비소세포 폐암(2차), 근치절제 불능 또는 전이성 신세포암(2차), 화학요법 미치료의 근치절제 불능 또는 전이성 신세포암(1차, 이필리무맙과의 병용), 재발 또는 난치성의 고전적 호지킨 림프종, 재발 또는 원격 전이가 있는 두경부암, 암화학 요법 후에 악화된 절제 불가능한 진행·재발의 악성 흉막 중피종, 암화학 요법 후에 악화된 치유 절제 불가능한 진행·재발 위암

특징

PD-1* 은 활성화된 림프구(T세포, B세포) 및 골수계 세포에서 발현되는 CD28 패밀리(T세포의 활성화를 보조적으로 양과 음으로 제어하는 분자군)에 속하는 수용체이다. PD-1은 항원 제시 세포나 말초조직에서 발현되는 PD-1 리간드(PD-L1 및 PD-L2)와 결합하여 림프구에 억제성 신호를 전달하여 림프구의 활성화 상태를 음으로 조절한다고 생각된다(그림 12·11a).

니볼루맙은 PD-1과 PD-1의 리간드인 PD-L1 및 PD-L2와의 결합을 저해한다. 그 작용 메커니즘에 의해 항원 특이적인 T세포의 활성화를 증강하여 항종양 효과를 나타낸다고 생각된다(그림 12·11 b). 니볼루맙은 암 특이적인 T세포를 활성화하는 것을 목표로, T세포를 온존시키는 목적에 역효과가 나는 항체 Fc 구조 유래의 이펙터 기능을 저하시키기 위해 IgG4형를 선택했다. 형의 특징인

---

* PD-1 : programmed cell death 1

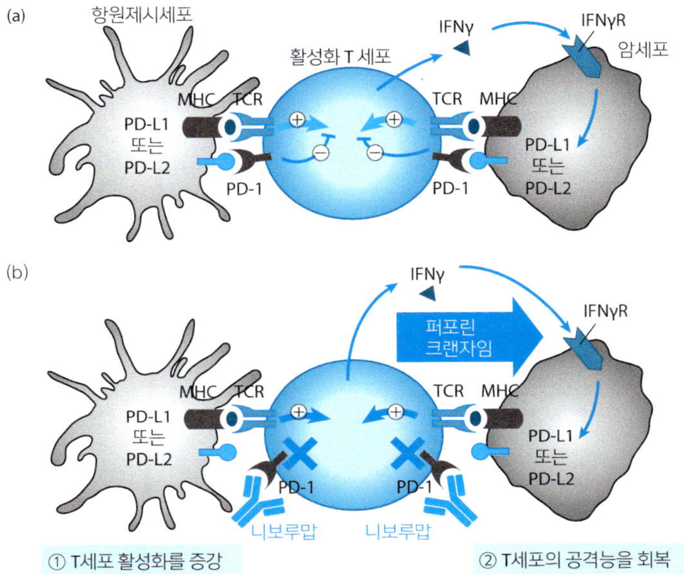

그림 12·11 인간형 항인간 PD-1 항체 니볼루맙의 작용 메커니즘

IgG4 항체 사이의 분자간 사슬 치환을 억제하는 변이도 도입되었다.

종양 면역 요법에 대해 오랫동안 회의적인 견해를 보여 온 역사가 있는 가운데, 니볼루맙의 연구 개발은 면역 요법에 대한 부정적인 견해를 타파하고 새로운 생각에 근거한 개념의 과학 분야로서 종양 면역이 인지될 수 있는 토대를 마련하는 데 공헌했다.

개발 경위

PD-1은 당시 교토대학 의학부 교수였던 본서우의 연구실에서 단리 동정되었으며 1992년에 보고되었다.[5] T세포의 활성화에 의한 세포사 유도 시에 발현이 증강되는 유전자로서 PD-1은 발견되었으며 그 기능은 오랫동안 불명확하였으나 동 연구실에서 작성된 PD-1. PD-1 결손 마우스를 사용하여 표현형을 발견하기 위한 검토가 이루어졌다. PD-1 결손 마우스는 비장중량 증가, 혈중 면역글로불린 증가 등이 관찰되었으며,[6] 또한 나이가 들면서 자가면역질환 관련 증상을 보였다.[7,8] 그 후 PD-1의 리간드로 동정되었던 PD-L1의 발현은 말초조직에 분포하고 있었다.

이러한 정보를 바탕으로 PD-1/PD-L1 시그널이 자가면역, 종양면역 등에 널리 관여할 가능성을 고려하여 의약품으로의 응용을 목표로 오노약품공업에서도 PD-1 연구를 개시하였다. 한편, 본서연구실과 마찬가지로 교토대학 의학부 교수였던 미나토 나가히로의 연구실에서 종양면역에 관한 PD-1 연구가 개시되고 PD-1 결손 마우스를 이용하여 PD-1 기능의 결손이 종양면역을 증강함을 나타냈다.[9] 이를 통해 암세포가 종양 면역을 막는 메커니즘 중 하나로 PD-1/PD-L1 경로가 관여하고 있음을 시사하였다. 즉 PD-1/PD-L1 경로의 차단제가 종양 면역을 활성화하는 암 치료제가 될 가능성이 생각되었다.

그러나 우리가 항PD-1 항체에 대한 연구 개발에 착수하려고 했던 2000년대 초 암 면역 요법은 여전히 확실한 암 치료법으로서 지위를 누리지 못했다. 1921년 W. McCarthy들이 종양에 침윤하는 세포와 암 환자의 생존 관계를 시사하는 보고를 한 후, 1980년대 S. Rosenberg들이 “IL-2 치료”와 “양자 면역 요법”이라는 새로운 치료법으로의 길을 열어 주었다. 1991년에 암 항원 유전자가 동정된 이후 MAGE-A3 등의 “암 백신 요법”이 시도되어 왔다. 종양 면역을 이용한 도전은 계속되고 있었으나 2000년대 초 모두 충분한 근거를 얻지 못했다. 따라서 이 시대에 암 면역 치료를 위해 노력했던 우리들 담당자는 사내와 사외에서 엄중한 역풍을 견뎌내야 했다. 이 역경 속에서 진행되어 온 변천을 돌이켜 보면 동반자였던 미국의 바이오 벤처 Medarex사(후에 Bristol-Myers Squibb사에 의해 매수)의 존재는 큰 것이었다. 항체 의약품의 공업생산을 경험한 적이 없는 등, 여러 가지 이유로 우리에게는 파트너가 필요했기 때문에 많은 기업에 타진했지만, 앞에서 말한 것처럼 암 면역 요법에 대한 편견이 심해서 피디-1 항체의 치료 개념을 이해하는 사람을 찾기가 매우 어려웠다. 그 중에서 같은 개념을 공유할 수 있는 Medarex사라는 파트너를 얻은 것이 프로젝트를 추진하는데 큰 요인이 되었다고 생각한다.

금후의 전망

항PD-1 항체 니볼루맙의 연구 개발은 암 면역 요법에 대한 뿌리 깊은 편견을 딛고 진행되어 온 덕분에 오늘날 암 면역 요법의 약진의 일단을 담당하게 되었다. 2013년 암 면역 요법이 Science지[10)]에 의한 Breakthrough of the Year.에 선정되었다.

PD-1을 표적으로 한 암 면역 치료제인 니볼루맙은 앞서 기술한 이외에도 여러 암종에 대해 단제 사용의 유효성이 시사되었다. 또한 다른 제제와의 병용요법의 가능성을 추구하기 위해 니볼루맙에 대하여 화학요법, 분자표적약 또는 이필리주맙(항CTLA4 항체) 병용에 대한 유효성 및 안전성에 대해 복수의 암종을 대상으로 임상 시험에서 검토 중이다. 향후 니볼루맙뿐만 아니라 다양한 암 면역 요법이 암 치료의 선택지를 넓힐 것으로 기대된다.

에미시주맙 Emicizumab(Genetical Recombination)

(제제명) 헴리브라®피하주

(본질) 유전자재조합 인간화 항혈액응고제 IXa/X인자 이중 특이성 모노클로널항체

(구조) 448개의 아미노산 잔기로 이루어진 H사슬 1개, 444개의 아미노산 잔기로 이루어진 H사슬 1개, 214개의 아미노산 잔기로 이루어진 L사슬 2개로 구성된 당단백질, IgG4

(생산세포) CHO세포

(제형) 용액 제제

(투여경로) 피하투여

(승인년도) 미국에서 2017년 11월에, 유럽, 일본에서는 2018년 3월에 승인되었다.

(효능·효과) 일본: 선천성 혈액응고 제Ⅷ인자 결핍 환자에서의 출혈 경향 억제

특징

작용 메커니즘: 혈액응고 제Ⅷ인자(FⅧ)는 응고 개시상에서 생기는 소량의 트롬빈 또는 활성화 혈액응고제X인자(FXa)에 의해 활성화되면 보인자 기능을 나타내고(FXⅢa), 활성화 혈액응고 제IX인자(FIXa)에 의한 혈액응고제X인자(FX)의 활성화을 촉진시킨다. 이 결과 발생한 FXa는 그 보인자인 활성화혈액응고 제 V인자(FVa)와 함께 프로트롬빈을 트롬빈으로 폭발적으로 변환해서 (트롬빈 버스트), 피브리노겐을 응고반응의 최종산물인 피브린으로 변환한

다. 혈우병 A에서는 FⅧ가 결손 또는 기능 저하되어 있기 때문에 트롬빈 버스트가 불완전해지고 섬유소에 의한 혈전 형성이 불충분하기 때문에 중대한 출혈 경향을 나타낸다. FⅧa의 보인자 기능 중 하나로서 FIXa가 FX를 활성화하는 인지질막 상의 효소 반응에서 두 인자를 적절한 위치 관계로 유지하는 것을 들 수 있다. FⅧa는 C1 영역과 C2 영역을 통해 또한 FIXa와 FX는 각 Gla 영역을 통해 활성화 혈소판 등의 포스파티딜세린(PS)이 노출된 인지질막에 결합한다. 또한 FⅧa는 FIXa 및 FX와 여러 곳에서 결합·가교하여 FIXa의 프로테아제 활성 중심을 FX의 절단 부위에 올바르게 배치함으로써 FIXa에 의한 F의 활성화를 촉진시킨다.

에미시즈맙은 비대칭 IgG형 유전자 재조합 인간화 이중 특이성 모노클로널 항체 (바이스페시픽 항체, §3·4 참조)이다. 통상의 IgG 항체 분자는 두 개의 항원 결합 부위가 동일한 항원과 결합하는 반면, 비스페시픽 항체는 비대칭 구조를 띠고 좌우가 다른 항원에 결합한다. 에미시즈맙은 한 쪽 팔로 FIXa에, 다른 쪽 팔로 FX에 결합하고 FIXa가 FX를 활성화하는 인지질막 상의 효소 반응에서 두 인자를 올바른 위치에서 가교함으로써 혈우병 A로 결손 또는 기능 저하를 초래하고 있는 Fā의 보인자 기능을 대체하고 그 하류의 혈액 응고 반응을

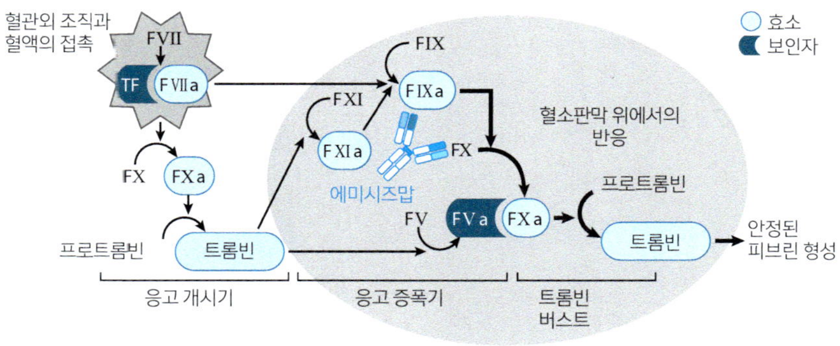

그림 12·12 혈액 응고 캐스케이드에서의 에미시즈맙의 작용(이미지)

혈우병 A에서 결손 또는 기능 저하되는 FⅧ의 보인자의 기능을 에미시즈맙은 대체한다. 정상적인 혈액 응고 캐스케이드에서는 에미시즈맙이 있는 곳에 FⅧ가 들어간다. FⅧ는 활성화를 받지 않으면 보인자 활성을 발휘하지 않지만, 에미시즈맙은 그 자체에서 보인자 활성을 발휘할 수 있다. 기타자와 타케히사 외, 생화학, 89(3), 325-32(2017)으로부터 개편]

촉진하는 것으로 생각된다(그림 12·12). 즉 에미시즈맙은 저해 항체가 아니라 FⅧ의 기능을 재현하는 작용을 하며 항체 의약품으로서는 새로운 기능을 부여한다고 하는 새로운 작용 메커니즘을 가지고 있다.

적응 질환의 치료에 있어서의 혁신성, 유용성: 혈우병 A는 FⅧ의 선천적인 결손 또는 기능 이상에 기인하여 피가 멈추기 어려운 질환이다. 혈액 응고는 많은 응고 인자가 캐스케이드적으로 반응하여 출혈에 대응하여 지혈 기능을 하는 생체 반응이다. 혈우병 A에서는 피가 잘 멈추지 않기 때문에 타박상이 있을 때는 종종 큰 혈종이 생긴다. 게다가 관절 내에서 출혈을 반복함으로써 관절의 기능이 저하되는 혈우병성 관절증을 초래하고, 이것이 환자의 삶의 질을 저하시키는 큰 요인 중 하나가 되고 있다.

혈우병 A에서는 결핍되는 FⅧ 기능을 보충하기 위한 보충 요법이 확립되어 있어 출혈 시의 지혈을 목적으로 한 온 디맨드 요법과 함께 정기적으로 FⅧ를 보충하는 요법(정기 보충 요법)이 관절증의 예방에는 유효하다고 여겨져 왔다. 그러나 혈우병의 치료에는 극복해야 할 큰 과제가 있으며 하나는 혈우병 A의 환자에게 있어서 FⅧ는 비자기의 단백질로 인식되고 FⅧ에 대한 인히비터(중화 항체)가 유발되어 FⅧ의 치료 효과가 저해되는 점이다. 또 하나는 FⅧ 제제는 작용 시간이 짧고 피하로부터 흡수되지 않기 때문에 환자는 빈번한 정맥 내 투여(출혈 억제를 위해서는 주 3회 혹은 격일 투여)가 필요하며 환자 및 가족의 신체적·정신적인 부담을 초래하고 있는 것이다. 따라서 지혈 효과가 장시간 지속되고 투여가 간편하고 또한 인히비터 존재하에서도 유효한 치료가 절실히 필요했다.

이러한 가운데 에미시즈맙이 개발되었다. 에미시즈맙은 항체 의약품이므로 혈중 체류성이 높고 장시간 작용이 지속되며, 높은 피하 흡수성에서 주 1회 또는 그 이상의 간격으로 피하 투여로 치료가 가능하다는 특징을 가진다(첨부문서 참조). 나아가 2종류의 다른 항원과 결합할 수 있다는 바이스페시픽 항체의 특성을 살려 FⅨa와 FX를 접근시킨다는 FⅧ의 기능을 대체하지만, FⅧ이란 다른 구조를 갖음으로써 전술한 것처럼 FⅧ 제제의 큰 과제였던 FⅧ의 인히비터를 유도하지 않고 그 하류의 혈액응고 반응을 촉진한다고 생각된다. 따라서 에미시즈맙은 인히비터의 유무와 관계없이 출혈 횟수를 줄이는 데 도움이

될 뿐만 아니라 혈우병 A를 치료해야 하는 과제를 극복하고 환자와 가족들에게 혁신적인 치료법과 혜택을 줄 수 있을 것으로 기대된다.

개발 경위

전술한 바와 같이 지혈 효과의 지속성이 뛰어나고 투여가 간편하고 인히비터 존재 하에서도 유효한 혈우병 A 치료약이 필요했다. 이에 필자 등의 연구진은 2000년경에 Fā의 기능을 항체 분자로 대체하자는 아이디어를 고안하였다. FⅧ는 활성형의 FIXa가 FX를 활성화할 때의 보인자로서 작용하(그림 12.13a)므로 항원 결합부위가 각각 FIXa와 FX에 결합하는 성질을 가진 바이스페시픽 항체를 제작하면, 양자를 적절한 위치관계로 유지함으로써 FⅧ의 기능을 대체하는 항체(그림 12·13 b)가 생길 가능성이 있다고 생각하였다.

그래서 우선 FIXa 및 FX를 각각 동물에 면역하고 각각 약 200클론의 항 FIXa 항체와 항FX항체를 얻었다. 이들을 인간 IgG로 발현하는 벡터를 제작하고, 발현 벡터를 각각 조합(200×200), 4만 가지가 넘는 바이스페시픽 항체를 HEK293 세포로 발현시키고, FⅧ보인자 활성을 FIXa와 FX를 이용한 비색 정량법으로 측정하였다. 그 결과, 매우 빈도는 적었지만 FⅧ의 활성을 나타내는 리드 항체를 찾아내는 데 성공했다. 그러나 리드 항체를 포함한 연구 초기의 바이스페시픽 항체는 FⅧ 보인자 활성, 약물 동태, 물리적 화학적 특성, 면역원

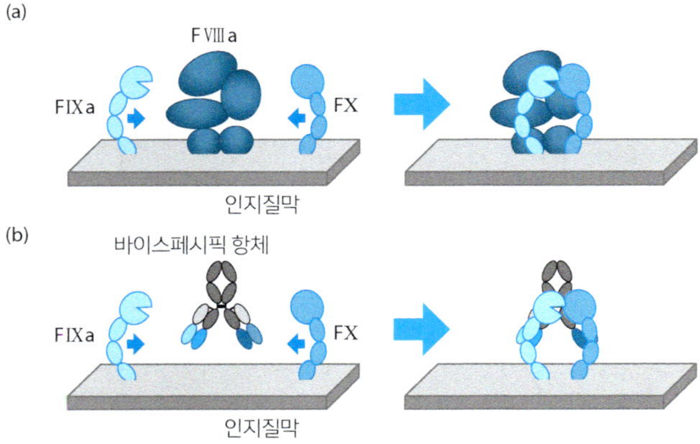

그림 12·13 FⅧ의 기능(a)과 바이스페시픽 항체에 의한 대체 작용(b)의 개념도

성 등의 성질에서 혈우병 A의 출혈 예방을 달성하는 의약품으로서는 불충분한 특성밖에 가지지 않았으며 이들 성질을 다면적으로 개량할 필요가 있었다. 다수의 개변항체를 디자인하고, 세포에서 발현시키고, 정제하여 다양한 평가계에서 평가·분석하는 것을 반복하여, 약리 활성의 향상, 항체의 인간화, 면역원성의 저감, 제제의 보존 안정성의 향상, 피하주 제제를 위한 고농도화, 피하흡수성 등, 다양한 요소에 대해 개량하고, 결과적으로 수천 개의 항체를 디자인, 평가한 끝에, 모든 요소에서 뛰어난 특성을 갖는 에미시즈맙을 만들 수 있었다. 비대칭 인간 IgG형 바이스페시픽 항체인 에미시즈맙을 의약품화할 때 큰 장애가 된 것이 높은 순도와 효율로 바이스페시픽 항체를 만드는 공업 생산의 어려움이다. 이 점에 관해서는 §3.5에 나타낸 항체 엔지니어링 기법을 확립함으로써 해결되었다.

중외제약에서 시작된 에미시즈맙 창약 프로젝트는 프로젝트 초기에 FⅧ 기능 대체 활성 실현의 징후가 발견되어 일본에서 혈우병 연구·치료의 첨단을 달리는 나라 현립 의과대학 소아과와의 공동 연구가 시작되었다. 창약과 혈우병, 양 전문성의 융합은 임상개발·임상연구로의 도선으로서 크게 기능하고, 실제로 치밀하게 디자인된 국내 제Ⅰ상 시험에서 약효를 나타내는데 성공하였다. 그 후 로슈사와 공동의 국제 제Ⅲ상 시험을 거쳐 2018년에 일본에서 승인되었다.

금후의 전망

항체 의약품을 만드는데 있어 성공의 가장 중요한 열쇠는 표적 항원의 선택과 항체에 어떤 기능을 부여하는가에 대한 최선의 조합을 고안하는 것으로 에미시즈맙은 좋은 예이다. 표적 항원과 병태와의 관련을 깊이 아는 의약 등의 연구자와 항체 분자의 한계와 가능성을 숙지한 항체 창약 엔지니어링 연구자의 밀접한 연계, 그것을 균형 있게 상승효과로 이끄는 것이 중요하며, 에미시즈맙의 출시를 받아서 더욱 그러한 항체 의약품의 연구개발이 활발해지기를 기대한다.

참고문헌

1) A. Baird, *et al., Recent Prog. Horm. Res.*, 42, 143–205 (1986).

2) A. Baird, P. Bohlen, "Peptide Growth Factors and Their Receptors I", 369–418, Springer-Verlag (1991).

3) 石橋康正ほか, 臨床医薬, 12(10), 2159–87 (1996).

4) M. Kitamura, *et al., J. Bone Miner Res.*, 31(4), 806–14 (2016).

5) Y. Ishida, *et al., EMBO J.*, 11, 3887–95(1992).

6) H. Nishimura, *et al., Int. Immunol.*, 10, 1563–72(1998).

7) T. Okazaki, T. Honjo, *Trends Immunol.*, 27, 195–201(2006).

8) J. Wang, *et al., Int. Immunol.* 22, 443–52(2010).

9) Y. Iwai, *et al., Proc. Natl. Acad. Sci. USA.*, 99, 12293–7(2002).

10) J. Couzin-Frankel, *Science*, 342, 1432–3(2013).

색인

바이오 의약 -기초부터 개발까지-

초　판 2023년 12월
역　자 오승호

발 행 자 오상환
발 행 처 신일서적(주)
서울시 영등포구 도림로 310-1 신일빌딩 5층
등 록 일 2013년 4월 18일. 제2013-000039호
연 락 처 02-834-9101 | 팩스 02-844-1853
이 메 일 shinil@shinilbooks.com | 홈페이지 www.shinilbooks.com
정　가 25,000원

ISBN 979-11-91489-78-1 (93510)

◆ 잘못 만들어진 책은 구입하신 곳으로 연락주시면 교환해 드립니다.